U0807211

人体 CPU——内丹

# 返朴归真

## ——丹道小坎离黑关

孙　潍　著

（泰）谢明德　审定

华龄出版社
HUALING PRESS

**图书在版编目（CIP）数据**

返朴归真：丹道小坎离黑关 / 孙潍著 . -- 北京：华龄出版社，2025. 2. -- ISBN 978-7-5169-2922-3

Ⅰ. R395.6

中国国家版本馆 CIP 数据核字第 2024LT9618号

| | | | |
|---|---|---|---|
| **策划编辑** | 南川一滴 | **责任印制** | 李未圻 |
| **责任编辑** | 郑　雍 | **装帧设计** | 周　飞 |

| | | | |
|---|---|---|---|
| **书　　名** | 返朴归真：丹道小坎离黑关 | **作　　者** | 孙潍 著<br>（泰）谢明德 审定 |
| **出　　版<br>发　　行** | 华龄出版社 HUALING PRESS | | |
| **社　　址** | 北京市东城区安定门外大街甲 57 号 | **邮　　编** | 100011 |
| **发　　行** | （010）58122255 | **传　　真** | （010）84049572 |
| **承　　印** | 上海商务联西印刷有限公司 | | |
| **版　　次** | 2025 年 2 月第 1 版 | **印　　次** | 2025 年 2 月第 1 次印刷 |
| **规　　格** | 710mm × 1000mm | **开　　本** | 1/16 |
| **印　　张** | 19.5 | **字　　数** | 266 千字 |
| **书　　号** | ISBN 978-7-5169-2922-3 | | |
| **定　　价** | 158.00 元 | | |


**版权所有　翻印必究**

本书如有破损、缺页、装订错误，请与本社联系调换塞其兑，闭其门；

挫其锐，解其纷；

和其光，同其尘；

此谓玄同。

——老子《道德经》

本书完整地记载了谢明德先生（Master Mantak Chia）丹道小坎离黑房炼养内容，在传承历代内丹修炼方法的基础上，先生融合了现代中西方医学、能量学、天体物理学等研究理论，设计出符合现代人健康的道家黑关技术。几十年的实践证明，丹道小坎离炼养是关于生命健康的自然科学，是一条通往身心合一、人天合一的自然之路，它为广大修身养性者学习内丹提供了一条捷径。将坎离炼法引入黑房已近30年，在黑房中五官不受外界干扰，更容易静心，内观觉察气血循行与经络的效验更佳。体道、悟道，进而得道，其乐融融，人生难得，大道难逢！现将丹道小坎离黑关炼养实修内容呈现出来，以供健康养生爱好者融通交流。本书中记叙的方法与其他国家或地区同名黑房修炼方法可能有所不同，或者与道家其他门派有异，即其独特性，本书作者保留其解释权。

愿此书对渴望生命健康、找寻真我的人有所裨益。

# 谢明德先生简介

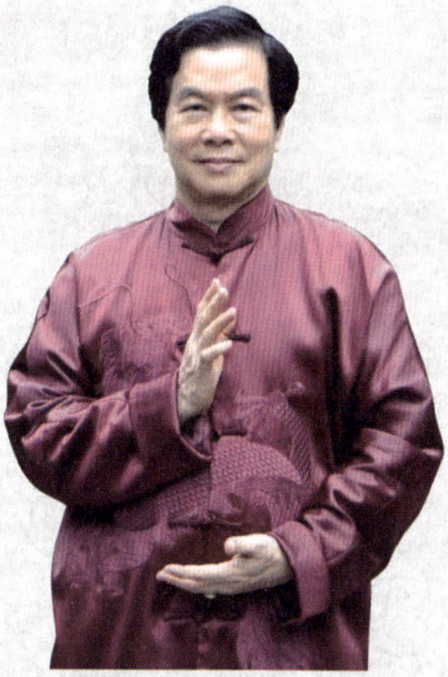

（泰）谢明德（Mantak Chia）

谢明德是国际“宇宙疗愈之道”(Universal Healing Tao System) 健康体系的创始人。从幼年开始，他就一直学习道家的生活方式。由于他谙悉古老道家之法，并结合所学其他学科，创立了现在世界各地传授的“宇宙疗愈之道”。

谢明德 1944 年出生在泰国的一个华人家庭，6 岁时，佛教僧侣教他打坐“静心”。初中时学习传统的泰拳，并跟随华裔师父学习太极拳。之后，师父介绍他去学习合气道、瑜伽和更广泛的太极。几年后，他到中国香港上学，并在田径赛事方面突出成绩。一个偶然的机会，高年级同学介绍他认识了生命中的第一位道家秘传大师——一云师父。从此，谢明德就开始了道家方式的学习和生活。他学习如何通过小周天循环能量、五行合一，如何打开六个特殊经脉。当他进一步学习内丹术时，受到坎和离的启发，关闭五根，融合天与地，达到天人合一的境界。一云师父授权谢明德传授道家功法和疗愈帮助他人。

20岁时他到新加坡跟随莫育基大师学习昆达尼利、道瑜伽和如来神掌。很快，他就清理掉了自己体内能量的淤阻，也学会了如何通过手掌传递生命的能量，并治愈了许多患者。接着，他在泰国跟随伊娃塔那医生学习“气内脏”。又师从陈尧伦大师学习少林内功。通过学习著名的骨髓内功了解到器官、腺体和骨髓练习的秘密，以及筋的拉伸和修复。期间，他将陈尧伦大师的养生体系与泰拳功夫相融合。同一时期，谢明德还拜集道学和佛学为一体的潘瑜大师为师。潘瑜师父教他如何转化阴阳能量，铁布衫金钟罩，以及如何练成钢铁般的体魄。

为更好地理解疗愈能量的运作机制，谢明德在美国学习了两年的西医，特别是解剖学。

谢明德将道家的养生大法和其他学科相融合，开始讲授他的“宇宙疗愈之道”健康体系。最终，他将自己的学生培训成为导师，相互交流学习，并在泰国建立了自然疗法中心。

1979年，他移居纽约，在纽约开设了“宇宙疗愈之道中心”。在美国期间，他受几位教授邀请在哈佛大学举办了第一次中国道家健康养生讲座。从此以后，许多学者、工程师和医生开始跟随他学习中国传统道家文化。

谢明德在全球培训了十几万名学生，近5000多名认证导师，以及来自世界各地的健康从业人员。健康中心、气内脏联合会、道家疗愈研讨会、山区疗愈所等遍及北美、欧洲、南美、亚洲、非洲和大洋洲。

1990年6月，谢明德在美国三藩市荣获国际中医协会和气功协会颁发的“年度气功大师”殊荣。他是第一个获得这项年度大奖的人。

1994年，谢明德回到泰国，在清迈建造宇宙道培训中心道花园。

从那时起，他就在冥想堂、太极亭、导引练习场带领学员学习。指导学员实操气内脏按摩技法。2003年9月，谢明德开启了完整的医疗排毒按摩项目，它融合了传统的泰式按摩、印度韦达养生、针灸和中医“气内脏”按摩等的中西技术，由医生担任总监进行管理。

谢明德研发创新的中医内脏排毒按摩疗法“气内脏”被美国医疗体系认可；在德国，诸多城市还专门成立了“气内脏协会”。

2012年2月，在世界权威杂志《沃特金斯评论》(Watkins Magazine)评选的“在世的100位最具影响力的精神领袖和作家”中，谢明德排名第18位。2015年他再次获得此殊荣。

谢明德是一个谦和、友善、乐于助人的人。他称自己只是个老师，他用一种率真和实践的方式向世人呈现老子道家生命哲学，不断拓宽其知识并运用到教学中。

至今，谢明德出版了《易经》《宇宙世界链接》《道德经》《导引》《气内脏》《铁布杉》《唤醒疗愈之光》《生活的道》《情绪智慧》《辟谷》等60多本道家健康养生英文书籍。他的书被翻译成33种语言，在全球80多家出版社出版发行。2014年位于北京的中医古籍出版社出版了他的第一本中文译著《导引》，2016年华夏出版社出版了第二本中文译著《少儿情绪智慧养成法》。

现已80岁的谢明德先生仍然活跃在世界道学传播舞台上，每年定期在世界各地巡讲。他对学员说，老祖宗留下的宝贝很珍贵，古代道家的医学养生方法是科学的，是一门真正的自然生命科学。希望更多的人传承传播中国传统养生文化，获得健康幸福的人生。

# 作者介绍

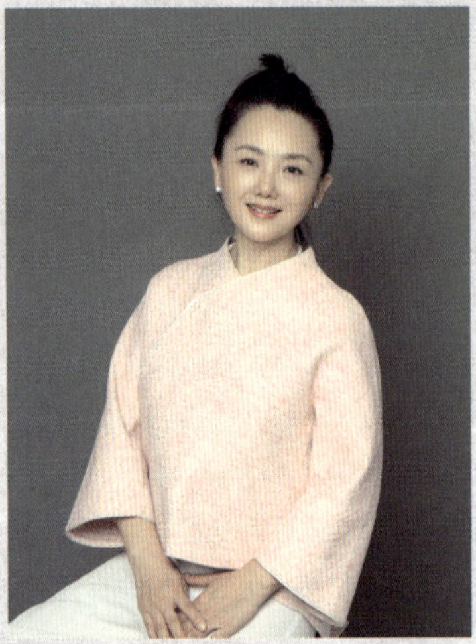

孙 潍

孙潍，四川人。1989年获四川大学哲学学士学位，后获北京中医药大学医学硕士学位，国家二级心理咨询师。世界中医药联合会中医药文化专业委员会第一届理事会理事。自幼受家庭影响，跟随从医的父亲学习中医导引，耳濡目染传统医学诸多疗法。后跟随谢明德先生等明师学习易道医武。近二十年来深耕中医导引理论与实修实践。现任华夏导引中心主任，从事亚健康及慢性疾病调理、女性健康管理、中医导引的传承与推广工作，以及中医药文化国际交流等；并受邀在高校、企业、团体举办医道健康讲座及工作坊。发表多篇学术论文如《〈黄帝内经〉导引思想研究》《试论〈庄子〉与〈黄帝内经〉“导引”的殊同》《明清医家养生家中医导引论述概要》《葛洪中医导引哲学思想探讨》等，译著《导引》《少儿情绪智慧养成法》。

# 序　言

当今社会，随着生活节奏的加快和压力的增加，越来越多的人开始注重自身的健康与养生。人们不仅想要获得身体的康建，还要实现心灵与精神的成长与突破。在中国传统文化几千年历史发展进程中，预防疾病、维护健康、延缓衰老，始终是中华民族坚持不懈的共同追求。古人遵行天地自然之道为生命演绎发展的规律和法则，可以“度百岁乃去”；今世之人往往“食饮无节，起居失常，醉以入房”，从而影响健康甚至危及生命。

幸运的是，我们处在一个传统文化复兴的时代，中华传统养生优秀文化正在传承中不断弘扬创新，获得发展。由此，道家的丹法养生亦逐渐为社会所了解。我从事中医、道医与道家文化研究已逾50年，对中国内丹文化有一定的了解，正如李约瑟在《中国科学技术史》中所言：“内丹是生理炼丹术。”它不仅可以延缓人的衰老，延年益寿，还可以使人在精神与智慧上获得启迪。

内丹修炼是以人体为鼎器，以人天相参为法则，采用一定的方法转化内气为“丹”。这是一个内修的过程，因而叫“内丹”。它强调通过调节自身的气、血、精、神等，达到人体脏腑阴阳平衡与和谐。内丹术是一个系统工程，涵盖了呼吸、静坐、导引、服食等多个方面，通过这些方法，修炼者可以逐步提升自身的生命质量，增强抵抗力，延缓衰老，最终实现身心的自在与安宁。因此，内丹术是一门公认的修炼内在、自我实证的人体生命科学。

内丹修炼以道家“反者道之动，弱者道之用”精神为指导，以“绵绵若存，用之不勤”为法诀，以“归根复命”“深根固柢，长生久视”为目的，是一种生命逆向修持的养生方法。内丹修炼的本质，是想从根本上把握生命的内在信息与规律，放慢生命的速度，尤其是人到中年以后，形体安定、心神清静、脏腑协调稳定，优化“内环境”，减少生命损耗，就有可能延缓衰老、延年益寿。

内丹修炼的基本原理是强化人的精神意识对身体的控制和支配，甚至任意改变物质和信息的形式与运动状态，达到精神与物质的高度一致。显然，内丹修炼的最后结果就是增强和改善人体的意识功能，使之能对脏腑经络及血气精神发挥绝对作用，实现生命的超越，达到提挈天地、把握阴阳、功侔造化、妙合自然的境界。

本书的意蕴，作者的前言说得很清楚：返朴归真是道家修身全命的至要理念。返即复，朴指本真。老子《道德经》第十六章曰：“致虚极，守静笃，万物并作，吾以观其复，夫物芸芸，各复归其根，归根曰静，静曰复命。”虚极与静笃均是道的特质，道是天地宇宙间的大规律与大法则，万事万物生长衰亡，最终都会复归于寂静，在静默中重生。因此，《庄子》说“方生方死，方死方生”，一切都是道的虚无转化与运作，死亡是生命的一种延续，即死即生，无中生有，有归于无。黑房是寂静的，虚空的，人身处其中，不知道白天还是晚上，没有时间概念，止语，无视，没有美食，训练呼吸，仿造先天模型。正如胎儿在母亲子宫里一样，不吃食物脾胃不工作，鼻子不呼吸只有胎息，小坎离黑关炼养试图用仿先天的模式返回先天。

因此，本书所介绍的丹道小坎离炼养方法，实则是道家性命双修理论指导下的修心与修命之法。具体指以心肾二脏为主的人体内里阴阳能量调和交合，取坎填离，在下丹田处融合五脏之气，达到五气朝元，从而获得先天一气。这是丹道修炼的精髓与核心。而本书最大的特点是把内丹修炼的整个过程毫无保留地介绍给读者，理、法、方、药，娓娓道来，用现代语言讲述玄学，简明易懂；其次，书中的精美插图更是方便读者进一步加深理解修炼方法。修炼者可以从书中了解到道家内丹术到底是什么、如何炼，以及练习过程中需要特别注意的事项。本书的修炼次第及逻辑性，为丹道爱好者提供了一条通往内丹修炼的绝佳捷径。

自古以来，内丹修炼被视为道家秘传不宣之法，称为“六耳不传”，师父传授给徒弟，只心口相授，绝无旁者。丹经所载文献亦多隐晦难懂，没有师父指点，后学难免延宕光阴，或误入歧途。而本书所述的丹道小坎离黑关，把内丹修炼引入黑房，不仅揭开了丹道炼养的另一层神秘面纱，作者还在传承历代祖师丹道修炼的基础上，结合自身所学和经验，给读者呈现出一个独特的内丹修炼模式，清晰地陈述了黑房小坎离炼养的全过程，这对于丹道后来者的学习、借鉴和传播，必将产生重要的作用。

本书作者孙滩女史，是我结识多年的学问之友。虽然不常谋面，但借助现代通讯技术，总能穿越时空领略到她对学问的执着追求。她有着哲学的智性和文学的情怀，对自然的认知，对社会的理解，对生命的体悟，常常有卓尔不凡的造诣。这可能与她多年的内丹修炼有关，性功命功都到了相当的层级，不是我等俗人可以蠡测。她的师父谢明德先生，我也有过几次晤谈。我见到了来自世界各地的一百多名认证导师，向他求道，随他练功；也亲面领略了他布道的神采和气场。谢先生周游世界，不遗余力地倾情传播中华传统优秀养生文化，其精神实在令人感佩！

是书成于疫情期间，作者凝神静思，意欲有所济世，其上善之心亦令我景仰。书成索序于余，情不可却，是为序。

蒋力生

二〇二四年十二月谷旦吉日

于江西中医药大学健康养生研究所

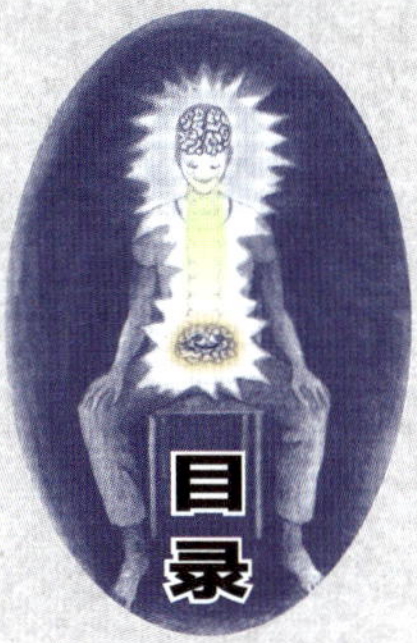
目
录

# 前　言

中华道文化自伏羲开始，迄今已有七千多年的历史。《易·系辞下》曰："古者包牺氏之王天下也，仰则观象于天，俯则观法于地，观鸟兽之文，与地之宜。近取诸身，远取诸物，于是始作八卦。"包牺氏即伏羲，是中华人文的始祖。之后，春秋时期道家学派创始人老子提出"道法自然"的思想，老子《道德经》成为东方文明乃至世界文明的经典，影响深远。以老庄为代表的道家以及黄帝学派崇尚自然，敬天贵生，将人与宇宙自然视为一个整体，并且相信作为个体的人其物质体、精神体、灵魂体三个层面密不可分。因此，在整体论思想指导下，道家提倡"人法地"，人应效法大地的运行规律去生活；"地法天"，大地效法天道去运作。人们懂得仰天察地，人与天地相参，才能与天地能量沟通，与自然万物连接，进而明白"天法道，道法自然"这一哲理。道家追求长生久视，几千年来发展出各种系统有效且完备的健康祛疾、延年益寿的方法，成为我国悠久传统文化的宝贵财富。其中，内丹术就是蜚声中外的千年人体生命科学宝藏。古人创造出如此高深的生命科学，源自中国古代哲学思想：气宇宙论、气本体论。人须臾离不开气，如何让自己的气变得更纯净，充满正气；如何让无形有质的气凝结成"丹"，里面承载着自己五脏六腑精华的信息能量；甚至让这个能量成为永恒，是中国内丹术的深层密码。从古至今，丹道修炼使人获得健康长寿的意义与魅力，吸引着千千万万人勤求古训，实证力行。

返朴归真是道家修身全命的至要理念。返即复，朴指本真。老子《道德经》第十六章曰："致虚极，守静笃，万物并作，吾以观其复，夫物芸芸，各复归其根，归根曰静，静曰复命。"虚极与静笃均是道的特质，道是天地宇宙间的大规律与大法则，万事万物生长衰亡，最终都会复归于寂静，在静默中重生。因此，《庄子》说"方生方死，方死方生"，一切都是道的虚无转化与运作，死亡是生命的一种延续，即死即生，无中生有，有归于无。黑房是寂静的，虚空的，人身处其中，不知道白天还是晚上，没有时间概念，止语，无视，没有美食，训练呼吸，仿造先天模型。正如胎儿在母亲子宫里一样，不吃食物脾胃不工作，鼻子不呼吸只有胎息，小坎离黑关炼养试图用仿先天的模式返回先天。

我们从离开母体那一刻，就开始了后天鼻肺呼吸。肺的呼吸是常规呼吸，属于浅呼吸。《庄子·大宗师》说，真人"其息深深，真人之息以踵，众人之息以喉"。没有经过训练的呼吸叫常规呼吸，这样的呼吸通常没有规律，没有方向，没有目的，是被动的呼吸。倘若走进深林，或者去闻花香时，才会主动地将意识加入呼吸中。当我们把意识融进呼吸，学会调息，将呼吸调整到很轻、很匀、很细、很长，学习皮肤呼吸与毛孔呼吸，启动丹田呼吸，创造风箱式呼吸即《道德经》所说的"橐龠"呼吸时，就开始了返还的第一步。当呼吸训练到内息、真息、胎息时，"鼻息一停，真气就来"，就开启了丹道内功！

在黑房里，止念，停止思考。逐渐让识神退位，元神复位，进入内在自我探索。内视内听，听内里的声音，每个内脏都有自己独特的声音。内看五脏的颜色，连接真正的自己。在黑房中全然放松，内观，微笑。虚静中潜藏着真阳。春秋时期杂家学派代表人物管子在《管子·心术》中说："虚者，万物之始也。""静则精，精则独立矣；独则明，明则神矣。"虚无中生有，虚静状态下人体气机生化，静中生动，静则积蓄生机而精气自生，独立而明达智慧。中医学巨著《黄帝内经》认为人保持精神上的“恬淡虚无”，就可以令体内真气产生，时常收心收神，“精神内守”，就可以少生病，甚至不生病。

呼吸是连接肉体与灵魂的纽带，没有呼吸，生命即停止，肉体与灵魂必将分离。古代医道两家都十分重视神、意、气的修炼。《黄帝内经·素问》开篇《上古天真论》说：“上古有真人者，呼吸精气，独立守神，肌肉若一。”意指调息、调神、调身“三调”的重要性，人体的身心灵三个层面是一个整体，它们相互依存。肉体是精神与灵魂的庙宇，也是此生精神与灵魂成长的载体。若能效仿真人，呼吸精气，独立守神，形神合一，那么就能“寿敝天地，无有终始，此其道生”，真人的寿命可以与天地相同，那就是合道了。同样，《黄帝内经》重视神意的作用，《灵枢·本脏》说：“志意者，所以御精神，收魂魄，适寒暑，和喜怒者也。是故血和则经脉流行，营覆阴阳，筋骨劲强，关节清利矣。皮肤调柔，腠理致密矣。志意和则精神专直，魂魄不散，悔怒不起，五脏不受邪矣。”认为人的“志意”即神意能够统帅思想和肉体，并免于外邪入侵。因此人要懂得“御精神，收魂魄”，神不外驰，减少精气神的损耗，调和情志。但大多数人无法停止思考，思虑繁杂，欲望丛生，志意不能统帅思想，过度担心焦虑，往往“年过半百而衰”。黑房炼养恰恰具备足够的条件，支持繁忙的现代人学会暂时放下，快速调整疲惫的身心。

道家情绪智慧是世界上最早的心理学之一，最早有文字记载的调节情绪的手段是导引，据说古时人们一有情绪问题，或抑郁不振，或气滞胸闷，就抬起脚伸出手臂舞动身形，情绪很快就得以疏导。古人把这种运动叫“大舞”，是导引的最初萌芽。战国时期杂家学派的代表著作《吕氏春秋·古乐》记载：“昔陶唐氏之始，阴多滞伏而湛积，水道壅塞，不行其原，民气郁阏而滞著，筋骨瑟缩不达，故作为舞以宣导之。”意思是远古尧舜时期，地理气候环境恶劣，多潮湿阴冷，民众精神大多不快，情志郁结，使得筋骨腿缩而不能舒展，就以肢体起舞祛除淤滞，宣导情志。最早给这类肢体运动的“大舞”下定义的人是战国时期的庄子，在庄子之前，用于调畅情志、祛疾保健的导引术已经在社会上出现，而且还被追求长寿的士大夫阶层所喜爱，但没有一个确切的名字。养生主庄子精通导引，是一位导引修士，他最早提出“导引”一词。《庄子·刻意》说：“吹呴呼吸，吐故纳新，熊经鸟伸，此导引之士，养形之人，彭祖寿考者之所好也。”短短一句话，高度概括了导引的要素与作用。庄子主张以导引伸展运动保养形体，以“心斋”“坐忘”等静坐方式怡养心神，他的“吹呴呼吸”四个字发展为后世医家的脏腑经络调节法“六字诀”。1973 年湖北张家山汉墓出土的帛书《引书》，是战国晚期的一本导引专著，书中更是明确指出“吹”“呼”字诀用于调节过度欢喜和过度愤怒的情绪。中医认为情绪的过与不及都会影响到五脏气机的平衡，《引书》中说：“喜则剧吹，怒则剧呼。”简简单单的几个字即为调节情绪的古老自然疗法。可以看出，六字诀吐纳和身体动作均属于导引范畴。通过导引练习能够很好地调节情绪，转化负面能量，获得身心健康。这类导引术从古一直流传到今，并为历代医家传承与发展。在黑关中我们正是运用六字诀、脏腑呼吸法训练，使之成为小坎离丹道的前行法。

在现代经济高速发展的社会，人们一方面享受着物质的极大丰富，同时也承受着各种紧张、压力与负面情绪的影响。工作忙忙碌碌，加班熬夜，过度劳累，饮食无节，起居失常等，亚健康、慢性疾病的患者正在变得年轻化。据世界卫生组织 2021 年调查数据显示，我国脑中风发病率排名世界第一，缺血性脑中风发病率是世界平均水平的 1.36 倍；超过 3 亿人患有睡眠障碍。《2022 年国民抑郁症蓝皮书》显示，我国有近 5000 万国民饱受抑郁症的困扰。新型冠状病毒感染疫情后，18 岁以下的抑郁患者占总人数的 30.28%，50% 的抑郁患者为在校学生。引发抑郁的原因主要是情绪压力和家庭关系等。

“全民健康、健康中国”成为国家战略。随着传统文化的振兴，越来越多的中华传统文化健康方式走进人们的生活。自古“治未病”为上工之法，未病先防，已病防转变。在中医治病手段中，导引起着防病祛疾的治未病作用。《灵枢·病传》记载我国古代几种经典治病技术，曰：“或有导引行气，乔摩、灸、熨、刺、焫、饮药。”导引处方排在第一位，它是一种无需借助外力、靠自身运动激发自组织修复潜能的自然疗法。小坎离练法包含了大量的导引术以及导引词，丹道即是高级导引术。《引书》说导引“治未病”的“治”，就是不断调整饮食起居和把握自然界变化规律，“治身欲与天地相求，犹橐籥也，虚而不屈，动而愈出，闭玄府，启缪门，合五脏，逢九窍，启合腠理，此利身之道也”。这里“橐籥”在小坎离水火交媾时体现为腹部呼吸、全身呼吸；“闭玄府”指关闭毛孔心窍；“合五脏”即五行归一；“逢九窍”即封闭头面部七窍和下阴二窍；“启合腠理”即三焦呼吸。由此可知，小坎离练法的源头是春秋战国时期的导引术，是历经千年的身心健康自然之道。隋朝太医令巢元方组织编撰的《诸病源候论》，“不载方药，而载养生方导引法，为灵素后之一书”（丁光迪：《诸病源候论养生方导引法研究》人民卫生出版社，2010年）。也有学者认为，该书是我国历史上很重要的一部病源病侯学专著，书中论述了各种疾病的病因病侯共1039论，只讲各种病的病侯及其发生原因，基本不涉及方药，全书共载导引法289条，为隋以前的“导引功法大全”（林中鹏：《中华古导引学》北京体育大学出版社，2014年）。东晋炼丹家、著名医家葛洪的《抱朴子内篇》言导引，记载留侯张良跟随赤松子修道，“遂修道引，绝谷一年，规轻举之道”。导引合并辟谷，是自晋以后丹道修炼的重要方式，黑房导引辟谷正是古法新生。现今，导引用于临床治疗与康复的医学研究已取得累累硕果，如治疗筋经、关节、帕金森、糖尿病、心脑血管疾病、颈椎、睡眠、痛经、高血压、前列腺、眼疾、咽喉等疾病。

黑关给参与者带来的健康回报很多，可医学检测的基础项包括：有效排出体内大肠毒素；改善睡眠；平衡体内阴阳；降低高血压；调节血糖血脂；改善视力；调整心率等。在精神、心智与灵性方面，黑关真正能够让人的精神彻底放松，战胜恐惧，独立守神，走进内在，照见自我，改变生活理念，获得崭新的人生启示。人类天生的本体焦虑在黑房炼养中得以融化，当然，这样的效验取决于领修导师及一个人的静心层度。黑关是人的三体（肉体、意识体、灵性体）高级养护模式，休养生息，呵护这辆人体珍贵宝驾。丹道小坎离黑关炼养更是今人获得古圣贤留下的无价至宝，实现人与自然融合、人天合一的绝佳独特模式。黑房是化学反应室，人体内里的各种矿物质、化学元素等在真光、真音、真气中发生意想不到的生化反应。慧根、灵性及静穆决定参与者在黑房中遇见多大的人生惊喜。放下担忧和恐惧，新思想、新作为将逐渐显化。

黑暗是美好的，光明更加珍贵。在黑暗与光明之间不再徘徊，二元对立的世界恰好说明了矛盾对立统一是推动事物前进的力量，对黑暗的恐惧是幻象。出关后，会发现天更蓝，草更绿，花朵更鲜艳，内心更睿智。

本书记载的丹道小坎离黑房炼养是古代道家在山洞里关闭五官觉受、开启肉体与精神兼养的长寿方法，是当代道学家模拟古典生命炼养模式，将内丹学与现代医学相结合的一种创新。小坎离黑房炼养重点落实在人体的阴阳、气血、经脉以及脏腑五行等能量运行上，践行易学“取坎填离”以及《黄帝内经》“心肾相交、水火既济”的中医思维和理念。谢明德先生所融创的丹道黑房炼养模式在国际上已历近30年，安全、有效，深受国际养生人士喜爱，希望更多的人了解道家丹道黑关炼养的科学与魅力。

小坎离功法一旦练成，可祛疾、养生、延年，步入内丹修炼的大门，体会老子《道德经》所言道的“众妙之门”。

孙　滩

2023年12月27日

# 警　言

本书中所讲述的丹道小坎离实修方法为道家几千年来的成功实践，它被设计为“宇宙疗愈之道”（Universal Healing Tao System）体系中高层级的团体和个人学习内容。读者不宜在没有接受专业的个体指导或者“宇宙疗愈之道”认证导师的指导下进行实操练习。因为这些练习中的某些做法，如果不当，可能会造成伤害或者出现健康问题。本书旨在介绍丹道小坎离黑房炼养的科学性、可行性、实操性与有效性，任何个人在本书的基础上自行进行这些练习，完全由自己承担风险。

本书所描述的冥想、静坐以及其他动功技巧等，不应作为专业医疗和护理的替代方法。如果患有基于精神或情感障碍的疾病等，应咨询专业保健医务人员或治疗师。这些问题应该在你进行训练之前予以妥善解决。

无论是“宇宙疗愈之道（Universal Healing Tao)”，还是其教职人员、认证导师，都不能对任何实践或误用本书所含信息的后果负责。如果读者在没有严格遵循指示、注释和警告的情况下进行练习，责任及后果自负。

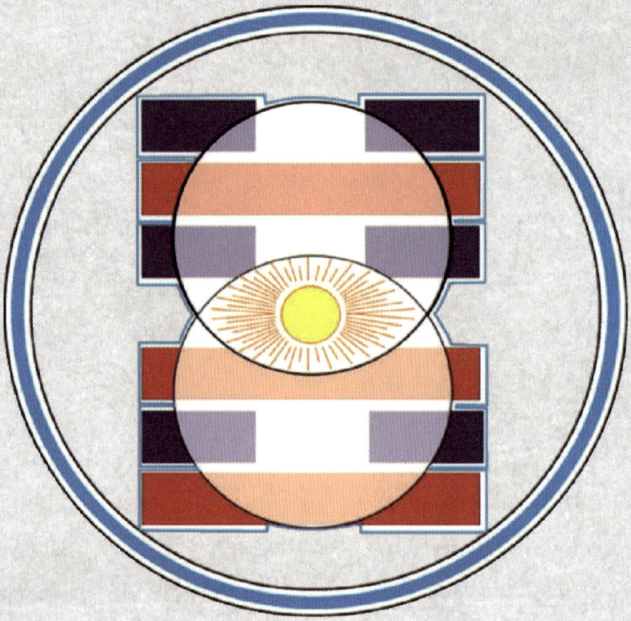

丹道
坎离交

# 坎 离

坎离代表宇宙间阴阳对立关系，如水与火，男与女，北方与南方等，丹道小坎离是道家流传至今的修真方法。小坎离指人体里面的阴阳，如心与肾、气与血、筋与骨、任脉与督脉、会阴与百会、性与命等。恰如坎离是两种对立的力量一样，在我们的内在生命中暗藏并随时显化出许多矛盾与对立。如何获得《黄帝内经》所说的“阴平阳秘”、阴阳平衡、内在和谐统一？“转化”成为关键。

坎，代表生命的精华，水，生殖腺能量。坎中藏有真觉，真觉就是真正的觉知。当生命的本性能量不能被转移或转化，真意将被再次封存。真觉表面上是黑暗的，但内在里面是光明的。它强大且自由，不受约束，能够挡住、避开外来的伤害和折损，因为真觉蕴藏着白虎的力量和活力。坎还代表铅，密集而沉重；代表月中之兔、水中金，以及人类原始的生生不息的生命繁殖能量等。当坎的能量被转化为更高一级的能量时，就能够连接到宇宙的力量，并将地的能量（地气）带回到身体。

离，代表精神的内核，心中慈悲之火。外表坚强但内心柔软，犹如丹砂里面的汞，活泼且明亮。离还代表五脏纯净的美德在内心的融合，转化为慈悲之火。当它们上升到前额处的第三眼，就成为精神的内核。

小坎离相交，抽坎填离。无数个坎离交媾，演绎出绚烂的“生命之花”！

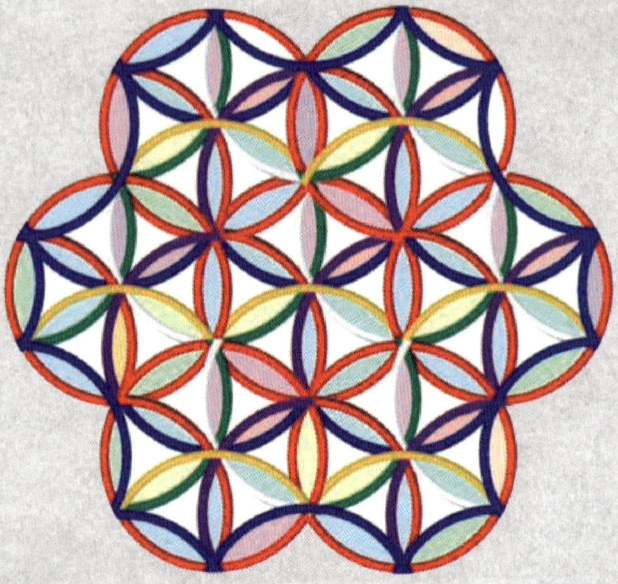

生命之花

# 第一部分

# 黑关技术

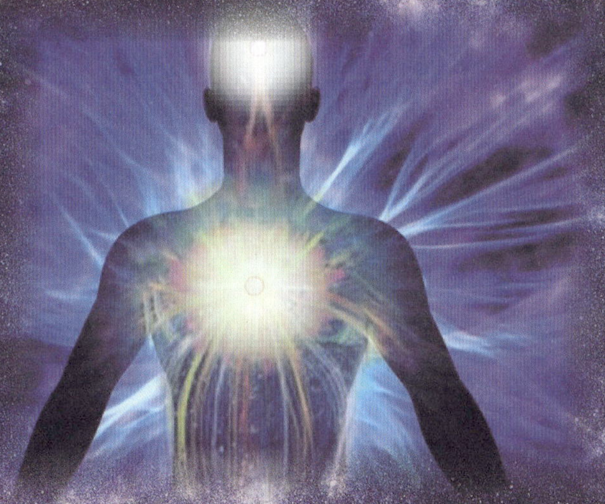

# 第一章

## 福　洞

自古以来，道家崇尚自然与贵生，追求长生久视，渴望得道成仙，在历史传承中发展出一系列完整的、系统的生命修炼方法，堪称世界上迄今为止对生命研究最为透彻最为完备的实修实证体系。尽管道家各门各派都有着自己的特点，但归根到底落在一个“返”字上，“返本归元”“复归婴儿”“归根复命”等，试图经过修炼获得先天之气，让生命回归本真初始状态。黑关炼养的目的就是要在黑暗中看到真光，听到真音，炼出真气，并让分离的神光与灵光相合；“负阴而抱阳”，结丹，结胎。最终化有形为无形，归根复命。

所有追求内在开悟与高级智慧启迪的方式都会采用黑关技术。在欧洲，人们借用地下管道进行修炼；在埃及和罗马，人们使用废弃的墓穴；以色列人在死海附近的山洞里疗愈自己的灵性。中国道家的修行者，则在深山老林的洞穴里，采用静心、辟谷、炼内丹等方式达到最高层级的修炼。山洞代表着大地母亲以及它的能量轴线，洞穴蕴藏着地球最早期的生命信息，包含着地球能量的本质生命。道家说：当你走进黑暗并把黑暗作为你的全部时，黑暗很快就会变成光明。此话不虚，这个光就是真光，黑房静心的层度决定能否看到真光。所谓黑房，就是古代道家在山里找个洞，叫作福洞，在福洞里修炼。福洞很难找，因为有的山洞很潮湿，也不避光；鸟类会在洞里筑巢，小动物做窝，会影响到修炼。“我的师父一云道长就是在长白山、青城山、终南山、龙虎山，还有山东崂山等地都修过道，那时候我还跟着他去过终南山的一个洞穴，里面气味很臭，小便的味道很浓……”谢明德先生回忆说。现在条件好了，可以在星级“福洞”里修炼。

简单地讲，黑关炼养就是仿古代道家在山洞里修炼内丹的模式，这是道家追求长生的练法。在谢明德先生所创立的宇宙疗愈之道体系（Universal Healing Tao System）里属于高阶内容，即“长生之道”。

关房内有独立的客房，全天候新风供给，四季恒温。关房中庭是空旷的，地方很大，楼上的学员会摸黑走到楼下，上课时会集中修炼。完毕后学员各自回到房间，休息或继续独自静心。

每次用过的餐盒会按照要求放到指定的地方，关房内的起居都有引导，一切按部就班。即使是第一次入关的学员也会很快适应关内的生活，享受红尘中短暂的与世隔绝的身心炼养。

关房内要求止语，更不能用手机。在全黑封闭的环境下关闭五官觉受，在静谧的黑房中内视内听，体验与自我独处乃至与天地合一的觉醒旅程。

# 第二章

## 开　示

在黑房里面什么都看不到，很重要的就是要收心、收神、收身、收意。其中尤为重要的是收意，收意的核心就是要善待自己。

很多人没有“意”这个概念，不知道怎么善待自己，因为不了解自己的身体。我们的身体很复杂，里面有神经、有控制系统，比电脑复杂很多倍。善待自己就是要懂得爱自己，保持身心健康是很重要的。

在黑房里面训练内视内听自己，如果我们的神意在外面，就会耗尽我们的能量。我们的眼睛看、耳朵听、嘴巴吃、舌头动、鼻子闻，每个器官都消耗很多能量，所以要收意，善待自己。善待自己不是什么也不做，而是要告诉自己要休息。如果我们能真正做到收意，对自己笑，笑到我们的内在，就真正连接到了自己。只有爱自己才可以爱别人。

在黑房里实修的内容需要自己亲身体会，因此一定要学会平心、静心，去听心，听内脏。内脏里面有声音、味道、动作、颜色，还有精华。

什么是五脏的精华？心的精华就是爱和感恩，肝的精华就是慷慨仁慈，肺的精华就是勇气和正义，肾的精华是温柔与淡定，脾的精华是敞开、公正、接纳、信任、包容。我们要听到它们的精华。五官是五个内脏的外窍，所以在黑房里一定要做到收心、收神、收身、收意。如果不讲话，慢下来，舌头不动，“舌不言而神归心”，气与神就在我们的心。眼不动，魂就在肝，“眼不视而魂归肝”。嘴巴就是我们的食欲，嘴不动，意就在脾。耳听亦不听，内听，志就在我们的肾，“耳不闻而精归肾”，精气就会保留在我们的肾里。鼻闻亦不闻，魄就在肺，“鼻不香而魄归肺”。这是一个很明白的、很好的道家的解答。道家的功夫太多太好，正是由于太多，有的人就不知道怎么去练。

黑房炼养的核心思想是内视、内观我们的小宇宙，因为它是联络到大宇宙的。

当我们做到“静”与“松”，把神与意收到身体里，就会马上感觉到有能量在转动。现代人过多地耳朵听、鼻子闻、眼睛看、张口说，这些在道家看来都是漏。开口在舌头，如果我们不听不说那么多，就不会漏很多能量。另外，在黑房里面，只要按照要求坚持练习，真光就会来。宇宙的真光与真气是原始的创造者，我们是宇宙的一分子，就要去吸收宇宙的能量。

古人说“人之初，性本善”。我们出生时都是友善的，长大以后就会分辨好与坏、善与恶，有了评判。道法自然，每个人都有一个原始的操作系统，这个原始的操作系统就是：第一，人出生的时候是善的。第二，每个人都有灵魂神魄住在身体里。第三，我们原始的操作程序是泵，我们有脉的跳动，有大大小小的几十个泵。如果没有泵，身体里面的气血就不流动，这是我们人生下来就有的原始的操作程序。所以我们练的一切就是要回到原始的最初的能量。灵魂神是一个能量，是有智慧的能量。宇宙有大智慧，宇宙的智慧不分宗教派别，只要每个人向上追求，它就会给你智慧，或者它给我们灵魂神长大的智慧。

灵魂神是有智慧的能量，我们每个内脏都有一个神。《黄帝内经·素问》之《灵兰秘典论》说：“心者，君主之官也，神明出焉。肺者，相傅之官，治节出焉。肝者，将军之官，谋虑出焉。胆者，中正之官，决断出焉。膻中者，臣使之官，喜乐出焉。脾胃者，仓廪之官，五味出焉。”心藏元神，肝藏魂，脾藏意，肺藏魄，肾藏志，每一个内脏都可以收藏灵魂神住在里面。灵魂神是无形的，如果没有肉体，灵魂神就会四处游荡，没有寓所。因此，南北朝时期著名医家高道陶弘景在《养性延命录》中说：“形者神之具。”这是第一个要明白的。第二点要明白的是，我们的灵魂神是气，经过修炼的灵魂神是有智慧的能量。

婴孩时期，我们有孩子般幼小的灵魂神。元气是可以拉住灵魂神住在我们身体里的唯一的本钱。身体健壮，元气就把灵魂神拉住在我们身体里，也就是安定，或者叫安神。如果有足够的元气，就可以安神；如果元气不足，神就不安，神就很乱。有的人耗尽元气，灵魂神就先走掉，常人叫作死。道家不讲死，道家讲怎么样分离，灵魂神从肉体分离出来。

在黑暗里面修炼，给自己一个宗旨，告诉自己给自己一个机会：第一是养育灵魂神；第二是让灵魂神有学问有智慧。这个智慧是星宿里面的智慧，不是世间凡人的智慧。这也是我们来到这个世界的宗旨，灵魂神来到我们身体的最大的宗旨。一旦明白这个宗旨，其他练的东西就比较容易。有些人来到这个世界，吃、喝、性，把元气耗尽了，离开世界的时候，他的灵魂神还是婴孩一样、还是孩子一般没有长大，这就是游魂、饿鬼。

另外，习练者要明白下面五个小小的开悟：

第一，知道自己有魂、魄、意、志、神。

第二，知道自己的内在有五个小婴孩。

第三，知道自己要去养育它们成长，就会变得有爱心。

第四，要找到一个法，这个法很重要，它可以引领自己达到人生目标。

第五，知道自己的灵魂神是自由的，没有人可以控制它们。

我们把五个内脏各自的神叫作内在小孩，它们穿五种颜色的衣服，代表五脏的五行、五色。

（如下图）

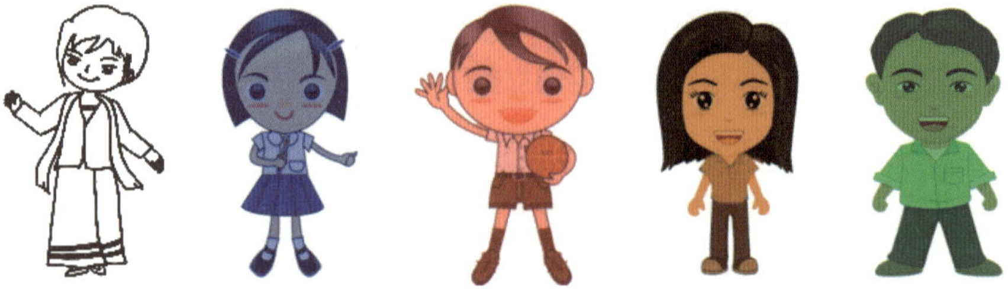

五个内在小孩

道家认为人只要修练，就可以得道，但是需要长期坚持练。宇宙不是花钱买的，是靠德与性、练气获得的。性命双修，性就是炼心，开心、快乐、感恩；命就是炼精气，炼精化气。如果有爱心、快乐，可以倍增它。精气可以倍增爱心快乐，学会这个法就可以倍增能量。当练得很高深的时候，宇宙里面有很多初生的灵魂神，它们非常想到我们的身体里得到养育。

道家讲圣婴，就是我们的内脏是神圣的“婴孩”。一旦明白了这个道理，生活就会发生改变。就要以自己的力量、财力来养育自己的婴孩。因此要找到一个可以炼气的方法，这个方法可以带自己去理想的目标。但普通的气功是无法练到的，一定要有“法”才可以练，这就是要用元气来补圣婴。想要“天人合一”，灵魂就得成长，与天的智慧相合、相接。链接到宇宙无条件之爱，就可以倍增性与命，就不愁养育五个圣婴。以后练到较高水平，就可以养育宇宙中更多的初生的灵魂神，它们非常想炼化成长。

所以每天都要练习神意气合一，练太极也如此。

对于德，过去道家练习内看、内视，外人不明白就认为不正常。往往一千个人中有一个愿意修道就不简单了，炼内丹很不容易。宇宙的网络跟我们的大脑是一样的，人可以跟宇宙连接，下载宇宙智慧。道家打坐、静坐，但对于人从哪里来这个问题，从未归到佛祖那里。世界上没有谁可以整年整年地静坐。道家练功，功德可以归给宇宙，也可以归给信仰。把内脏养好就可以养育自己的灵魂神，我们的目标就是要让自己的灵性成长。道家讲“法财侣地德”，德就是德性，善良的心，爱心、温柔、慷慨、慈悲，你行德，就会有更多的德。

## 黑暗制造长生药

几千年前道家经过修炼知道黑暗会制造长生药，直到20世纪50年代，西方医学才研究出一种由大脑松果体产生的内源性激素，叫褪黑素(Melatonin)。在黑房里面，我们有两个荷尔蒙。一个是褪黑素，褪黑素非常重要，黑暗中我们的松果腺就开始制造褪黑素。它的功能很多，第一是促进睡眠，第二是调节时差，第三就是抗衰老。科学研究发现夜晚是褪黑素分泌最旺盛的时间，大概在晚上9点到凌晨1点之间，之后是性的荷尔蒙分泌，身体的许多修复和再生过程都在此时进行。所以这两个很重要，它们合起来就促进我们身体的抗衰老、调节免疫，身体自动修复受损细胞等，都是从这里开始。小时候，特别是刚出生的小婴孩，就喜欢整天睡觉，所以小婴孩的褪黑素很多。到少儿期，还是很容易睡觉。等到了成年，褪黑素就越来越少。中年以后，许多人都处于忙碌状态，熬夜、焦虑、担心等，褪黑素就越来越少。有的人有3毫克，那很好；但大部分人不到2毫克，甚至有的人不到1毫克，睡眠就有问题，抗衰老也有问题。免疫力、抵抗力下降，出现亚健康、生病等。身体无法自动修复，即使是短期内修复，有的细胞也损坏了，那只能是干细胞来代替它。所以，如果没有褪黑素和性荷尔蒙合起来，身体就无法制造出自我修复的“药”。

因此，我们睡觉的时间最好不要超过晚上10点，这对很多人来说很难。褪黑素只在晚上9点到凌晨1点制造，错过这个时间段褪黑素就无法产生。

同时凌晨1点到3点也是身体制造性的荷尔蒙的时间。人每天都要有性，它是生命力能量，要靠荷尔蒙制造出来，所以这个时间很重要。但在黑房里，身体会自动制造褪黑素与性荷尔蒙。这是因为当人体置身于黑房中时，会持续地判定为夜间模式，加上静心止语，身体会自动启动该功能。

在关外，夜晚睡觉的时候，身体开始制造荷尔蒙与褪黑素。早晨醒来，推开窗户见到光，就把褪黑素和性荷尔蒙合起来修复身体。如果睡得好，褪黑素就会很多，它就转换成血清素。血清素就把大脑或者说身体好像开动机器一样开始一天的运转。血清素具有促进神经细胞之间沟通和传递的功能，所以我们每天就是这样，很重要的两个激素，一个是褪黑素、一个是血清素，在白天与黑夜之间相互转换来转换去。如果在黑房，心平，脑静，褪黑素就会增加，增加之后就开始转变。

在黑关里面炼养会练到小药，以及如何采小药。练到小还丹，很多病痛就不会有。之后会进入真光、真音、神光、原始混沌之气、精气以及元气的练习。在混沌创世的时候，原始混沌之气与真光、真音合在一起，成为万物的创造者。光是无形的，除非有足够的精，光就会抱住它。一个汞、一个铅，没有铅就抓不了光，整个功法就是铅与汞。七情六欲是精转化而成的，我们有五对内脏，混沌之气、元精拉住灵魂神和光进到我们的身体，混沌之气没有了，灵魂神就会走掉，铅无法抓光。七情六欲带动人有性欲，有欲望，它把我们的混沌之气、元气一天一天地耗尽，身体里面的很多情形都是由一个精转化成别的能量。小还丹，就是要有光，要炼到真光。紫气之光是智慧之光，炼丹之光就是炼丹之火，也是紫气。黑到发紫的光就是炼丹之火。真光、神光是我们的创造者，有真光之后它会把很多坏的情绪转化为好的能量。黑关最重要的是看能收到多少的光、多少的精。把不好的情绪转化为精，这样身体里的“汞与铅”才可以转化。欲望和精是糊涂的能量，它没有智慧；紫气、光，它们是智慧的，没有能量。如果它们不合在一起，那么它们一个是糊涂的、往下走的，一个是往上飘的，两者无法交在一起。一旦我们知道小坎离，明白坎离交，糊涂的气就开始变得有智慧，成为智慧的能量。如果一个人有智慧但没能量，那他就什么也做不了，有能量但是没智慧也是糊涂的。所以把精气收够了以后，会越收越多，光也会越来越多。越来越多的时候就开始有一个物质，因为精气是物质。此外还有光。所以道家说我们有一个汞和一个铅，汞就是水银，铅就是沉重的一种物质，几十年前补牙是用水银，因为它很硬。汞可以化解很多金属，以前道家用它来炼外丹。如果有智慧之光进来，精就会转化为有智慧的能量。明白这一点，炼到一定程度，就会引发很多智慧，开启智慧。

另外，关于小药，我们身体里面有五个药，加上阴阳，以及真光、神光和真音结合在一起，每个人身体里面都有药可以采。只是不知道怎么来采，或者怎样来提炼药材。第一个重要的就是精气，当精气收够了，光就会来。光是无形的，很轻；精是比较重的，它们俩不合就无法炼内丹。之后真音就来。通过黑关修炼我们可以得道。

## 虚室生白

虚室生白有两种：一是身外虚室生白；一是身内虚室生白。在黑房里，褪黑素增加到一个程度后，就很容易看到光，是身外虚室生白。静心好的、快的人会在第一天下午就会看到光，有的会在第三天才能看到。闭上眼睛，感觉哪里都是光，整个关房到处都是光。坐在床上，闭着或睁开眼，会发现床上也是发亮的，房间的每一件物品都有自己的光，万物有灵。之后，要懂得如何去分辨光。有时白光很多，有时紫气很多。练功最重要的就是要把紫气收住，紫气里面有七彩。

有的人会看到过去、未来，这些不是我们要追求的，这只是能量的作用。我们的目的是炼气，不要被其他景象迷住，一切景象都是能量的作用，我们要把这些能量转化为炼气。随着持续的静心，就有足够的褪黑素，倘若不让它变成血清素，它就会积累下来，睡得很香。如果脑不动，不讲话，守住丹田，那么内在的能量就会开始自发炼功。凝神在山根处（鼻子根部），神凝聚于虚，默守下丹田，神意气相合。鼻息一停，真气就来。在前额处看到白光闪现，头顶开，天门开。习炼者就会觉察到气机的转变，气在体内转动。睡觉时褪黑素自动产生，加上性的荷尔蒙，它们就会自助修复受损的细胞。

"虚室生白"这个成语最早出自《庄子》一书，它记述了孔子教导弟子颜回的故事。原文指心境空明就会生出光明，吉祥善福，止在宁静之心。在《庄子》的《人间世》这篇文章里，孔子教导颜回时还谈到了炼气对于虚室生白的重要性。

附原文：

颜回曰："吾无以进矣，敢问其方。"

仲尼曰："斋，吾将语若。有心而为之，其易邪？易之者，皞天不宜。"

颜回曰："回之家贫，唯不饮酒不茹荤者数月矣。如此，则可以为斋乎？"

曰："是祭祀之斋，非心斋也。"

回曰："敢问心斋。"

仲尼曰："若一志，无听之以耳，而听之以心；无听之以心，而听之以气。听止于耳，心止于符。气也者，虚而待物者也。唯道集虚。虚者，心斋也。"

颜回曰："回之未始得使，实自回也；得使之也，未始有回也，可谓虚乎？"

夫子曰："尽矣！吾语若：若能入游其樊，而无感其名，入则鸣，不入则止。无门无毒，一宅而寓于不得已，则几矣。绝迹易，无行地难。为人使易以伪，为天使难以伪。闻以有翼飞者矣，未闻以无翼飞者也；闻以有知知者矣，未闻以无知知者也。瞻彼阕者，**虚室生白，吉祥止止**。夫且不止，是之谓坐驰。夫徇耳目内通，而外于心知，鬼神将来舍，而况人乎！是万物之化也，禹、舜之所纽也，伏戏、几蘧之所行终，而况散焉者乎！”

## 死亡的荷尔蒙

褪黑素积累到一定时候，人就会看到朦朦胧胧、真真假假的景象，就像吃了迷幻药。我们把它叫作“死亡的荷尔蒙”，也就是道家说的分裂，灵魂同身体分开。

通常普通人只有一次，就是临终的时候。这个死亡的荷尔蒙储存在我们的松果腺里面。婴孩在母胎的时候就开始制造褪黑素了，出生后小孩特别贪睡，也是因为褪黑素的作用，因为小孩子比成人有更多的褪黑素。甲氧基就是我们用的一种药，这种药可以使人看到光，看到影像，看到很多景象，这个属于迷幻药。

其实我们身体是有的，褪黑素多到25毫克，它就自动转换成甲氧基，就会看到光，但平时不会人为地刺激干预这个转换过程。我们都听说过神奇的蘑菇，之所以说它们是神奇的，就是和以前我们知道的很多宗教的法门类似。蘑菇有很多颜色，白色、黑色可以吃，红色的就是魔术的蘑菇。为什么叫魔术？因为它有毒，它不会很快毒死人，但如果是鲜红色的，就会很快死掉，毒蘑菇是很厉害的，以前这种蘑菇被常常使用，特别是印度的很多宗教。给人吃一点，就可以看到光啊、景啊等，现在我们把它叫作毒品，就是完全把它归到毒品里面去。因为这个毒品，只要吃了就上瘾。为什么？人吃这个毒品就好像吃了魔术的蘑菇，魔术的蘑菇毒素不是很高，当它进入身体的时候，肾上腺就开始运作。身体很智慧，告诉自己，毒素进来了，我们要抵抗它。抵抗的时候，身体器官中第一个受伤害的是肾。因为肾上腺释放出激素号召身体的每个器官都要起来抵抗“敌人”的进攻，所以第一时间就是肾里储贮的肾精就被抽调出来，随后，脑、心、肺等器官的精华被调出来，合在一起，促成身体很大的运转功能，身体以千军万马的强大的功能去抵抗入侵的毒素。

在那个时候，我们的身体好像要濒临死亡了，于是就刺激了死亡的荷尔蒙。死亡的荷尔蒙一出，灵魂就离体。灵魂离开肉体出去的时候就看到光或其他景象，所以它会耗用身体很大的能量。一个人用毒品一次就耗掉身体十分之一的能量，几次后整个人就垮掉了。不超过10次，以后就是肾精、整个人能量都耗尽。因为肾里面是储贮的紧急后备之用的能量，当一个人遇到危险或紧急状况的时候，肾马上把里面存储的精调出来。肾上腺素刺激人，给人以无法想象的力量，好像就是死前的征兆。

以前有的宗教教派就是给信徒吃一次，就以为自己开悟了，看到神、看到光。结果灵魂出去了，同神合道、同神握手。

道家历史上就有炼外丹的记载，炼着炼着就出问题了，服食外丹中毒死的道士很多，包括皇帝在内。因为古代这个丹是用水银炼的，水银可以溶解很多金属。水银是很厉害的，把金放到水银里去，它就被熔解了，变成液体。中国古代炼外丹的过程在不断改进，那时候的人想炼出一个长生不老的丹来服食，以为水银炼得很好了，没有毒了，结果还是不行。水银是很毒的，到现在还是没有办法把它的毒性完全去掉。

在黑房里，随着褪黑素的增加，这些魔术的蘑菇所能体会到的幻象都有可能发生，但是习练者的心里是很清楚的，自己没有吃“魔术的蘑菇”，是在黑房里静心炼内丹。一旦明白这点，就会积极地利用看到的光和呼吸，把它转化为能量。

# 黑房三原则

在黑房闭关，需要提早安排好自己的时间和工作，这样才能安心进入黑房修炼。首先是平心，心一平，浪就静，没有挂碍。其次是止语，全程要求不讲话。最后就是要轻柔，不要使用容易产生有声音的东西，这点很重要的。

第一次进黑房时，人们还是用关外的习惯。比如睁眼看，其实在黑房里什么都看不到，而且在黑暗中眼睛瞳孔是缩小的。睁眼看，眼睛越看越疼，最好的办法就是用眼罩。第一天、第二天，戴眼罩很好，直到习惯闭着眼睛走路为止。另外，为了更好地静心，可以用耳塞把耳朵塞住，防止同屋或其他习炼者的干扰。这几点，不到几个小时就会适应了。第三天就会感觉到每个东西都有一个光环，光出来了。有时候人会迷失方向，找不到自己的房间或练功的席位，感觉看到房间的门，以为进了门，其实是没进门，实际上是感觉到这个木门的光环而已。这个光环散发出来，令人产生错觉。觉得自己已经进到房间了，其实是感觉比以前敏感了。即便是同修在很远的角落走动，也会感觉得到。对方还没有走近，自己就已经感觉到他移步了。所以错感就在第三天、第四天开始发生。这点也证明了黑房可以较快提升人的直觉与敏锐力。

有的人习惯了讲话，只要一说话，就动了舌和心，大脑就开始不停地运转，而且很多话都是没有意义的。心脑一开动，神就游走。因此，每当要想说话的时候，就想三次，是否真的有必要说，这样就会欲言而止。

走路也需要十分缓慢、温柔，绝对不能像平时那样大步走路，而且还得很专注，才不会碰壁，走错房间。有的人前几天还很顺利，找练功的席位和出入房间都没问题。但是到了第四天、第五天，越往后越会迷糊，根本没有方向。明明房间离练功的席位很近，但就是会走到反方向去。这就是为什么黑房里面一定要静心止语、行动缓慢的原因。

# 第三章

## 前世今生

有人问，在黑房中是否会看到自己的前世?

有时候人会看到过去，就以为是自己的过去，其实那是祖祖代代的DNA在自己身体里的印记。比如一个人有10万、20万、30万代的祖宗往下传，祖先的一个细胞就有几十万代的记忆。自己大约会有十几个祖宗这样传下来，所以每一个人结婚的时候，就把他的历史印在里面。祖宗的记忆是在DNA里面，因为太多的记忆人会乱，所以只留有两代到三代。通常记忆可以退回两代至三代，四代五代就很难了。不过小孩子有时候会记起自己曾经在某个时候做了什么事。小孩子的心很清，他会看到过去的事情。以前他从来没有去过这个乡村，他却说自己在那个村子里挖了一个洞放了东西在里面。他忽然间就打开了那些不可以开、不能开的档案，这个档案是一定有的。但成年后，身体不会打开如此多的记忆，因为身体无法承受几十代人的记忆。很多年前家族与家族之间，或种族与种族之间发生过相互残杀，如果看到这些情景，人是无法接受的。但这并非要后人来负责，几千年前有残杀，现在不是了。如果看到残杀，就会内疚，就无法前进。如果开了几十万个档案的话，大脑就会承受不了。所以有时候恍惚间看到过去，但这个过去就是过去，过去的东西不是要谁来负责。

一旦习炼者看到这种情形，不要去理睬，无视它。告诉自己在练气，能量很快就会收回来。这样的情况非常少，几乎没有发生过。就像一个人同一时间在看几个电视节目一样，明白与否这个道理，结果是完全不一样的。

我们几十年的黑关经验，没有出现过走火入魔的事情。无知的是真气，真气一来就好了。时常提醒自己，在黑房里是为了炼气修真，如果把这样的能量转变成炼气的能量，而不是变成他人所乐道的看到这个景那个影像的能量，否则，就会妨碍练功。好比每样东西都是一个能量，如果习炼者把能量用在看类景，就要消耗能量去看，同时自带的“电视机”本身也是需要耗能量才可以显示出景象。因此，这意味着习炼者花费了双倍的能量去看电视里的景。明白这个道理后，就不会去理睬景象了。

之后，开始调整呼吸，把呼吸调到细、深、长，逐渐拉长呼吸进出鼻腔的时间。通过调整呼吸的长度、深度，把自己带入修炼的境地，逐渐入静。然后把周围的光与气融进呼吸里。用鼻息带动真气，坎离一交，真气就来。这是小的抽气机，大的一动，小的也跟着动。“鼻息一停，真气就来。”一两天后就明白什么叫胎息，头顶一开，真气就来，以后就在体内自动转动。

真气来后，启用真觉、神、意抱住气，不要让它转换成其他东西，把握好这点很重要。好比你去到一个地方，四处走走看看，走马观花，耗废了能量，溜达了一圈，一路劳顿，然后离开。练功亦是，如果有一个宗旨，这个宗旨就是此生要用很多能量来养育自己的灵魂神，就不会把能量浪费到没有用的地方。

因此，在黑房里静心、再静心，就有足够的褪黑素。不讲话、不思考、不活跃头脑，它就不会变成血清素。这个能量就会积聚在松果体，为下一步开启灵性智慧做积累。否则每天所产生的新的褪黑素就会被转化为血清素，一说话就动了心神，神一外散，又得从头开始。

## 紫　气

道家很重视情绪的修炼，情绪对练功很重要。通过练习五行归一，以及练习爱心之火和仁慈之火，平衡五脏情绪，练情是道家修炼的基础，这点一定要练到。无火就练不了功，好比把太阳的光聚焦变成一点，它就起火。

在黑关里面修炼，一定要明白：气是无形的，神也是无形的。为什么灵魂神一定要来到我们的身体？因为我们的身体是一个容器，是有形的，可以把灵魂神收起来，就像气球可以装气一样。所以修炼的物质是无形的。爱心是一个能量没有形状，如果不把爱心凝结为一个火，就无法炼丹。

在黑房里的第二天、第三天，习炼者就会看到紫气，很黑的紫气。这个紫气就是炼丹之火，没有炼丹之火，练不了功。炼丹之火可以转化身体的能量。道家最重要的修炼，就是要把无形变成有形。

我们每一个内脏有一个形，心可以装元神、肝可以装魂、脾胃可以装意、肺可以装魄、肾可以装志。内脏可以收住灵魂神在里面，如果没有体，灵魂神就是飘的，没有住处。此外灵魂神是气，是有智慧的气。

从古到今一直讲“紫气东来”，灵魂神是有智慧的紫气。美国的科学家从全世界收集一百万张图片合起来，研究证明整个宇宙充满了紫气。这个紫气就像一张天网，相互联络。同时，这个紫气是有智慧的。明白这些道理，就可以练功。

每一天都有初生的灵魂神，道家把它比喻成婴孩、孩子。明白这点，练功就可以练得更好，就会明白没有养育过的灵魂神就像孩子一样。

因为灵魂神是气，所以我们只能用气去养育它，气是它们的养料。

身体组织中最大的是消化、吸收和排泄系统，比如我们有牙齿、舌头、唾液、食道、胃、肝胆、胰岛，还有肠，小肠和大肠合起来大约有8米长。肺是最大的排毒器官，每次吸气、呼气时碳气被排出来，如果不呼吸，1分钟、2分钟、甚至5分钟、10分钟，碳气在身体里积累很多，就成为毒素。这个毒素对身体的损害比大肠的毒素还要厉害。肺有几万个气泡，如果平铺开来大约有200平方米的范围。所以呼吸的排毒是非常重要的，一定要把呼吸练好，阴阳才能平衡。

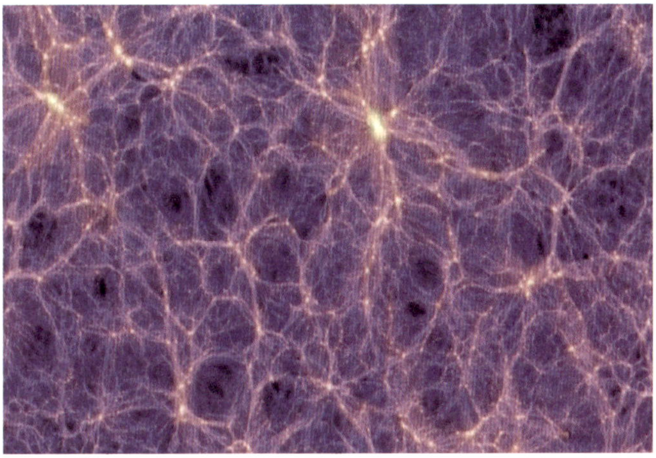

紫气

道家有很多的呼吸法，通常用得较多的是逆呼吸法。呼吸不仅可以排出毒素，平衡阴阳，还可以链接到紫气。紫气是宇宙中最高能级的疗愈之气，在黑房里面很容易看到。

此外，我们可以将初级的气转化为高级的气。比如食物经过口腔咀嚼后，进入胃的蠕动、腐热、糜化，再进入小肠吸收，把它变成五谷精微之气。我们通过修炼，把这个气转变成灵魂神的粮食，因此气就可以转成神，如《黄帝内经》说“抟气如神”、炼气化神等，进一步明白我们来这个世界的宗旨。

传说老子在母胎里呆了72年（宋.李昉等编:《太平广记》中华书局，2020年)。没有几个人一生出来灵魂神就长大的。老子生下来就会讲话，佛陀生下来就可以在莲花上踏步。几千年来这样的圣人只有几位，佛陀、耶稣、老子，他们一生下来就有智慧，千千万万的人都没有这样的智慧。我们普通人出生的时候灵魂神还是婴孩，因此要去养育它。

人出生的时候，因为有足够的元气可以拉住灵魂神住在身体里。人有足够的元气，就可以安神。有的人耗尽元气，灵魂神就先走，世人把它叫死。道家不讲死，道家讲分离，灵魂神和肉体分离。

## 黑房辟谷

人类几万年以来都经常面临饥饿，而日日饱食才200多年。所以人类具有丰富的基因及经验来应对饥饿，相反，人类没有任何基因和经验来应对饱食。其实饱食与饥饿本身就是一对阴阳，自然中有饱食就应该有饥饿。但是当代人却只有饱食没有饥饿了，这对于一直有饥饿伴随的人类而言，也是一种平衡的破坏。于是肥胖、三高、疲劳等亚健康，心脑血管疾病、糖尿病、癌症、自身免疫性疾病等这些以往很少见的严重慢性病，现在成了常见病，而且成为占死亡率85%的主要疾病。那么人类该怎么办?很简单，就要定期把饥饿这课补上，所以几乎95%以上的成年人都应该每年定期辟谷1至2次，这也是一种“道法自然”。

中华养生的历史可以追溯到7000年前的伏羲时代，道家哲学思想是中华养生体系的核心。而辟谷的历史可以追溯到3000年以上，远比中医久远，应该属于古道医甚至追溯至古老的巫医时代。最早有文字记载辟谷的文献，是春秋时期的《庄子·逍遥游》，其中说“藐姑射之山，有神人居焉，肌肤若冰雪，绰约若处子；不食五谷，吸风饮露”。另一篇辟谷养生专著是同一时期的《却谷食气》，作者无可考证，该书是长沙马王堆汉墓出土的帛书，仅存264字。“却谷”，又称“绝谷”“断谷”，即辟谷。“食气”，又称服气、行气。东晋著名医家葛洪在《抱朴子内篇》中说，留候张良跟随赤松子修道，“遂修道引，绝谷一年”而得道。葛洪的《神仙传》记载魏晋人黄敬“专行服气断谷，为吞吐之事”。东汉末年瘟疫流行，道家修士以医援道，救助百姓。道教创立后，继承了辟谷这种养生术。“五斗米道”是早期道教的一个重要流派，创始人张陵看到当时社会动荡与百姓困苦，希望通过医道济世。交五斗米入教，主要学用服气、辟谷、符咒等给人治病。当时能拿出五斗米的也相当于“中产阶级”了，所以辟谷很早就是比较富裕人群的修炼术。那时也有“富贵病”，辟谷术是一种治疗疾病的主要方法，是古中医常用的祛疾手段。古籍中有这样的描述，道家隐士在山中四处找寻，试图找到合适的山洞，并舒适地静坐修炼几个月。在这期间只啜饮树叶上的露珠，吃些野果，但在练功期间无意识地进入不食的状态，即辟谷。也就是在呼吸吐纳与守一状态下真气进入身体，自然而然地“气饱不思食”。在没有食物的情况下，身体因气的水平也可以存活，于是再次证明了宇宙自然中有另外一种能量——气，能够滋养延续生命。

我们身体最大的功能是消化、吸收、排泄，一个人如果不大便，几天、一个星期、两个星期，宿便的毒素就很严重。如果不呼吸，几分钟生命就结束了。肺的排毒很重要，碳气留在肺里面，毒素比大肠的还严重。所以呼吸排毒很重要，明白了这点，阴阳（氧气和碳气）一定要趋于平衡。如果没有碳气，氧气就进不来，这是一个定律。吸多少氧气进来，要看有多少碳气被转化。一个碳气换一个氧气，如果呼得不好，氧气就不进来。呼得不好，没有把碳气呼出去，碳气就沉淀在身体里，会引起骨头乃至全身疼痛。很多研究都表明，许多病痛与呼吸有关，而且一个人的呼吸与情绪有很大关联。一个常常快乐、有爱心的人，他的呼吸就很好；如果忧郁悲伤，整个肺就会受到影响。呼吸时呼不出，吸也少，呼也少，慢慢地积累起来就生大病，这点要引起重视。

我们的消化一天大约要用 14 至 15 小时，几乎整天都在消化。一日三餐或者四餐，身体把食物消化了转化成气，我们通过修炼可以把气进行精炼，让普通的气变成纯度更高的气，成为灵魂神的养料。辟谷期间，人体的觉知力和意识力都会得到提升，能量水平也会随之上升。这不仅仅是身体不需要消化大量食物保存了能量，更多的是身体吸收了气。这是因为人体除了从食物中获取营养外，还从自然界的声、光、电、波、微粒等获取能量，通过皮肤与毛孔的呼吸获得真气。修炼能够打开身体的孔窍，通过正确的方法采气。春秋战国时期的著名文物《行气玉佩铭》，记载了炼气行气的具体方法，郭沫若解释为："行气，深则蓄，蓄则伸，伸则下，下则定，定则固，固则萌，萌则长，长则退，退则天，天几春在上，地几春在下，顺则生，逆则死。"

辟谷期间食气、行气，均强调唾液的重要性。咀嚼食物时一定要产生唾液，唾液中的许多氨基酸和蛋白酶可以将食物里面的各种营养融合转化。因此道家非常重视唾液，经过转化的唾液被称为"甘露"或"琼浆玉液"。

在黑房里练习小坎离，加上辟谷，实际上是《黄帝内经》提出的的导引行气"杂合以治"治法的实证。少量摄入食物，既可以让消化系统、排泄系统得以修养调整，排除宿便和长期负面情绪所堆积的毒素，净化身体，又可以维持每日练功所需能耗。如果完全停止进食，胆囊每 4 个小时分泌一次胆汁就会越积越多。没有适量的供给，身体就会自己吃自己。因此，黑房辟谷是专门为小坎离黑关炼养而特定设计的。当然，这里的食物是非油烟的，道家认为油烟最饲养"三尸虫"。

因此要斩断"三尸"，饿死而非杀死"三尸"，它让人产生欲望与瘾头。

此外，黑暗中辟谷之所以重要，还因为小坎离练法会迅速打开人体的

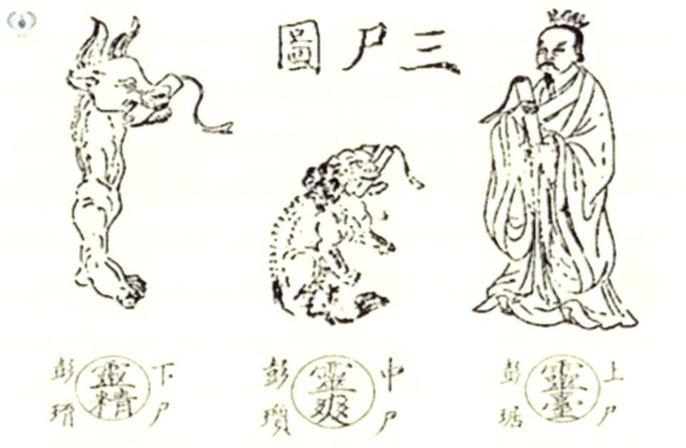


三尸虫

诸多暗窍，更好地开启与天地融合的可能性。因此，黑关与辟谷是一对完美结合的炼养方式，对于亚健康人群和许多慢性疾病的调理有很好的帮助。对于想要快速减压的人而言，黑房静心是再好不过的选择。团体闭关对某些初学者来说会起到很好的心灵支持作用。

从晨起到晚上，身体各个器官都被有序地、有效地排毒与净化。肾排毒、淋巴排毒、肝胆排毒、血液净化，直至大肠排毒，每一道工序都在规定的时间里按部就班地进行，从而使入关者能够放心地享受星级般的黑关疗养。

身体越干净，灵性越空明。根据实修者的体验，几天的辟谷餐完全没有饥饿的感觉。宿便、毒素统统排掉，排毒后一身轻松，出关时人人精神很好，眼睛有神。一旦经验过这样的黑关辟谷，就会在以后的日常生活中轻松自如地掌管自己的饮食与体重。

# 第二部分

# 小坎离炼养

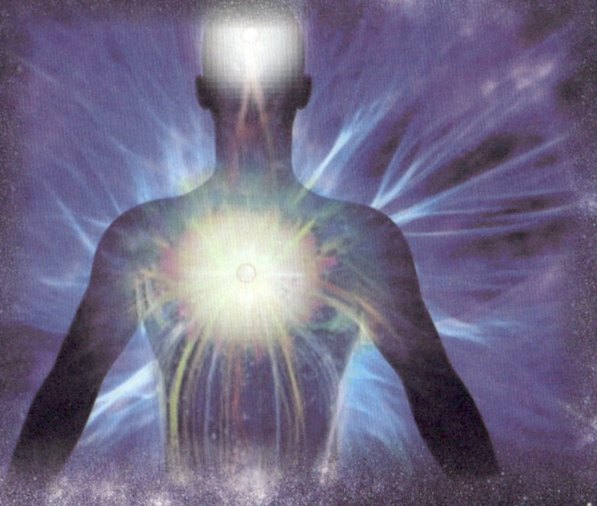

# 第四章

## 炁光音

小坎离是在黑关里面练的功夫，练习小坎离最重要的是要收光，黑到尽头就是光。真光是原始的创造能量，炁、光、音，这三大要素在原始之初创造了宇宙。原始的炁与光，特别是炁，现在科学证明宇宙大爆炸时它在放大，这个能量直到现在还在继续放大。真光、神光从远古至今仍然存在。人也是从那里来的，道家认为每个星宿都有光与能量，人是其中的一分子。要抓住真光很难，抓神光亦如此。如果抓到真光，就抓住了原始的精。性器官与地球的精有很大的联络。元神也是从真光来的，元神有一部分在心，一部分在脑，但大部分还在宇宙。只有用真光与炁相合才会把它带下来。

诀：颠倒阴阳，内有坎离睛。

阴阳就是真阴、真阳，太极图中阴中有一点阳，阳中有一点阴，那就是真阳与真阴。坎中有真阳，离中有真阴。如果得不到真光，就得不到真阴与真阳。人的身体构造是水在下、火在上；水往下流，火往上炎。不颠倒水火，就得不到真阴真阳。真光到处都有，元神也是从真光来的。关键是找到祖窍，找祖窍之前要先找到天目。

光来的时候很散，闭眼时会看到很多能量在闪动。用左眼四处转动，右眼也四处转动，然后抱住光。意很重要，意抱住神，脑眼心合在一起就是神。

在黑暗中要训练自己内观、内视，黑暗中睁大眼睛什么也看不到，只能内观。声音会引起思想，所以要安静、止语。眼睛也是一样，眼睛一看到东西，大脑就开始活动，思考、搜索。因此，黑房中要内看，内听，听身体里面的声音。起初是听周围，把意放出去。之后，再慢慢把外在的声音带入里面，里面也会有很多声音。静的时候，特别是在黑房里，有机会练习内视内听，这个机会很难得。最重要的是要听内心，心会波动，有声音。用手按按脉搏，再听听内心，慢慢再内听，越静越重要，就会听到心的跳动声音。身体一共有52个脉搏，它决定着健康与否。

坎离交时要注意到它的跳动。内脏的五行相生、养育，内脏有五个精华，五行相生才会产生小还丹。此外还有天地之间的呼吸。小还丹炼到内脏强大起来，有病治病，无病强壮。木生火，火生土，相生之后再养育，养育就是长大。

祖窍。这部分内容是黑房炼养的重点，后面会详细讲解，这里先简单介绍一下。找祖窍，它不是在里面，也不在外面，道书里面写得很含糊。道家修炼时左眼为太阳，右眼为月亮。宇宙中的星宿对我们影响较大的是日、月，还有北斗七星影响我们的心。练习安神祖窍的时候眼睛往上斗，再往中间看，交叉的地方可以收光，这就叫安神祖窍。找不到祖窍，就无法收光。真阳从下面来的时候有快感。中指压在百会穴，手掌放在额头上，眼睛一直看着手肘直到看不见了，两眼上斗一翻，只看到一点点手肘，就是光可以停的地方。其它地方留不住光，光会到处跑。它一开始会闪动，直到不闪为止。太阳、月亮、神光构成三角形。太阳抓住真光，眼上斗，把神光留住在祖窍。黑暗中很容易练到，如果是在关外练就很难，有时候练几年都找不到。抓到光后留在祖窍，闭上眼，用光洗尽身体里面的黑暗。七情六欲会让身体内腔很脏、很黑暗。光射进泥丸宫，再折射向下。内视内腔，会看到污浊的地方。七情六欲都是精转化而来的，脾气也是气，精化成气，气盛就很容易发脾气。紧张、恨、焦躁等，这些负向情绪让人的身体变得很黑暗，这是七情，再加上六欲，内腔更是需要净化。光来了，光一照，就去洗涤它，这就是老子《道德经》所说的“抟气致柔，能婴儿乎？涤除玄览，能无疵乎？”玄览就是内观，通过静心内守，返观内照，洗涤内心的污垢，净化心灵。

阳中有阴，那是真阴，找它很难。只要真阴一来就会带动真阳，它们是一对原始的阴阳。

## 封三阴

气很重要，它带动真阳。练功的时候首先要“封三阴”，也就是身体腹部的底部。男性是大锁阳关公的地方，前列腺一收，就锁住两个门，尿道、输精管是一个点。收的时候用意不用力，用意感觉到它，把下面封掉。会阴是人体的十字路口，如果练不好元气就不来，真阳也不来。真阳带动真阴，一带动会阴，百会就动。尿道口一封，下面对准会阴。会阴一提，前列腺一提，很轻很微地收前阴，肛门一提，就关了三个门。这几个地方一练就会有感觉。一带动真气，真光就来，不过光最难抓到，只有祖窍收它。女性同样也是，如果把前阴一收，后阴肛门一收，会阴轻轻一收，气就来了。练习时记住：用意不用力，前阴、后阴、会阴一关，用很少的能量。轻轻地吸气，吸气收提，呼气放松，所以要封三阴。

收会阴，封三阴，用意不用力，用神不用意。神比意大，神是脑、眼、心、灵、魂、魄、志、意合一的结果。每天用的最多的是意与神，当然脉也是要练的。尾闾、长强跳，骶骨呼吸，整个脊柱在呼吸。感觉心在跳动，心跳是一个波动，把这个波动放大到全身，感觉到尾闾、骶骨的脉动。然后再抓光，把光带进天目，祖窍就可以收光了。

前阴、会阴、后阴，如果封了三阴，就变成生窍，不封就是死窍。

如果元精元气上来就是生窍，否则又是死窍。

收会阴，眼睛往上看，眼睛上斗，紫气来，停一停，呼气，调息。会阴、肛门是两个泵，收紧上提，眼睛往上看到百会。呼气，导气下行，放松，越松越能感觉到头顶在跳动，会阴在跳动。

再次练习，闭着眼睛慢慢往上看，两眼交叉上到天目，然后下来。北斗七星有最多的紫气。

全身放松，感觉到爱心、快乐。元神与紫气是连在一起的，练爱心快乐，笑到心里，再从心散发出去。微笑，黑的紫气就来。这个练习不要强求，强求反而就得不到。

学会这个方法，以后只要一放松，闭眼睛，微笑，印堂一放松，紫气就来。紫气是智慧，它不是大学里的智慧，而是宇宙的智慧。

有的人感觉三阴封不住，可以用一条小毛巾卷起来塞在三阴处。这个姿势要求盘式，单盘或自然盘即可，脚后跟抵住会阴处的毛巾封住三阴。

## 皮肤与毛孔的呼吸

皮肤与毛孔的呼吸是真实的呼吸。皮肤呼吸、毛孔呼吸或毛发呼吸，都是道家修炼时保护自己的重要方法。道家认为人的身上约有八万四千多个毛孔，它们是人体内里与外界环境沟通的通道。人们平常很少去关注自己的毛孔，只有害怕或惊恐时才会感觉到毛孔汗毛竖起来，才会感觉到它的存在，更不会有意识地去训练毛孔。

我们每天吃的食物都需要身体消化、吸收与排泄。通常人体每日所需的卡路里是6000个单位，但从食物中摄取的卡路里只有2000个单位，另外4000个单位的卡路里来自于我们周围的能量，上、下、四周各个不同的方位。这些能量包括电、磁场、宇宙微粒能量、光、声音和热等（Mantak Chia, *Wisdom Chi Kung — Opening the Brain to Wisdom*, 2005, Tailand）。如果我们不知道如何汲取和转化这些微妙的宇宙食物，我们就只能依赖于有形的食物所提供的能量。如果我们不练习静心、守一，我们的神就会日益耗散，更不用说从宇宙中获得日常精神食粮了。古老道家发现人体能够经由皮肤和主要的能量中心汲取宇宙能量。通过皮肤来汲取能量叫作真实的呼吸，去感受这种强大的充满活力的技巧，需要真实的内在微笑和放松。人越放松，就越能够朝向围绕在人体周围的能量敞开。这样的练习允许人们无限延伸他们的意去触及宇宙中的能量，然后将能量汲取进身体。

训练皮肤或毛孔进行呼吸，调身、调息至关重要。静坐的时候，调整好呼吸，吸气、呼气，把注意力放在皮肤上，去感受皮肤；再进一步，把意放在皮肤上的毛孔，觉得毛孔有气进进出出。

这个感受非常细腻，需要进入安静的状态才能够体会到。

随着静坐调息的深入，就会感觉丹田有一个气场，皮肤有一个气场，叫卫气，保护的气。道家最擅长利用自然的力量来保护自己。我们的黑房里面有一个公共的气场，是大家共同拥有的场。静心下来，去体会这个场，用皮肤上的毛孔去感受这个场，感觉到它包围着你。怎么感受呢？吸气的时候，感觉到这个场有一种无形的力量在挤压人体，皮肤和毛孔会有感觉。

把觉知放大到黑房外面，想外面的场。吸气，把外面的气吸到黑房，呼气放松。用毛孔去吸气，再次吸气，感觉黑房里面的气在挤压皮肤与毛孔；呼气，放松。

接着，意念在下丹田，吸气时收身，呼气时把丹田的气往外散发出去。感觉能量通过皮肤、毛孔散发出去，毛孔张开，感觉自己与外界有交流。吸气，再把关房外面的气往里吸入丹田。反复数次，去体会毛孔的呼吸。

当连接到真光、神光之后，呼吸时就感觉与宇宙有连络了，会感觉有几个气场一层一层地包裹着自己。出关后，回到家中，在家里练习也是同样的感受。

毛发、毛孔的呼吸，还包括头发、眉毛、胡须以及阴毛、汗毛呼吸等。

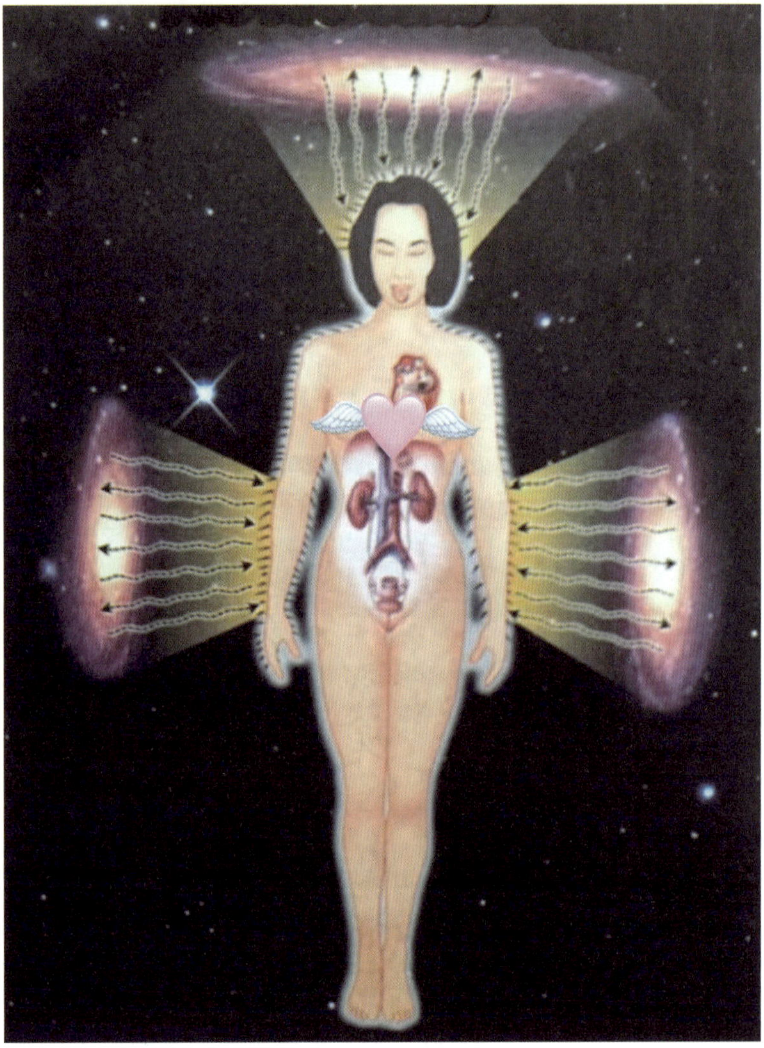

毛孔呼吸、皮肤呼吸

它们都可以收气。头发好像电波的连络员，与宇宙的呼吸产生关联。

## 似坐非坐

动静结合是练功的重要原则。似坐非坐、似倒非倒，是练功的诀。特指一种肢体导引，练习这个导引动作以激活骶骨泵，连接到地的力量。骶骨泵的能量很强大,《内经图》中已表明“泵”的作用。道家说“让黄河水倒流”，指的是精气由骶骨上升至头部，还精补脑。脊柱在五色中属于金黄色。

取站姿，全身放松。

先动命门，敲命门，开生门。再以腰部为中心往左、右转动，转动时两手在体侧跟随自然甩摆，就像一只拨浪鼓。前手自然落在前面拍打到肚脐，后手自然落在后面敲打到命门，左右转动数次。这叫前叩丹田后敲门。

然后换动作。双手叉腰，似坐非坐，慢慢转腰椎，按照左、前、右、后的顺序转动。转动时内视、内观，神意注意到腰部。神意练好，工作就有高效率。

天目一开，紫气就来，智慧就来。以后对工作和生活中发生的许多问题就会有自己的主意，想得开，看得远。炼到紫气至关重要，道家认为紫气具有大智慧。做事要中庸，练功也是一样，不要太过度。休息时，感觉身体的感觉很重要，感觉到身体很舒服，一舒服气就来，气就开始修复身体。

黑房里越静越好。入静后，感觉到身体里面有很多地方要修理，自己重视身体，以后就少花钱找医生治病。

用手找到尾骨，触碰尾骨，按摩一下尾骨、骶骨。然后两脚分开，与肩同宽。缓慢地用尾骨划圈，转动尾骨，以激活尾骨的能量，感觉到尾闾泵在跳动。练习这个动作时宜缓慢温柔，把注意力放到对尾骨的觉知上。感觉到泵的跳动沿着脊柱上升，之后，感觉到整个脊柱上上下下都有跳动。再回转尾骨，即反方向转动尾骨。一开始会觉得有些酸暖，就像冰、水、气三个物质在相互转化一样，太阳照在冰上，冰化成水，水化成气，就这么简单，局部的舒服汇合成全身的适意。人的身体 70%-80% 是水，水需要泵才可以流动。海洋没有气就没有海浪，就没有生命。

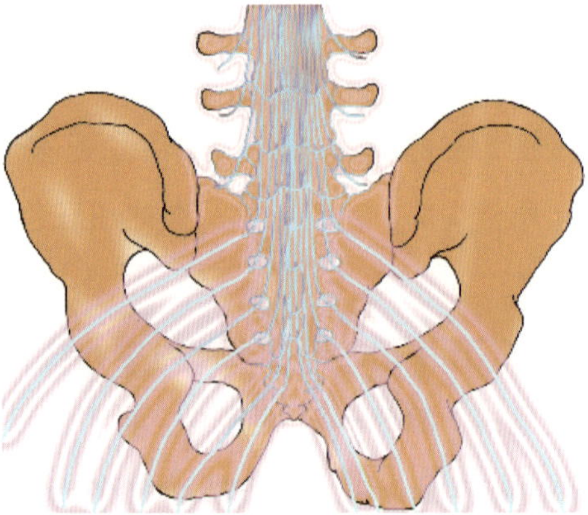

骶骨　尾骨

练习似坐非坐，似倒非倒，可以激活我们脊柱上的许多关窍。闭上眼睛，注意到 7 个泵在脊柱上跳动。扎马步，吸气，对脊柱微笑；观想金色的气进到脊柱；呼气，微笑。吸气，呼气。重复练习 18 次。最享受的是微笑，对整个脊柱微笑。颈椎、胸椎、腰椎，一个部位一个部位地去内观它，通过内观跟身体连接。练功时要用神意去感觉练习的部位，感觉全身的脉动，心的脉动。52 个泵要在 20 秒内把血液送到大约 25,000 千米长的全身各处。一个人的神经大约 500,000 千米长，心同每个内脏都有联络。只要了解内脏的位置、形状，神经与心相连，眼睛是心灵的窗户，对内在微笑，内视内观，就可以疗愈自己。

吸气、呼气，感觉全身的骨头在呼吸，尾闾、骶骨在呼吸。感觉到金色的光包围着全身的骨头。

腹部呼吸是常用的丹田呼吸法。先正呼吸 9 次，再逆呼吸 9 次，共 18

次。然后回到自然呼吸。

吸气，闭气；呼气，同宇宙的气交换。

逆呼吸的方法是：吸气时收腹部，内拉肚脐，再吸气提拉会阴，再吸气下压横膈膜；呼气时腹部放松。

感觉到毛孔在呼吸。

放松眉中、印堂。吸气，呼气，调息。

重复几次。

再次练习似坐非坐、似倒非倒，这次可以加强力度。第一步，两腿分开比肩宽，两脚平行，感觉臀部下面似乎坐了一个高凳，两膝盖微微弯曲，坐又没坐，似坐非坐，脊柱正直，两手臂自然放在体侧，放松全身。第二步，上身微微后倾，下巴一定要内收含住，两手打开掌心向前，膝盖慢慢前移，逐渐地上身往后倾，两眼平视前方，意念在腰椎，直到不能再后倾了，就停住。姿势看起来像蒙古舞，或者“不倒翁”。感觉到腰部骶骨的压力。第三步，两脚后跟蹬地，接地力将腰椎、胸椎、颈椎一节一节往上顶。最后全身站直，打开双臂，掌心向上。劳宫、涌泉、百会、尾闾、大椎等穴位呼吸，感觉能量从两脚上到脊柱、两臂、头顶。呼气，两手从头顶将能量往下导引至下丹田。

## 神与意

有爱心、快乐、感恩，就会吸引紫气，这是一个宇宙定律。肾火是“烧而不烧”。“烧而不烧”是一个火，它可以转化物质成为精气或者气，这个过程一定要用到神与意。

静心收神，把脑、眼、心合在一起。脑、眼、心的能量合在一起就叫“意”，就可以用意不用力。这个“意”，实际上是脑的能量、眼睛的能量、心的能量合在一起产生的。它和普通的“意”还不一样，这里的“意”是真实的大脑、真实的眼睛、真实的心，它们的能量合在一起而产生的能量。

神是什么？相信自己有元神在心，还有魂魄意志藏在其他内脏里。它们是无形的，把它们合起来凝结成一个能量，合在心里。因此要懂得如何把它们合起来，成为一个能量才可以炼丹。在内炼过程中，精气是一个化学，肾气也是一个化学。地里面有很多的气，地气里面也分阴气、五行的阴气。我们只采地气，道家叫作“采气”。用神与意才能采到气，如果不练神与意，就无法采气。在黑房里面能够真正地放松自己，松到丹田，就会感觉到那是一个无底龠。

神是什么，中国人与外国人的认识是不同的，道家对神的理解认为灵魂神魄是气，可以把它们合起来变成几对。元神在心，魂在肝，魄在肺，魂和神合一；意在脾，它和元神也合一；魄在肺，它和元神在心合一。它们都和心合一，就变成了一个团队，整个团队都称为神。

我们来看看道家对“意”的理解。这个“意”字，上面一个立，意味着人站起来。人站立时需要用脑控制身体才能够站立，如果脑控制不了身体，人就会倒下。因此，“意”就是脑。中间一个日是眼睛，目在中间。下面一个心字。脑、眼、心合在一起就成了一个“意”。

因此，学会放松大脑，把大脑往下降，降到心；再将双眼内看内视心，在心里一合就变成了一个意。一个意的能量，就把灵魂神魄合在心了。如果再把神与意、脑、眼、心合在下丹田，那就是一支“军队”。把所有的神意一合，就可以管制整个身体。神与意再与气相合，就有强大的力量了，

意

但是必须经过长期的训练才能获得这种能力。

放松脑，下到心，两眼向下内视到心。内心一平，把元神、意与神相合，魄与元神合，魂与元神合，志与元神合，元神就是总司令。它们合而为一。神与意、气合一，抵抗力就会大大提高。这是一辈子要炼的功夫。如果有来世，哪怕就是成仙了，还是要炼“神与意”。因为丹道里所学到的不是某个大学所教的智慧，它是宇宙的大智慧，是星宿的大智慧。每一个星宿都有自己的智慧，是道的智慧。

紫气是有智慧的，它控制着整个宇宙，这是美国科学家最新研究出来的结果。看了他们制作的纪录片，就联想到道家圣贤曾经讲过，我们的灵魂是有智慧的能量，紫气是有联络的带有智慧的，紫气是整个宇宙的天网，远远大过我们所认知的宇宙。

每个人都有一个档案，在宇宙里整个紫气就是一个巨大的天网，每日的档案都存储在宇宙里。

宇宙需要很多天人合一的人与它合作，每一个灵魂神都有一个名，不同的颜色，它住在哪里，它做什么，道家对这个非常清楚。如果比喻元神在我们的心，心就是最大的联络处。如果给心输入一个信息，它就会把信息送到全身，所以我们把心叫作“总司令”，而不是脑。总司令一发令，下面的副司令都会立刻到位，不然魂与魄就不合，就会散掉，所以每天都要炼神与意合一。一旦明白这一点，练太极就很容易，手一动，气就来了；意一动，气也来。

## 三思而后语

人们常说“三思而后行”，在黑房里面要尽量做到“三思而后语”。

心里有一个脑，加上其他几个脑就有四脑：左脑、右脑、心脑、丹田脑。练习太极时是用丹田打太极，用气，而不是用脑打太极。黑关中天眼自动开，印堂中央有个缝，它会自动开。练气时正能量的感觉是在右脑，快乐感恩也是在右脑，逻辑思维是左脑，左右脑之间的地方是晶状体。慢慢闭上眼睛，把脑与眼合在一起，意想山根，印堂，再到鼻尖，就会感觉到一种连接，这就叫“意”。松果体制造灵魂的荷尔蒙，也就是褪黑素，它会促进修炼者在黑房中看到真光，看到很多能量。

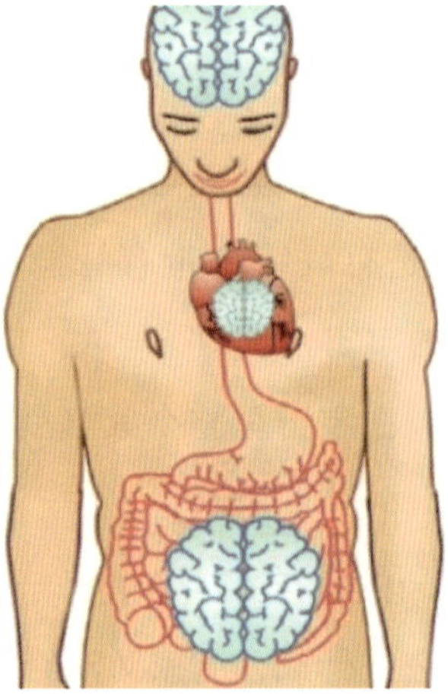

脑眼心合一

小肠有一个脑，思想也是一个脑，那是看得到、摸得到的脑。心脑没有眼睛，没有耳朵，它是一个感觉，一个神，神很难练，因为我们常常是头脑一想什么马上就会说出来。同样的，神没有眼睛，没有耳朵，没有鼻子，没有嘴巴，没有舌头，它是一个感觉，炼神就是练心。下脑就是我们的小肠、大肠，它们合起来是一个脑，道家练的下丹田就在这里。

意就是脑，意守丹田就是把脑和心守住下丹田。就好像我们打太极一样，意沉丹田，把上脑、心脑、丹田脑沉下去，小肠的脑很大，它里面的脑神经非常多，不会少于大脑。

意沉丹田，就是把脑放松降到心，把心与脑再往下降到丹田或沉到丹田，其实就是我们讲的“三思”。如果用脑来思想，脑的运作模式就是有什么可用的资料、某个人讲的话等信息加工出来，但每个人都不一样。用脑来思考的时候，是会出现偏差的。有时候一个人听了另一个人讲的话就会有情绪出来。到后来，他真正看到、见到的情形与别人所说的是完全不一样的。

但心脑不同，心脑可以思想，心脑产生的是感觉，你很难骗到心脑。

下脑，肚脐的脑，丹田之脑，它就好像雷达一样，雷达波放出去，把信息收进来，就像一个监控器。当你往下看着下脑，就像是雷达有一个监控器。你就是看监控的人，你所看到的东西是雷达所收集回来的资料。如果你有智慧的话，就会把信息反映出来，变成一个决定或者一个判断。所以我们常常说，“三思而后行”。有时候想开口说话，先用上脑想一想，然后下到心脑想一想，最后再下到腹脑想一想。当来到心的时候，心中的正能量爱与慈悲就会升起饶恕、原谅、爱心、快乐，看得开，心就能够放开。你忽然间就会明白，告诉自己这件事情不用去做了，这句话也不用说了。接着再把它往下沉，沉到下丹田的时候，最后你就连话都不用讲了，只是看一看，笑一笑，就会得到一个答案。

那么，在黑房里面对习练者而言，很重要的就是一定要“三思而后语”。减少说话，心平、脑也平，气就可以沉下去，否则一说话气就会向上升，来到胸，再上到脑。如果平心静气，每天练练吸气，往下，气沉丹田。气先沉到心，感觉到心里有爱心、快乐、感恩，这个感觉很重要。因为一个人要学会爱别人，首先要学会爱自己，爱自己最重要的是爱自己的身体，爱自己的“庙宇”，把身体这座“庙宇”练好。如果“庙宇”里面有很多的情绪，很多的忌妒、愤怒，就很难让自己平静。所以意沉丹田就是把脑、整天在思考的脑，以及各种欲望等往下沉，沉到心。我们很少念咒或者不注重念咒，因为念咒的时候，脑还是沉不下来。我们所练的功夫就是只要感觉到有一个气，正气，就像心的气是爱心、快乐、感恩一样，也有原谅、饶恕、能放下、看得开等这类气。如果有这样的肚量，很多东西就不用去过度地追求。之后，把气往下沉，沉到丹田，丹田就是住气、存气的地方。我们讲话要用能量，思想也要用能量；一个人生病，病得很厉害，叫他睁眼也需要能量，睁眼睛讲话更需要能量，这些基础的生理活动都需要气。

心平，意平，气就沉丹田。原谅、忘记、放下，气就住到丹田。因为脑用能量最多，我们全身的内脏器官，大脑消耗能量最多。心不平、心跳快，需要很多的能量。

心平以后心跳就减慢，整个人的气就调和了。所以尽量练习“三思”后再讲话，就会发现很多话都不需要再讲了。

## 接地气天气

练功时要保持松、静、笑，或者松、忘、静，这是练功的三原则。第一个原则就是放松，松下，一直放松，松下去，一直松到地下。如果放松，同时能够保持静，能够放下，松到好像忘记自己，那个时候，就会接触到地气。越松，越放下，越安静，地气就会上来，道家把这个地气比喻成“龙”。在中国古代神话传说中，龙象征着力量、智慧、神圣与祥瑞。《山海经》中记载：“龙行者，一身九头，飞行云雨，音如雷。”龙是灵性极高的动物，它把吃了的各种化学物质混合起来，需要时就变成火。我们说龙尾，是指人体尾闾下面的一条“尾巴”。往下是一条地线，涌泉连接着负线，头顶百会是一条天线，是往上的，是正线。人打坐的时候，要连接到地的负线和天的正线。

松下，慢慢地摇动脊柱，把骶骨、尾骨摇松。放松以后，龙尾会触到地线，触到地球的热量，成为火龙。越放松、越忘记，脑就变得很空，大脑空白，空到底，就会连接到地气，带动地龙。地龙往上变成游龙，游龙

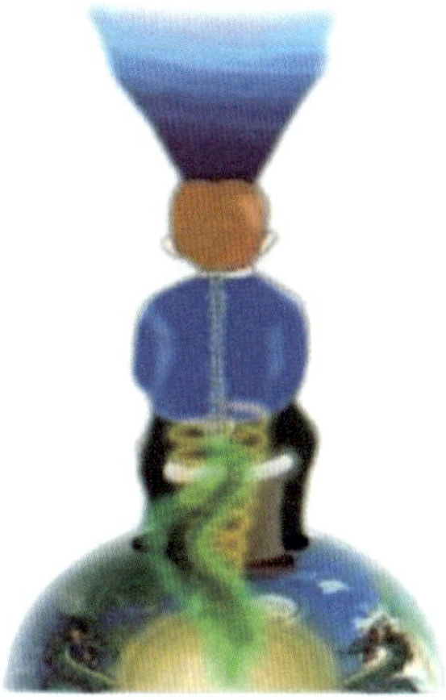

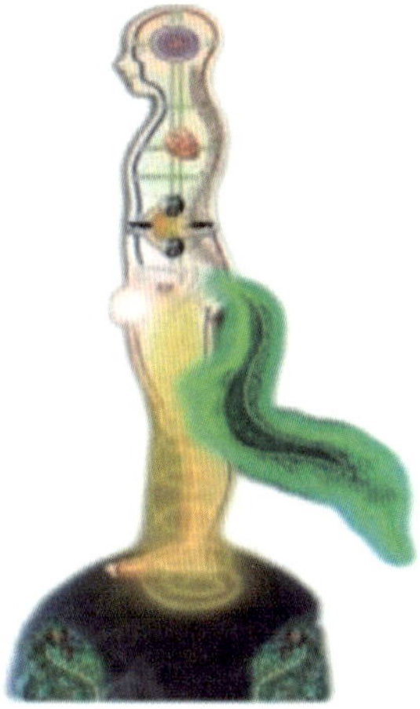

龙尾

再往上变成火龙。感觉整个尾骨、脊柱发热，就好像龙往上在喷火。地龙变成游龙，游龙变成火龙，这是一个过程。松下是关键，要练到松下的状态才会出功。

反过来，松上，就是放松、微笑。放下，往上松，脊柱正直，感觉身体在飘，往上松。松上的时候，感觉有一个能量在拉自己，向上拉。观想北斗七星，如果你相信北斗是拉地球的，地球的轴是被北斗拉住的。你一放松，松上，松到大脑都空白，七星的能量就在往上拉拽，就好上了天网。人生下来就和天地有联络，这是自动的原始的操作程序。练习松上 3 次，就会感觉到头顶上面有能量在牵引。恳请北斗七星下来，在头顶就有能量上拉的感觉。地球很大，但是和北斗七星相比它非常的小。北斗拉地球的轴往上，而我们在地球上，也被北斗拉，这是一定的。如果习练者真正地放松，就会感觉有能量牵引上去。

眼睛往上看，舌往上抵住上颚。上颚分成三个部位，前部、中间、后部，舌抵上颚和舌顶上颚是不一样的。荷尔蒙被激活以后，刺激荷尔蒙分泌，就会有甘露下来。持续修炼，练到有真光，光会带动大脑中心的晶状

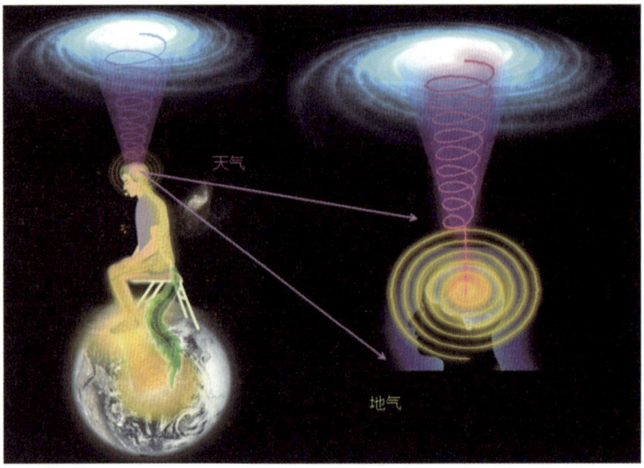


连接天气地气

体，也就是脑下垂体、下丘脑、丘脑、松果体，这些是控制全身荷尔蒙的腺体。

松下很好练，练多久都可以。松下松到身体里面，但是事实上怎么松都无法做到松到底。松到底是很难的，因为这是一个大大的宇宙，怎样松都很难松到底。有时候很轻很微地摇尾骨，放松，边摇、边松、边笑，松到下面的时候，无意中一个能量就上来了。松上、松下，松到身体里面。一个往上松，一个往下松，在放松的过程当中，舌尖要抵住上颚。如果上面松、下面松，中间也会松。这个功法躺下来练也可以，记住始终舌抵上颚。

微笑，笑到身体里面；放松，松到身体里面。松、笑进到体内，人就进入到了一个黑暗的宇宙。宇宙是黑的，光只是宇宙的百分之十，宇宙的百分之九十都是黑暗。

松上就是从脊柱开始往上，感觉在百会有牵拉的力量，往上松。松下就是从腰以下往下走，松到下面。舌抵上颚的时候，有一个气经过鹊桥，感觉有风在走动，舌尖麻麻热热，所以又把它叫作风线。

这三个松上、松下、松到里面，就是连接天线、地线和自己的小宇宙的方法。这个练法很重要。松下就是连接地线，松上就是连接天线。就好像手机打开以后，如果没有信号，手机就没有用，无法上网。我们人也是一样，要和天地连接，人生下来就有这个能力。人出生的时候，就有天线和地线，就和天气地气是有联络的。因此，《黄帝内经·素问》说："天地之间，六合之内，其气九州、九窍、五脏十二节，皆通乎天气。"

练习的时候，可以从丹田开始，从丹田松下，丹田松上。可以坐着做，放松，松到忘记自己，气就来了。如果只是讲理论不练是没有体会的，必须得练，这三个一定要同时练，松上、松下、松里，必须同时练习，松到里面就是连接到自己的宇宙。

每天我们大约工作 8 到 10 个小时，每一天都处在一种紧张忙碌的状态。如果没有时间去放松自己，人就会紧张，有情绪，特别是遇到坏情绪，我们就好像在打仗。情绪太坏的时候，人就是在打大仗。紧张的时候，消化就会被压制了，能量就会被转化去打仗。如果懂得用一点时间来微笑、放松，笑到眼睛，笑到心，笑到肠胃，它们就开始消化。笑一笑，很短的几分钟都可以，放松，练习微笑，就这么简单。

松、静、笑，放下，无论每一天能够笑几分钟，学会放松、放下，对很多烦心的事情看得开，放得下，人就会健康。如果学会笑到全身的消化系统，笑到吸收系统，笑到排泄系统，就会很健康。另外，最大的排毒器官是肺，呼气的时候呼出二氧化碳。二氧化碳在身体里面是毒素，如果平心，把呼吸调整得又柔又长，那么在身体里的二氧化碳和氧气就可以得到很好的交换，因此最重要的是呼吸。还有放松，微笑。松、静、笑、放下。一放下，碳气就可以放出来，氧气就可以进去。要明白我们的消化系统，我们的牙齿、舌头、唾液等，它们帮助把食物咬碎和唾液混合，还有氧气合在一起，食物就很容易被消化。如果还能够凝神，感觉到有气进来，进到头、眉中，下到口腔，那么就有气和唾液混合口腔里的食物；再要训练吞口水，这样食物就很快可以转化为能量，就不需要花很长时间去消化它。我们有食道、有胃、有胆、有肝还有胰岛素帮助消化。吸收方面有小肠，留下的废物通过大肠排泄出去。我们喝的水经过肾过滤后变成小便，这些就是身体自动在排毒。

第一个排毒的是肺的呼吸，肺开窍在鼻。鼻子清洁，吸进来的气也清洁干净。如果在空气不好的地方居住，每天要洗鼻腔，保持鼻腔的干净，避免毒素、灰尘进入到肺部。

所以练功一定要明白身体的构造，特别是消化、吸收、排泄系统等。

道家认为没有烦恼，也没有情绪，静、松、笑、放下、原谅，就是放松，让自己彻底放松。这一松下就会联络到地气，松上就连了天气。如果练功没有练到真气，没有练到静、松，松上、松下，就还需要坚持练习。大脑很喜欢舒舒服服的感觉，如果整天都很忙碌，存在很多的情绪问题，压力也大，就会给心提交一份不愉快的报告。如果心收到的是愉快的报告，那全身会很舒服。身体里面的迷走神经百分之八十的工作就是收集信息报告给心与大脑。

内在微笑就是练这个功夫的。宇宙疗愈之道在纽约的一个学员，是个教授，他就专门研究内在微笑。他说现在科学证明这个内在微笑的报告很重要，这说明我们传授的内在微笑这个练法很好。西方研究证明，心里面有百分之八十的迷走神经，心一痛整个人就容易倒下，胃一痛整个人就不舒服。神经系统报告胃里面的信息也是非常的自动化，胃不舒服马上就报告到心。胃痛、吃错了东西胃不舒服，很快就有百分之八十的信息传递到脑，身体的信息报告是非常重要的。

所以每天坚持练笑，笑到胃，笑到心，快乐，感恩，这是练出来的。如果把身体、肌肉、关节、内脏练好，它就有好的情绪出来，它就报告到心，这就是好的报告。心又报告给脑，大脑感觉就很好。因此，日常生活中要尽量避免负面的事情，多静坐，练气。此外，练习抖动，内视，微笑，皮肤呼吸，脊柱呼吸，内脏呼吸等。练毕，放松休息，觉察到全身的感觉，报告到脑，就会感觉到局部的舒服变成全身的舒服，四肢百骸如沐春风一样，那就练对了。

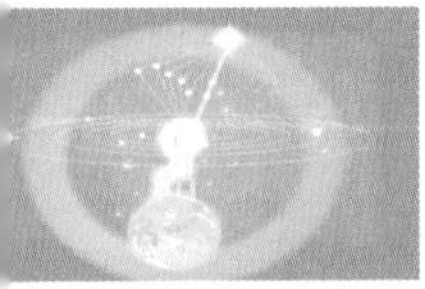

# 第五章

## 修命炼肾

我们与宇宙共体，灵、魂、神不死也不灭。不过当我们离开世界的时候，灵、魂、神去到哪一个层次是很重要的。如果我们离开身体的时候，灵、魂、神还是婴孩的话，它就不会上到宇宙的高层，它就会变成饿鬼、游魂，或者还是一个孩子，没有目的地到处飘荡。

所以道家说，我们每一次来到这个身体，最重要的就是要修炼自己。有身体这个肉体，就有机会来养育自己的灵魂神，来教育灵魂神。如果一个人失去这个机会，就白来这个世界一次。有的教派就会说，你用钱，你就可以买到进天堂的门票。道家不是，道家说你要修炼自己，你有一个真正的智慧和能量，才可以变成宇宙的一分子，才能和宇宙合一。道家把它叫作成仙，佛家把它叫作成佛，也就是成为宇宙的一份。宇宙很大，需要很多成长的灵、魂、神。因此，我们在炼己的时候，就是要用神与炁抱住自己的灵。因为灵魂神是无形的，我们要给它一个形让它住在里面，也就是圣胎。要用炁抱住它，变成一个有形的体。修炼所造出来的装灵魂神的容器是一个能量，爱因斯坦说能量不会消失，能量不死也不灭。这个能量就可以容纳灵魂神。因此一开始就要训练自己用神与意抱住自己的炁，这点很重要。

道家讲阴阳，或者说坎离，修炼坎离的功夫很妙。

先要启动肾火。肾为先天之本，肾与丹田的元气、会阴、男性的睾丸、女性的卵巢，它们都有原始的脉搏，在最初胚胎的时候它们是连在一起的。后来有脉跳以后，肾与生殖器就逐渐分开，肾是最大的一个脉跳。因此，第一个就要练肾的脉搏，练肾。在道家筑基阶段，训练肾是基本功夫，在黑房里面会更多地强化练习。其次是北斗七星，北斗和七星合在一起炼。在美国的一次研讨会，聚集了很多西方的科学家。有一个专家在演讲的时候专门讲到了气，那次的演讲内容是讲宇宙的气，他对北斗七星很有研究。中国古代有请求北斗七星延命的记载，孔明点灯摆七星阵联络到北斗七星的跳动，就是想续命。道家经典中对北斗七星续命的记载，源自古人对星宿的观测、以及对北斗的崇拜与信仰，如《北斗经》(全称《太上玄灵北斗本命延生真经》) 认为北斗七星具有消灾解厄延年的力量。古代天文观测对农耕、祭祀以及中医等影响很大,《黄帝内经》中对北斗七星的记载体现了天文历法和整体宇宙观与人的健康关系，如《素问·九宫八风》中说:“太一常以冬至之日，居叶蛰之宫四十六日。太一移日，天必应之以风雨，以其日风雨则吉，岁美民安少病矣，先之则多雨，后之则多汗。”这里的太乙指的是北辰，即北极星与北斗七星 (郭霭春:《黄帝内经灵枢校注语译》贵州教育出版社，2010 年)。八大行星里只有地球是被北斗七星、北斗和南斗牵引的。北斗有三颗星，南斗有三颗星，它们是转动的。紫微属阴，北斗属阳，地球被北斗、南斗牵拉，就有一个轴心。西方科学家认为，北斗在开始的时候就有跳动，它的跳动影响地球的跳动，我们心的跳动是被地球的跳动带动的。

地球的跳动是北斗七星跳动所致，所以中国古人早就明白了这点，就请求北斗延年益寿。如果我们连接到北斗的跳动，就可以延年益寿。现在我们知道我们的心跳是受北斗“一闪一闪亮晶晶”跳动的带动和影响。西方科学重点讲的是心，但是道家重点讲的是脉，因为我们有 52 个脉。在胚

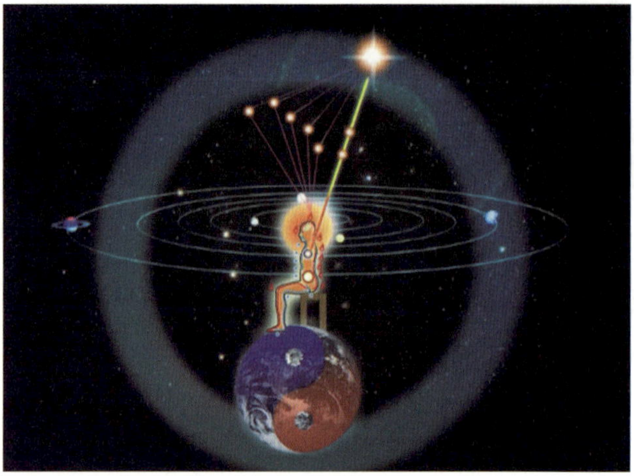

北斗七星影响地球

胎时期，心还没有跳动，脉就先跳动了。第一个脉就是丹田的脉，也就是卵子和精子交媾的时候所产生的脉跳动。那个跳动就是丹田中间的脉搏的跳动，也就是原始的脉搏。第二个是肾的脉搏跳动。第三个就是睾丸和卵巢的脉跳动，睾丸和卵巢是制造生命的源泉。因此，练功第一个就要带动肾的脉搏的跳动，以使阴阳调和。阴阳调和就是我们呼吸时的氧气和碳气要平衡，这点古代道书里面记载得不详。现今的仪器可以测量一个人呼出来的碳气有多少。如果呼出来的碳气不够，吸进去的氧气就不够，它们是平衡的。如果一个人觉得快乐，有爱心，他的呼吸就会很好。碳气刺激细胞，红血球把氧气带出来，把碳气带进去变成蓝色的，碳气呼出的少，所得到的氧气就会少。所以氧气和碳气一定要平衡，碳气量够才可以转化刺激细胞带进氧气，这是最简单的阴阳平衡。有了这个平衡才会交换，碳气不交换就变成酸，留在身体里面，留在内脏、关节，就会造成关节痛，内脏就会堵塞，酸性就会慢慢“吃”内脏。因此，阴阳调和很重要。

想要阴阳调和，第一个就是要调肾。最简单的养肾方法就是搓热双手，按摩两肾，感觉到肾部变得温暖。

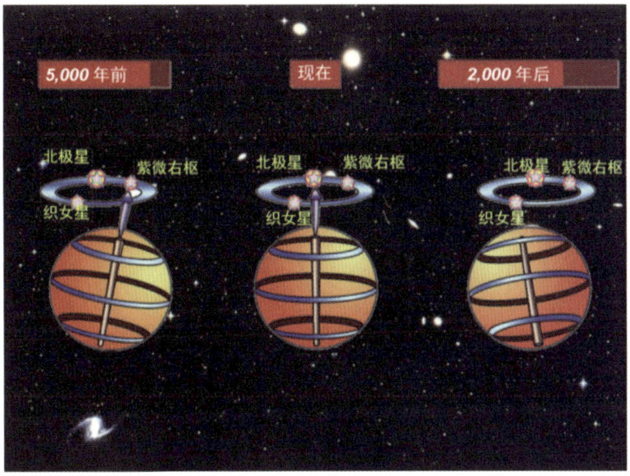


北斗与紫微

爱心、快乐很重要，它可以和宇宙沟通，它是宇宙的联络员。闭上眼睛，去感觉心。感受到爱心、快乐、感恩的时候，用三个手指头（大拇指、食指、中指）轻轻按住印堂、山根，然后敲敲天眼，还有前面的前百会、中百会、后百会。这些地方都是很多的关窍，可以与宇宙沟通交流。心一开，这些关窍就开。开了以后，微笑放松，忽然间就会看到一个黑紫气，黑得发紫的紫气，就会看到紫气来了。越放松，感觉到自己有爱心、快乐、感恩，越会联络到紫气的频率。这种感觉就好像人有一个能量可以上网一样，它可以连接宇宙的紫气。紫气随时随地都存在，紫气在我们的周围，但是如果关窍不开，是连接不到紫气的。

炼肾。

打开双臂，然后击掌，搓热双手放到两肾。

接着把注意力放到印堂，放松印堂，全身放松。移动注意力到两手，觉得手心在呼吸，劳宫在呼吸，指尖在呼吸。

把双手放在肾的后面，闭上眼睛内视两肾。知道肾的位置，观想肾的形状，影象很重要。内脏就是灵魂神的庙宇，每一个内脏就是一座庙宇，很多人挣了钱去造庙，但是自己身体里面的庙却没有造好，所以非常可惜。

闭眼，内想两肾，移动双眼看左肾、右肾，左看、右看，反复多看几次，感觉肾温温暖暖，舒舒服服。

吸气，呼气；吸气，呼气；收腹，呼气以后收腹。

接着，吸气，闭气，数数 20 秒钟。如果第一次不能闭到 20 秒，可以减下来。以后能够数到 30 秒，那么就可以达到阴阳调和，如果不能闭气了，就调息。

吸气、呼气，吸气，呼气。整个过程要一直注意两肾，内视两肾。

调息时把呼吸调整为柔、细、绵、长。同时还要意守肾，继续内观两肾。

再次重复练习。

第二次练习，可以由 20 数到 25。可以再慢一些，重要的是把呼吸调到很细、很微、很长。

吸气、呼气、闭气；

吸气、呼气、闭气。

微笑，放松。

闭气、微笑、放松。

两眼看左肾、右肾，移动双眼左看、右看，边看边数数。

调息，吸气、呼气。

这个内观的过程可以让氧气和碳气达到平衡。碳气和氧气在这个过程中发生转化，氧气留在身体里，碳气呼出去。其中有一个诀很重要："鼻吸一停，真气就来。"诀很简单，但要练，练得出才能得到效验。闭气的过程，大约有 30 秒，但是一定要放松，过了 25 到 30 秒的时候，肚脐后面就有一个抽气机在丹田启动，也就是在丹田有一个原始的启动的能量。身体的四个横膈膜也开始启动，就像一个风箱。这是每个人与生俱来的，天生就有的，是生命的原动力，它吸收氧气、宇宙的气进到身体里。想要增加元气，元气就是婴孩在母胎的时候鼻子不呼吸，但头顶、印堂、手脚会呼吸，进到身体的都是元气、真气。真气从这些关窍抽进来，如果没有抽气机去吸拉这个能量，真气就无法进入身体。

当肚脐有吸引力开始抽动以后，会阴就会被带动。

如果不能闭气，就开始调息。吸气，呼气，放松，调息。调息到非常的柔、细、绵，呼吸似有非有，像游丝状。

会阴一动，百会就会被带动，所以丹田是个大的抽气机，百会是小的抽气机，头顶一个抽气机。如果感觉头顶在呼吸，真气就来，元气就会来。真气不是从鼻子里面来的。

放松印堂，感觉到印堂、百会在呼吸，去感受肾、会阴、丹田原始的脉搏在跳动，有一个生命的能量。生命就是可以把外面的气吸拉进来，原始的求生的欲望。丹田就像一个抽气机，一个风箱。如果鼻息调得很细、很微、很弱、很长，风箱就会启动。

会阴是十字路口，前面连着性，后面连着肾，往下连着涌泉、地气，上面上到百会连接宇宙的气、天气。会阴一动，它就会自然地抽气。

意守会阴，同时调息。

闭气。

往上轻轻提拉肛门、会阴，闭气的时间逐渐由短到长。

调息是需要时间的，这个过程自己掌握。

调息，呼吸。调息调到呼吸很热的时候，就用意注意到会阴，意守会阴，去感觉会阴处，慢慢地会感觉到涌泉也在呼吸。

反复多次练习，越往后就能够感觉到自己的心很平衡。在很静的情况下，闭气闭到30秒，会感觉到整个会阴会上上下下抽拉。它就像一个抽气机一样把气拉进来，所以会阴就可以抓住气，把气变成液体。这是一个比喻，因为气是无形的，如果不把它抓到会阴里面，把它转化成为一个有形，它就会跑掉。所以会阴就有这个特能。

不用心急，心平气和地练。

吸气，呼气，放松。

内视、内观、微笑。

反复练习，至少 6 次。

如果感觉闭气很不舒服，就调息。吸气，呼气，放松，轻轻地摆动尾骨、腰椎。肩颈不要摆动，肩颈是跟随腰部的摆动而左右晃动。

停一停，安静下来，内视会阴，意守会阴，感觉到能量被带到会阴，否则阴气就会乱跑。

意念在头顶百会，感觉到头顶百会的气也被带进来。吸气，呼气时气往下送，把气带到会阴。

意守脚底涌泉，感觉到涌泉，涌泉与大地相连，把意念放进大地。吸气，感觉地气进入涌泉，把涌泉的气、地气往上带到会阴。呼气，放松。

一个一个地练。

然后意守两肾。

注意到脊柱下面的骶骨，骶骨上有 8 个洞。观想骶骨的形状，感觉它们在呼吸，吸气、呼气，反复数次。感觉到气进入体内。

练功必须很有耐心地一个一个地练。

鼻息一停，身体的很多穴位就会自动打开。百会、印堂、后顶、前顶，头上有 10 个穴位，它们就可以把真气抽进来。鼻子是不能吸真气的，只有这些头上的穴位、窍道才可以把真气拉进来，这是几千年前道家修炼出来的秘籍。

这里要谈到诀，诀很重要。第一个诀是“吸而不吸”，就是呼吸的时候，好像要吸，又不能吸，因为是鼻息停了，闭住呼吸了。第二个诀就是“似吸非吸”，好像吸又好像没有吸，最好是忘掉呼吸，把注意力放到印堂、百会、后顶、玉枕。如果练到会阴，就动了涌泉，涌泉呼吸属于第二个阶段。感觉到涌泉、会阴在呼吸，就连接到了地气。头顶就连接到天气，天气是福气，福从天降，财由地生。福气就是智慧、无条件之爱、宇宙之爱和紫气，它们都叫福气。如果连接到无条件之爱，心中就会涌起爱心、快乐、感恩。

在黑房里修炼，是真正可以很快练到、得到这些关窍的开合的。

## 修性炼心

道家讲性与命要兼养。我们已经了解了如何修命炼肾，那么如何修性炼心呢？炼心的方法很多，在黑关炼养中我们主要采用内观导引法，唤醒并激活爱心之火，使人体内的“三火”合一。

全身放松，脊柱正直，双手在胸前合十，微笑，笑到心。

首先，要相信自己的心里面存储着爱心、快乐、感恩。这些美德就存储在心里面，如果要寻求爱心，一定要在心里面寻求而不是到外面去寻找。很多人不知道自己里面有爱心，而跑到外面去寻找。

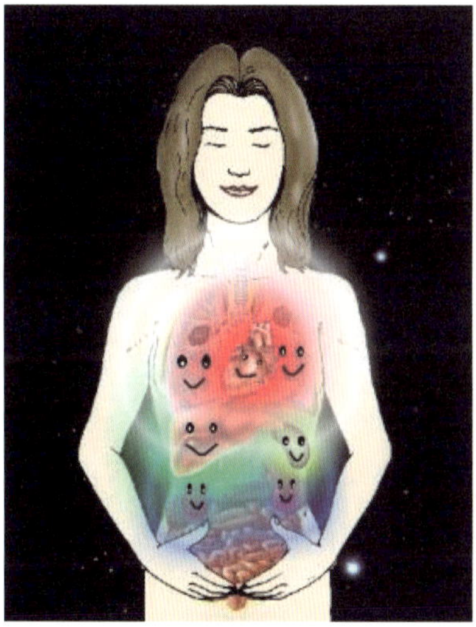

内在微笑

其次，笑到心，感觉到快乐、感恩从心里出来。一旦启动了爱心、快乐、感恩的能量，爱心就开始散发出来，像天网一样可以联络到宇宙无条件之爱。

再次，如果能够把宇宙无条件之爱导入心，心就可以倍增无条件之爱。如果想要倍增十倍、百倍、千倍，那是需要去修炼的。如果想要追求爱心，那一定要笑到心，一定要把爱心向外放大、照耀出去。要联络到宇宙无条件之爱，宇宙之爱。

最后，心可以向外散发爱心到每一个内脏，也可以散发到你的爱人、家庭，爱你所爱的人。你爱你自己后，就可以把它放大散发出去。散发到你的家人，你的亲戚，你的朋友，你的邻居，你所在的社区，去爱你所能爱且能够爱到的人。

一个人的能量是有限的，重要的是要用心里的爱把宇宙无条件的爱引下来，下载下来。再用心里的爱倍增它，把它散发出去。否则个人的爱是非常有限的。所以很多人说，我要爱你，我爱你为什么你不爱我，因为他的爱很少。如果他说我爱你，其实你一点没有感觉到，因为那种爱是非常有限的，大多是物质的爱。如果能够把宇宙无条件的爱下载下来，心就可以倍增很多倍的爱，爱就会很多。

这里教大家一个“爱心之火”的练习方法。

采取坐姿，调整好呼吸，慢慢地将双手放在胸前，掌心相对，感觉你的双手抱着一个充满爱心与快乐的能量球，或者好像抱着一个气球。用神与意抱住你的爱心、快乐，把这些能量放到气球里，在胸前转动、转动，让它变成爱心之火、慈爱之火。爱心之火、慈爱之火与紫气联络就变成丹火。这个丹火“烧而不烧”，或者有的人把它叫作“圣火”，神圣的火，圣火烧而不烧。它可以把我们里面的能量转化为气，气转化为神，即“炼气化神”。没有火就无法炼丹。用神、意抱着气，相信自己的神与意是可以抱住这个气的。

放松，对自己微笑。慢慢用手把爱心之火往下带，带到下丹田，和丹田的火合在一起。我们有肾火、丹田之火、心火，三火合一，再和紫气合在一起，就变成炼丹之火。有火就可以变化物质，慢慢的把这个能量往下移到精宫，就是耻骨上面。感觉这个气下到了精宫，感觉气越来越多。再往下把气带到会阴，微笑，感觉很温暖的气，然后放松。

男性和女性都有很多的精气。精气是物质，如果有炼丹之火、爱心之火降到下丹田、会阴，它就把有形的物质精转化为无形的快意、精气。道家认为这点非常重要。

有人问会阴跳动是正常的吗?

有的人练到这里就会感觉到会阴跳动，这是正常的，不仅会阴会跳，丹田、百会都会跳动。

快感倍增，感觉到快感就会变成精气。如果快感变成更大的快感，就把精从一倍变成了十倍、二十倍、三十倍。

会阴里面的精气收得越多，它的跳动就越快。会阴一动就带动涌泉，带动百会，带动尾闾、长强、肾气。所以爱心快感一合，就会倍增很多能量。

在会阴有一个蓝色的气球，用神意抱住这个蓝色的气球。它就是我们所提炼、所凝结的阴气，慢慢的把它收到会阴。第一次练习的时候有点难，以后就很快、很容易，身体就会记住这个程序，把它编程。

把双手放到心的前面，感觉抱着一个红色的球，这个位置在心的中间，也就是心轮的地方，胸骨即人字骨的地方。女性在鸠骨上去一寸半，男性在两乳中间。用意抱住红的气球，把心里的热气、心包里的热气带到红球里。

内视内观，移动眼神来到肾与肾上腺。肾上腺属阳，对肾上腺微笑，把肾上腺的气用神收了，把它带到红球，它属于阳气。

收气的过程很重要。食指按住印堂，另一只手放在玉枕，印堂与小脑对称，感觉后脑、小脑可以呼吸。脑中间就是晶状体，它可以抓住光，把它变成七彩。把意放到整个头部，感觉到头部毛孔在呼吸，多次反复调息，把呼吸调得很轻、很松，就感觉到百会在呼吸，印堂在呼吸，后脑在呼吸。

真光一到，它就自动变成七彩，后天镜反射七彩。往下反射到内脏，内脏就可以收气、收光，否则气与光都没法收。红球把阳气收在里面，印堂、心的中间，它们都会自动抓气，把它凝结起来变成一个阳气。所以我们有一个是阳气，一个是阴气。蓝色的在会阴，红色的在心中心（心轮）和肾上腺。

观想一下中间冲脉，有一条金色的管子，左边一寸半有一条红色的细管，右边一寸半一条蓝色的细管，左中右三条冲脉，有形无形，先不用管它，要知道有这么一个过程。

神和意相抱，意到气就到，把红球移到左边，把蓝球移到右边，呼气。

在丹田里有一个鼎，鼎上面有一个锅，里面可以装水，下面可以烧火。

把这个蓝色的阴的球上升到中宫，移到中线。

吸气，呼气，收腹部，将肚脐往后拉，往脊柱方向拉。蓝色的球往上升，红色的球慢慢往下降，移到丹田的中间。闭气。往后拉肚脐，就把火放在鼎的下面，水放到上面。水火产生交合，水火交媾。

风箱一拉，就开始启动抽气机。这个抽气机很大，阴阳相交，水火既济。

调息，慢慢放松，感觉阴阳两个能量在交媾，感觉火烧了鼎，鼎上的水烧开，或者可以想象蒸汽机所产生的能量。

这个练习可以反复多次。

再次回到中脉。

内视中脉，把蓝色的球移到右边，红色的球移到左边。慢慢吸气，呼气，想到丹田有个鼎，水向上，到中宫；火向下，到下丹田，颠倒阴阳。两个能量在鼎里面交媾，水火相合就开始有一个吸引力。阴阳交媾，两个能量交在一起。两个能量交媾的时候很紧，产生张力，产生很强大的吸力。如果能继续闭气是最好的。

调息，放松百会、印堂，放松后脑。感觉涌泉、肛门、前阴、肾、会阴、尾闾都在呼吸。它们把气拉到鼎里，水在上，火在下。调息的时候很轻、很松，就会觉得里面有个能量在抽、在拉。只是想到鼎，两个能量变成一个能量，它就可以拉真气到身体里。

道家炼内丹的另一个诀“烧而不烧”就是指这个火，爱心之火、紫气、炼丹之火比较抽象一点，但是它们是真实存在的。爱心凝结很多，就成为一个爱心之火。转动爱心之火，它就自动和紫气有联络。紫气一来就变成爱心之火，进一步变成炼丹之火，或者叫作圣火，神圣的火。有的人会觉得这个很神秘，其实就是要有爱心之火，它和丹田的火一样，丹田的火每个人一生下来就有。内经图里面有记载，我们有肾火，有心火，还有丹田火。几千年前的内经图早已揭示了我们有火在丹田、在心、在肾。这三个火混合起来，再加上紫气，就成为炼丹之火。

这个练习，不要强求，有的人练了很多年还没有练到。如果抽气机一抽，呼吸就会停止。一停后，就会感觉到丹田在跳动，脑的中间晶状体在跳动。这两个一起跳动的时候，会阴也会跳动。这样就会启动真正的胎息，或者就叫不呼吸，或者说有真气自动来。有时呼吸会自动停很久，会感觉

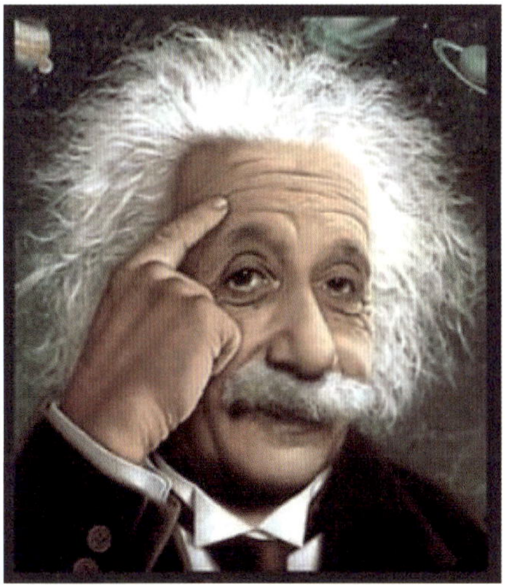

$E = MC^2$　爱因斯坦能量公式

E = Qi (Chi)　气（能量）

M = Mass　物质质量

$C^2$ = 光速的平方

头顶、脚下、会阴到处都有气进来。它经过脑、心下到鼎里面。鼎里面有火、有水，这个真气就被提炼，被消化。真气进来的时候经过脑、晶状体，先把它消化，把它变成一个光、一个能量。先消化，会阴具备能量转化的功能。转化就是消化，然后再进入丹田，进到炉鼎。进入炉鼎的真气就会被进一步的消化吸收。真气刚进来的时候是无法直接消化的，它必须一步一步地被转化才能被吸收。

正如做饭。买菜、买肉、买鱼等食材后，必须蒸、煮、煎、炒，然后才能食用，咀嚼后才会被人体消化，最后转化为身体所需的能量。真气也是一样，如果不经过提炼，不经过消化，身体是不会也不可能用得上的。当练到这个程度时，用手指按住丹田，觉得丹田里有个鼎，这个鼎就是两个气，一阴一阳在交媾。它散发出能量，带动身体其他小的抽气机吸气。因此一定要调整鼻息，调整到很轻、很柔、很细，似无似有，似有非有，似吸非吸。

静很重要，我们的小腹就是大大的宇宙。放松到丹田里面，丹田是无底的，放松它，越松、越深，越大。静与松。松，一个松上一个松下，一个松到里面，越松、越静。松、静、忘。无为、无极。越松，越忘，越静。

收功。

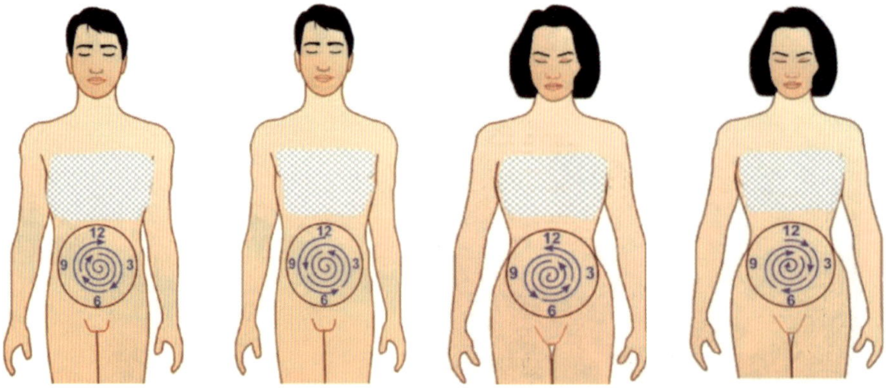


收功

双手叠加放在腹部。男性，先顺时针方向由小到大转动36次，再逆时针方向由大到小转动24次；女性，反过来，先逆时针方向由小到大转动36次后，再由大到小顺时针方向转动24次。按摩腹部时，对腹部微笑，练功结束后一定要收功。

## 多重高潮

很多人一提到高潮，往往就与性关联。其实性是人类的本性，“人之初，性本善”，每个人都是从性里面来的。我们这里所讲的多重高潮，指的是身体里面能量的波动产生的频率和高低水平。道家讲到要交媾，天地相交，万物乃生。天为父，为阳，地为母，为阴，一个阳一个阴，合起来就是太极图。如果两个能量平衡，它就转动；如果不平衡，它就不转动。宇宙不交媾万物不生，因此天与地要交媾。男与女要交媾才会传宗接代，地球上的人类才会生生不息，繁衍下去。人体里面有阴有阳，有男与女。首先，我们体内有阳的能量，有爱心、快乐，就好像火。其次，肾里面所存储的精，一开始把它叫做阴水，爱心、快感、高潮，精虫和卵子结合就变成一个能量。这两个物质是父母相爱时的两个能量，它就把天气、地气、灵魂神带进来，一个新的生命就产生了。人的爱心、快感是可以把天气拉下来住进身体的；而属于水的能量，肾气、精气、地气等都会跟进来。因此，阴的气一定要在会阴转换，才会变成能量。

双手合十，放在胸前，感觉到心。心里面藏着爱心，快乐和感恩。把爱心、快乐倍增了，感觉到心里的能量在扩大，然后转动它，在胸前转动。再把它浓缩，变成爱心之火。爱心之火一动，紫气就来。把爱心之火、仁慈之火、紫气降到下丹田，就合了下丹田之火。再把它降到精宫，肚脐的下面，这些就是一个能量，我们要的最重要的是精气。

我们来到这个世界的时候，父母给了我们百分之百的元气。这个元气与宇宙混沌之气是同源的，因此，道家说元气是宇宙给我们的。中国先秦时期诸子百家对于人从哪里来、人与宇宙的关系早有研究。老子、庄子以及杂家学派的代表人物管子都有明确的论述，《管子》一书中说：“天出其精，地出其形，以此成人。”管子提出“精气说”，认为精气是人最重要的物质，因此要爱惜精气。管子还认为人的身体就是一个房子，由此提出了“精舍说”。“房子”很干净，魂神就会来来去去，自在逍遥。如果“房子”很污浊，魂魄就会逃离。因此，要保持脏腑的干净，灵魂神才会住在里面。

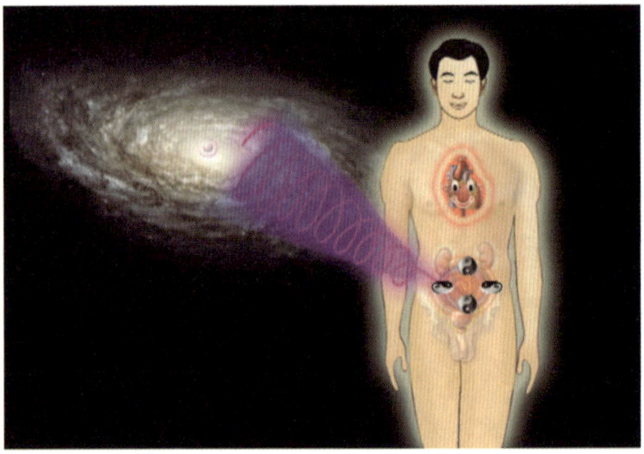

混沌之气

宇宙给我们的元气进驻在体内，如果要做一个分配的话，道家认为大约百分之二十五的元气藏在肾里，以备紧急之用；大约百分之二十五藏在性器官，以备传宗接代；余下的大约百分之五十存储在内脏和其他组织，以维持生命的运行。有的人每天都骗自己的后备的肾气，漏精。精可以补，精可以化成气，精气可以补肾里面的元气，也可以补丹田的元气，可以补脑，我们把它叫作“还精补脑”。

有快感的时候，不要让它往下变成欲望。要往上，要倍增它的能量，与爱心结合，用神意把它收住，让它变成爱的波动。把这个波动导引到上丹田，就会感觉到脑里面有反应，感觉到能量持续地上升到大脑。两个能量在交媾，散发出爱的频率，震动了大脑，就开始觉得左右脑很舒服。

现代化学、解剖学研究认为，爱的波动会刺激松果腺。松果腺分泌液体，液体会刺激细胞的分裂。在这样的情形下分裂出来的DNA是最好的，这个时候的细胞是最完美的。每天我们都有DNA的分裂产生一个一个新的细胞。细胞在分裂的时候，它会把它记忆的东西，比如负向的情绪，恨、嫉妒、羡慕、急躁、恐惧、悲伤、犹豫等，原原本本地复制或者拷贝下来给新的细胞。如果感觉到快乐，把快乐、爱心合在一起，它就回到了原始的分裂，也就是回到原始的操作的程序，就把身体里面不好的记录删除掉。爱的波动删除不好的记忆，把它们归零，新的细胞就不用带着过去的负面情绪继续留在体内，因为它们太沉重了。有的人生病，就是因为身体里面不好的情绪困住了细胞。细胞分裂不好，细胞携带的不好的情绪会带给下一个新分裂的细胞。这样一来负面情绪的细胞就会越来越多，时间一长，就聚集成病气。

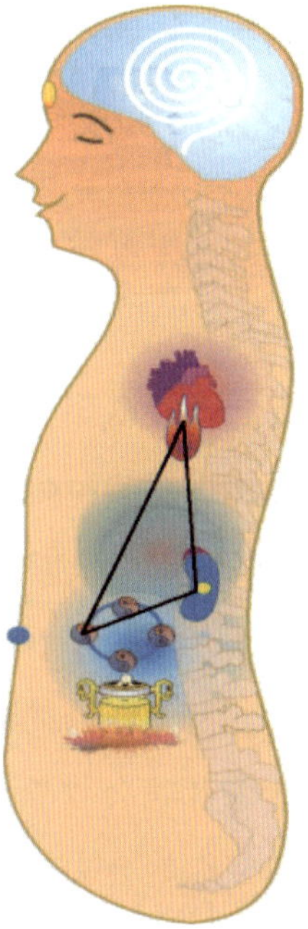
三个丹田

道家相信，7年的修炼可以把全身的记忆转化掉。有时候一个人恨的情绪会持续很久，有的会长达一辈子。听到这个人的名字，看到这个人的照片都会愤怒生气，恨之入骨。恨到骨髓里面，就会进入灵魂层面，因为记忆在DNA里面很深。至高的爱的波动，欢愉的波动，它就回到人出生时的原始功能。原始的操作就是在精子、卵子交合的时候，是最纯洁、最完美的，只有爱没有恨。原始的细胞在分裂的时候是很纯洁的，它只是记忆所要发挥的作用和能量。如果觉得非常愉快，爱心，快乐，感恩，爱的波动就会把不好的情绪铲除掉。

那么什么是多重高潮?

多重高潮就是会阴的高潮、大脑的高潮、眼睛的高潮、肝脏的高潮等脏腑器官腺体的高潮。

有人问，多重高潮也包括多次高潮吗?

可以这么理解。

身体里面器官的快感高潮是逐步的，随着爱的波动而产生震动，这个就是能量的运作。如果不把快感往上提拉，它就会往外流，往下流，就会变成各种欲望，就会漏掉身体的很多能量，就像电池耗电。这个是道医讲了几千年的一个很重要的炼法。因此要往上带到心里，与心中的爱与慈悲相结合，才会倍增很多生命力能量，对脏腑功能调节以及活化大脑细胞都非常有利。

随着炼养的逐步深入，炼到很高的时候，经过中坎离，炼到大坎离，修炼者就会收养“干儿干女”。很多灵魂神在宇宙里面，如果你炼得很高，那么你就会去收养宇宙中的灵魂神做你的养子养女，你会用你的能量去养育它们。以后你会越来越多，很多灵魂神就会来依附你，它们就会成为你的帮手。因为你的灵魂神养育大了，你有能力、有能量去帮助别的灵魂神成长，这是肝魂的最重要的一个工作。

这个过程的核心是要放松、放心、放下，修心养性。但是很多人都知道，性具里面的快感很快就会结束。道家说你一旦学习练道，就可以把爱心、快乐、高潮延迟拉长。爱的振动增加了这个能量，它可以清理、治疗不好的情绪，清理掉身与心里面的毒素。有的人 7 年后，DNA 里面的病痛就被转换掉了。当然，这个高潮是指很多的快感的叠加，每个人不一样。

如果你觉得眼睛感觉有很多的爱、高潮，你的眼睛就很清明，就不用去外面寻找刺激眼睛的东西。现在的人整天看、听、讲、吃、闻。香水里的香精很厉害，它可以刺激人的五官产生很多的想法。如果你把快感带到眼睛，眼睛就很舒服，就不需要再见外面的什么东西；你的耳朵很舒服，就不需要再听外面的五音刺激耳朵。吃的东西也一样，如果你炼到口腔的快感、高潮、爱心，你就会体会到食物的原味，没有任何的添加剂。自然的东西就是最简单的东西，就是最简单的味道。

我们知道爱可以治好很多病。可是仅仅只有爱是不够的，爱一定和性结合起来才会有能量。所以道家说，性与命一定要兼养。有的人一听到性就觉得是肮脏的，或者是不好的。如果宇宙不交媾，就没有万物，就没有千千万万的动植物，没有这么多地球人。不过这里的性还指人性、心性。

## 夜明珠

内丹这个“丹”，又称为珠宝，这个珠是夜明珠。古代皇帝拿到夜明珠就认为它是个大宝，这个珠就是最早炼道的开始。道家炼内丹，就是炼精

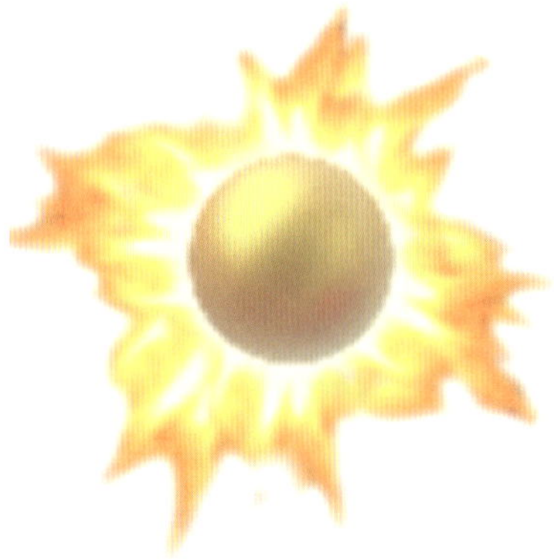

夜明珠

气神，把精气提炼以后，它就结成一个珠。这个珠不是很亮，也不是很黑，特别是在黑关里面修炼，有时候感觉它朦朦胧胧从下腹部发出光来。冥想下丹田，意守它。夜明珠有一个吸引力，它会收光，把光收到里面，它也可以收气。慢慢炼它，夜明珠就会越来越光亮。

炼丹一定要炼口水，我们叫作“吃宇宙”，即咀嚼宇宙。把宇宙之气带到口里面，有金丹、红丹、蓝丹。很多人会炼到金丹，就在口里面。张开嘴吃宇宙，然后停一停，吸气，闭嘴，再吸气。头顶开、印堂开。吸气吸到口里面，把气融化到唾液里。再次咀嚼宇宙，吃宇宙，把宇宙中的氧气、真气融化在唾液里。所以氧气、碳气、元气以及真气等都融化在唾液里。因为气不容易收起来，把气收到唾液里就可以把元气融化，增进消化。“吃宇宙”练习需要一定时间来修炼，有时候很快的话就只需要几分钟，有的人则需要更长一点时间，个体有差异。在黑房里面，感觉口里面有一个气好像膨胀出来，感觉有一个光出来，透出来，就要用意抱住这个光，把它压缩成一个珠，一个能量，它就凝结成为一个体，即可吞下去。吞咽的时候，下巴微微内收，往下压，一吞咽，珠就下到鼎里面。

如果有条件，去到自然界里，清晨的空气格外清新，练习“吃宇宙”再好不过。

通常这个练习要练一千次才会练得对，要用内力来练习，这就是炼金丹的一个方法。越练，口水越多。

练到一定程度之后，把舌头往上、往后拉，上顶上颚，就会刺激松果体、丘体分泌荷尔蒙，滴下来很多液体，就像甘露一样。甘露合并口水、合并元气、合并真气，就开始变成一个金色的珠，最后会变成一个丹。

练习时要注意呼吸，调息。吸气，呼气。

调息的时候，感觉到气从头顶下来，下到嘴里面。这个练法需要和辟谷结合在一起。因为吃得太多、吃得太饱就没有办法练，所以炼金丹要和辟谷结合在一起。

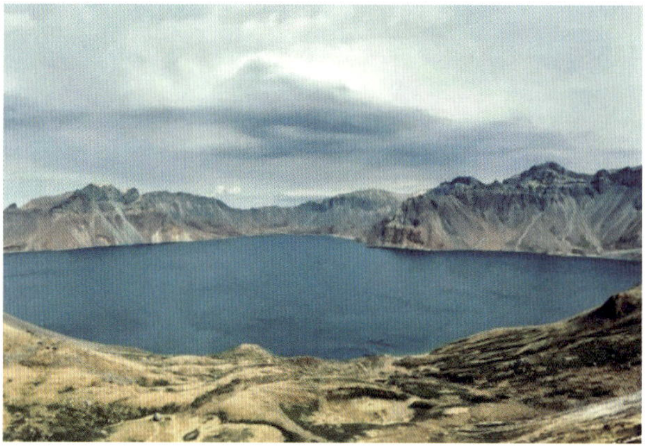

中国吉林省长白山天池

星与星宿的丹。了解道家的五行对练功有非常大的帮助。我们把太阳叫作阳，月亮叫阴。迎着太阳的光，微笑，放松印堂。或看着太阳，随时随地都可以练太阳、月亮、五星星宿的能量。它们每时每刻都在天空。古时候会算白天是太阳，晚上是月亮，其实晚上在另外一边而已。这是中坎离的内容。

我们在长白山上练功的时候，就发现非常容易练。坐在那里，一交，坎离睛就来了，20 世纪 30 年代一云师父对坎离的修炼，特别是对这个鼎的修炼修得非常高，他就曾经在长白山天池修道。所以我们炼坎离睛是很有特长的，坐在天池旁边，一交就感觉能量呼呼呼地从顶门、印堂、百会进来了，很快。

朝鲜的、韩国的红参是以前道家教的技术。还有竹盐，也是道家炼丹的工具，是道家炼丹之盐。把海盐装到竹筒里面，烧 48 天就变成炼丹的盐。烧的过程中把盐里对肾有危害的东西烧掉了，叫作竹盐。古代的竹盐就是道家的盐，现在中国的道家在这方面已经失传了，技术在韩国。真正的竹盐是很昂贵的，因为它需要很长的时间来提炼。

海与地为鼎，火山为炉，他们一交，就增加了里面的吸引力。丹田、

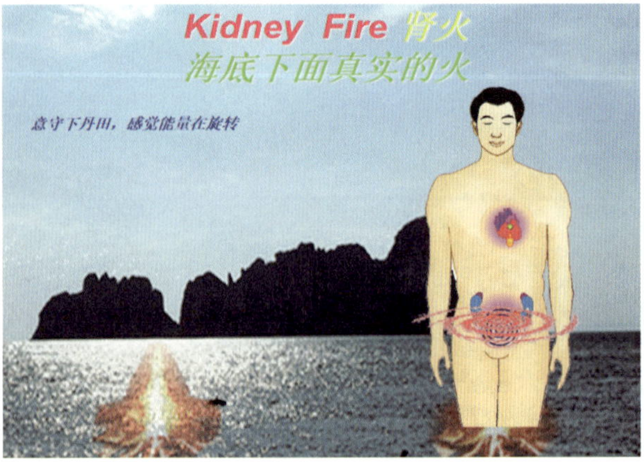


肾火，海底之火

命门、气海，我们把它叫作海底里面的火。第一个细胞、第一个生命是海底的火山与水交媾生出来的，所以丹田火与命门火是给予生命的火。我们看海底的火山，里面有很多洞，洞里面都是黑的。因为在海底的火山里没有太阳，那么海底的火就是海洋生命的火，就是海底的太阳。

## 天眼是灵魂的眼睛

天眼的位置在两眉之间的前额处，在黑房里面天眼很容易打开。修炼动功，常常取站姿，先抖松自己，全身放松，然后摇龙尾。骶骨与玉枕相连，玉枕又与前额相对应。前额的骨头和玉枕的骨头一前一后，都会开合。前额的骨头和后面的骨头是对称的。印堂往上，用掌跟按住前额，或者手掌按在前额上，就感觉它慢慢地在跳动。感觉它有一个缝，一开一合。这个缝就是天眼的地方。天眼对着天镜，天镜在脑的后面叫后天镜，光一来就直射到天镜。天镜会反射光下到内脏。

光反射照进内腔。内脏灵魂神是无形的，它们是气，没有眼睛，没有耳朵，没有鼻子，没有嘴巴。灵魂神是有智慧的能量，天眼就是它们的眼

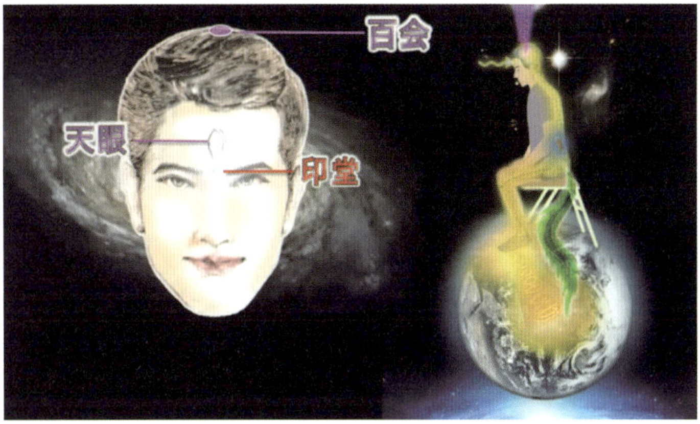


天眼是灵魂的眼睛

睛。光一进去，灵魂神就会看得见东西，它第一个看到的就是你自己。以后在打坐的时候，一想它，它就来，它就跟着你打坐，比如打太极时，它也会跟着打太极。

灵魂神是气，它们可以看到360度的空间，而我们左脑看到的不到90度的视觉，因此我们有很多角度是看不见的。灵魂神好像有的鸟的眼睛，360度全看得到。我们平常人没有练过，只能看到90度，有的人甚至只能看到30度、45度的视野，能看到90度就已经很多了，如果能看到180度的话，智慧就很高了。我们的脑看不到那么大的范围。但是当你开悟以后，所看的东西都是360度的，你的思想，你的决策等。总之，你所见所闻的东西都很明白，很通透，很开窍。所以你的智慧就开始打开了，提升了，大智慧就在这里。天眼开了，灵魂神看得到了，灵魂神通过天眼表达自己，你就会看到更高的自我。

骶骨是练功经常要练习的部位。找到骶骨，骶骨在脊柱的下面，是一个三角形的骨头。按摩骶骨，骶骨上有8个泵，激活骶骨会影响到脊柱和玉枕。练习脊椎呼吸就可以帮助激活尾骨、骶骨，继而带动后脑。

从调息开始，吸气、呼气，吸气，呼气，反复数次。

呼气时两腿并拢，含胸拔背，低头屈膝，感觉好像要用额头去碰会阴一样。同时双手握空拳放在胸前，把整个身体团起来，这个练习又叫作“胎儿桩”。吐气完毕，然后左腿往外迈出一步，吸气，双拳往两侧平举，打开胸腔，挺胸。

反复做几次脊柱呼吸。

再按摩尾闾，按摩玉枕，激活这两个部位的能量。

接着做脊柱呼吸，左手掌按住尾闾，右手掌按住玉枕，自然呼吸，吸气、呼气，吸气，呼气……

左手不动，移动右手掌根按住前额，继续保持自然呼吸，吸气，呼气……

移动左手手掌放在玉枕，右手手掌放在前额，记住是用掌根处放在两个地方。

前额中间有一条缝在印堂上面，这个缝就是天眼。吸气的时候，手掌慢慢开，好像一个门，感觉这条缝一开一关。玉枕的骨头动，前额的骨头以及印堂的骨头也会动。它们是一起开、一起关的。小孩生下来的时候，这两个骨头缝是随着呼吸自动开合的。

把手放下来，感觉这两个缝在呼吸。

再把手放在太阳穴，用手慢慢按住太阳穴，它有跳动，将呼吸与太阳穴的跳动合在一起。随着呼吸，感觉前额的缝开了，这条缝一开，光就会进去。

吸气，呼气……

随着太阳穴的呼吸，感觉印堂的骨缝在一开一合，用手指和指甲压住骨缝两侧往两边拉开，把天眼的缝拉大。然后放松，再次用手指放在天眼的位置，轻轻的用力往两侧扒，把这个缝拉大，然后放松。

放松，调息。

反复练习。

两手手指放在前额中央，轻轻往左右拉。

再次按住太阳穴，感觉到太阳穴的跳动，感觉太阳穴的跳动让骨缝拉开，慢慢地感觉到光进入骨缝，往后照到后天镜，光从后天镜往下反射照到内脏。

两手放在膝盖，意守天眼。

在印堂上面一寸的地方，中间有一条缝，越放松，它就越开，而且会开得越大。

光从后天镜往下反照，光反射到内脏，光照到内脏，灵魂神魄就好像有光了，它们就会看到光。

后天镜在脑后面，我们的左眼归右脑管，右眼归左脑管，它们是交叉的。左是阳，右是阴，两眼一交叉，眼一上斗，就把日月的光交叉了，把光汇合在一起。地球有很多元气、元精，要维持80亿人的生命，地球的能量很大。后天镜反射光往下到内腔，照着内脏，紫气来的时候大脑的中央晶状体变成七彩，就像灯泡一样可以抓光，里面有水银。水银有光就变成紫气，道家用水银汞来烧就变成紫气。

我们的内脏可以抓光，心可以抓红色、脾可以抓黄色、肺抓白色、肾抓蓝色、肝抓绿色。如果不抓，光就跑掉。

鼎可以抓七彩。光和气、声音都是无形的，没有抓到它们合在一起，就不能产药。五脏是五味药，加上原始的炁合起来就是丹。

紫气可以变成七彩，每一个内脏都可以吸收紫气。练习时不要强求，越放松它就越自动来，一紧张就练不了。

现在西方心理学普遍应用“内在小孩”疗愈心理疾患。很多人心理有问题，心理治疗师就让他想一个内在的小孩，和内在的小孩讲话交流。给内在小孩治病，小孩治疗好了，他的病就好了，很多心里的症结就打开了。这是道家几千年前甚至其他用门派用的方法。灵魂神是无体的，现在开始给它一个体，就是一个容器，看着它，但是起初它还是很弱小，需要养育它，教育它。以后做什么事，它们就跟着你走。天眼一关，你就看不到了；

天眼一开，它们就出来跟着你做事，一起练功。

在静的时候，就能够练得到，那就是你的，如果练得不对，那你就没练到。

古代道家称天眼或天目，实际它与道家修炼泥丸宫紧密相关。泥丸宫的记载已有上千年的历史，宋代张君房的《云笈七签》中记载说：“泥丸君者，脑神也。乃生于脑，肾根心精之元也。衣五色珠衣，长九分，正在兆头上脑中，出见于脑户目前。”（中央编译出版社，2018 年版）古代道家通过静心打坐修炼，早已知道泥丸宫的生理构造与功能。泥丸宫是脑神居住的地方，即上丹田，具有总摄人体众神的作用。明代医家张景岳的《类经》中记载：“人之脑为髓海，是谓上丹田，太乙帝君所居。”（中医古籍出版社，2019 年版）“太乙”即一身诸阳之会，“一身之灵也”。泥丸宫与现代医学研究的松果体极为相似。法国 17 世纪伟大的哲学家笛卡尔在《论灵魂的激情》中称松果体是灵魂的宝座，认为灵魂与全身而非局部有关，灵魂不在心脏也不在整个脑部，而是在脑部深处有一个极小的腺体。它悬于脑部中央一处，这个腺体有一个细微的变动，心神状态就会大为改变，反之心神有一丝变化，也会引起腺体的运作。古埃及人把天眼称为“欧西里斯眼”，代表着太阳神一般主宰着人体。现代西方医学则把天眼称为生物学的第三眼（The Third Eye），退化的眼睛。

## 圣婴圣胎

古代道家认为圣胎和圣婴是不死也不灭的，它们是一个能量体，灵魂神可以把圣胎和圣婴变成自己的一个体。有的门派把 5 个合起来变成一个体也可以。最重要的，就是灵魂神是一个气，它没有体，它住在我们身体里面，即使它离开身体后也没有体。因此我们在有生的时候要给它一个体。我们的身体是短暂的，把身体里面的气提炼出来，气是不死是也不灭的，但是气是散的。如果把气凝结起来，把它雕成一个体，用神意来雕刻，用神意来拉住它，练到一定程度这个体变成了一个形。这个形就是不死不灭的，因为它是由气制造的，是不死也不灭的能量体，这就开始了一个道家所说的“仙”的修炼过程。如果灵魂神没有体，它呆在外面太久就会散掉。如果用神和意雕刻这个气成为一个能量体，那么它们就可以住在里面，就像气球一样，用针把气球戳破，里面的气就漏掉了。一旦明白这点，就很容易明白什么叫“修道成仙”。因此，灵魂神是气，它们没有体，需要居住在我们的内脏里。如果我们的身体没有了，那么气、灵魂神也会离开身体，它们又变成无形的物质。如果修炼者用自己的气雕刻出一个体，灵魂神就住在里面，它们就可以回到宇宙去，就不会散掉。

练道家的内丹功，更多的是“用意不用力”，用意多过用力。脑、眼、心合一，神指的是元神，魂指三魂，魂在肝，意在脾，魄在肺，志在肾。以后就逐渐开始看到它有一个形。

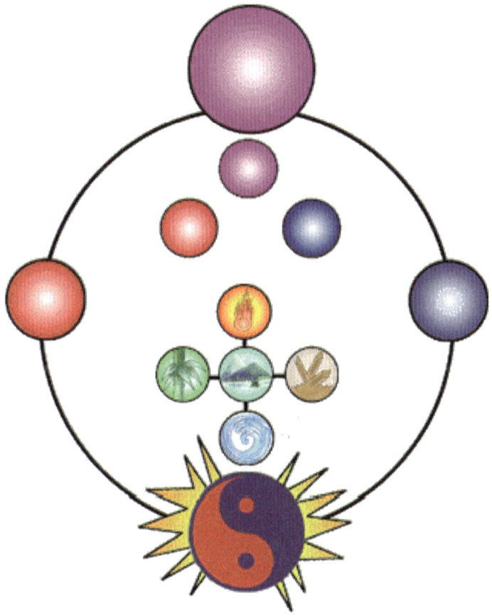

无极生太极

道家说，元神是一个小小的孩子，它穿红的衣服，拿着一个如意。肝藏魂，三魂合一，是一个穿绿衣服的小孩。上清、中清、下清，西方科学研究证明宇宙最大的三个星是控制整个宇宙的。然后是无极，无极生太极，太极生阴阳，阴阳生四象，四象生八卦，所以道家运用阴阳、五行、八卦体系修炼是非常科学的。

小坎离首先是要分阴阳。肾属水，是阴气。精气是无形的，地气也是无形的。无形的物质就需要找一个容器，把它收纳住。然后转动，融化变成一个阴气，这就是古代道家的炼丹法。

气是无形的，精气是存在的，地气是有的。很多的仪器都可以检测到地有能量。因此，要把无形的收集起来变成有形的，我们才可以练它。

其次是辨析火，属于阳的能量。心属火，肾上腺属火，光也属火，它们都属阳，每个阳里面也有阴。晶状体可以抓光，因为能量都是无形的。如果不把它抓住，并把它转化，它就光来光去。我们把光抓住转化，内脏可以用它，这就是重要的一个坎离。

分清阴阳以后，要颠倒阴阳。这一颠倒，就产生一个吸引力，所谓“取坎填离”，内有坎离睛。中间有一个点，它会跳动，它会呼吸，它会吸气，这就是睛，那就是我们求生的一个能量。这个能量所收的气，不是鼻子呼吸的气，是真气，是我们的元气。

到这一步一定要明白，这个功夫是可以练得出来的。明白阴阳、抓光、抓气，并且把它转化为能量。这个就是炼内丹。

人体有了坎离睛，就好像有了一个抽气机。它是一个求生的能量，它要吸引更多的气进来，这就会涉及横膈膜。每一个横膈膜就好像是一个风箱的风门，它一空就吸，空了再充满，空了再充满，这一点道书里面讲得比较隐晦。

“鼻息一停，真气就来”，记住这个诀。停息开始带动它，如果维持这个真空，吸力就开始带动印堂、百会、后顶打开，呼吸，收真气。另外脑的中间，可以把光转化或者把它消化成为另一种人体可以吸收的能量，进到上丹田脑腔。

到这里要明白一点，我们的宗旨是：身体是有限的，当炼到真气后，要去转化它，真气就可以转化为灵魂神的养料。非常重要的一点就是要联络到自己，内在的灵魂神是一个婴孩，明白要去养育它。把真气转化了，就可以养育灵魂神，这就是最高的一个宗旨。

身体是一个体，如果有火，就可以慢慢地把身体转化成气。如果身体健康，内脏健康，它就可以吸收更多的气，可以转化更多的气，变成灵体，就是我们的气所凝结成的一个不死也不灭的体。灵魂神就可以得到这个体，就不会被散掉。这个体就是一个容器，道家认为非常重要。

当我们把气炼成以后，好比炼成一个罐或者一个容器一样，就可以把圣婴装进去，装到容器里面。

我们已经有灵魂神了，但它们还是很小。如果能制造一个圣胎，把气雕成一个形，这个气变成有形，就可以把灵魂神装在里面。这个气最后凝结成的一个容器，是能量，这个能量不死也不灭。

我们的身体就是一个装了自己的灵魂神的容器，内脏是灵魂神的住处。如果身体没有了，灵魂神又会变成无形的。如果没有体，那么灵魂神就白白地来到这个世界，或者它就没有办法回去，回到它最初来的地方。所以道家说要修出一个人的灵体，可以把灵魂神装在里面。这样它们就不会散掉，可以返回宇宙。这就是道家哲学所讲的“返朴”“复归”。灵体就是我们的交通工具，也就是能量的“飞碟”。你得到一个法，身体可以通过修炼慢慢地、一个一个地转化，就好比心有很多的爱，有神和意，在心里面雕了一个气球，把爱心、很多的爱放到这个形里面。经过修炼，气浓缩以后，就可以转化变成了你的一个灵体，这个灵体就是交通工具。

修炼就是要把我们的身体一点一点地转化，最后，把它们合并成一个完整的容器。即便这个灵长大了，有智慧，但是，如果没有给它一个体，

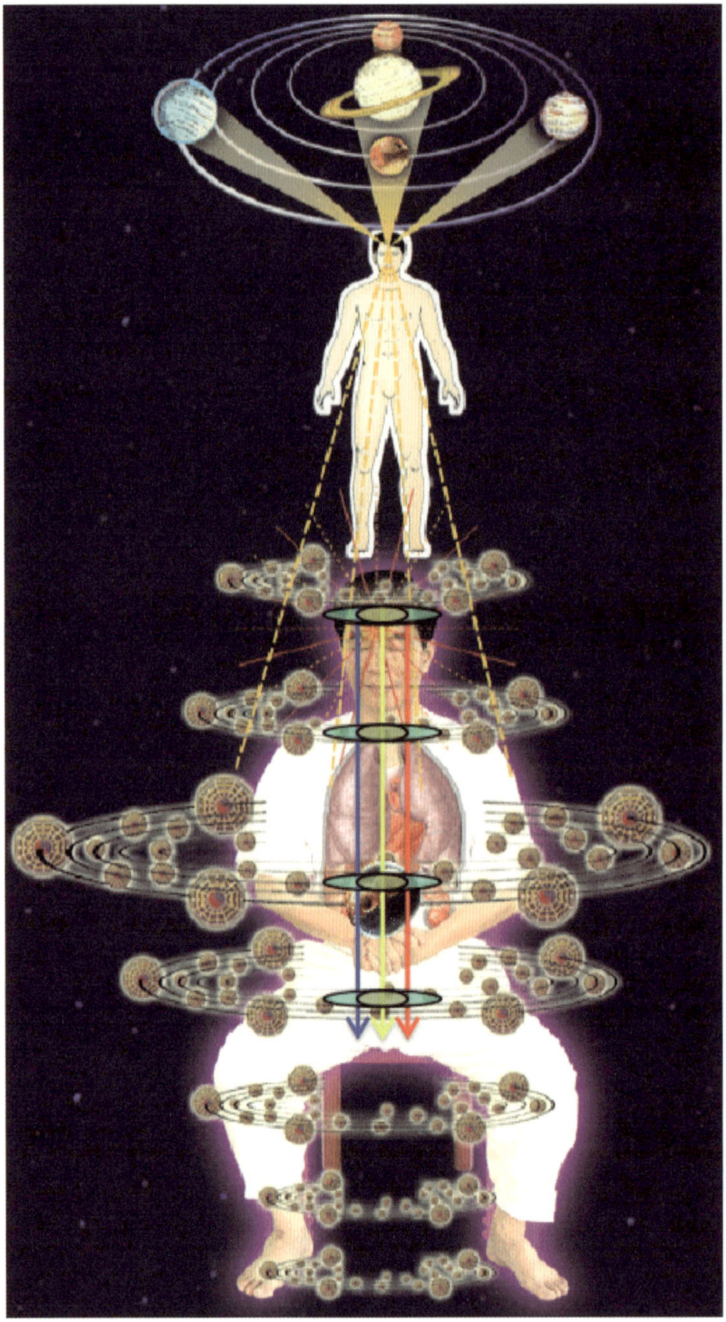

能量飞碟

没有给它一个圣胎，它还是无形的。这是道家的理念。道家认为没有经过修炼的灵魂神是未长大的孩子。对于孩子，家长肯定要去管理它们，管孩子容易还是管大人容易？有的教派说你信我，你死后我就带你去天堂。道家不一样，道家说你不用信我，但是你要自己修炼才可以去天堂（成仙）。

这里的核心思想就是要明白灵魂神是一个气，不能用普通的养料来喂养它们，也不可能用现世的教育来教养它们，它们需要的是星宿里面的智慧。我们现在所炼的元气、真气就是这个宗旨。因此进入黑关之前最好先学习五行归一的内容，来到小坎离的时候，才会明白灵体与圣胎。

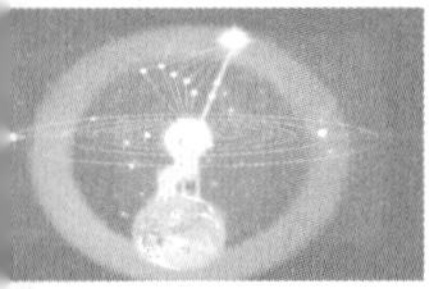

# 第六章

## 冲脉呼吸

冲脉是人体奇经八脉之一，是炼内功炼内丹的一个大脉。道医认为冲脉共有五条：中、左、右、前、后。在小坎离黑关修炼里面，我们先练习其中的三条线。冲脉是会阴直上到百会，三条线分别是：左边红色，中间金色，右边是蓝色。冲脉下起会阴，上达百会。道家讲“一点千金”，把会阴打通。会阴是一个十字路口，位置很重要。会阴前面通性器，后面通肛门，肛门一开，漏内脏之气。提前阴，提后阴，在提的时候，这是一门功夫，如果提得不对就有问题。正确的提法就像要小便但不小便，那时候的肌肉就是正确的。所以找一下小便时肌肉的感觉再来练习。如果练习时收紧肌肉，有气冲到头脑就对了。前阴连接着性，女性有两个窍，一个是尿道，一个是阴道；男性只有一个道。男性少了一个开口，后阴男女都一样。会阴下通涌泉，涌泉是肾的穴位，连着地气，会阴动了涌泉，就动了地气。地气有五行的阴气，宇宙自然有阳气的五气，星宿有五气的阳神，一阴一阳的五气。以后修炼到中坎离时，就会有地里面的五行之气，以及天上的五行之气。

练功要学会定位。找到中线冲脉，在它的左边一寸半是红色的火线，右边一寸半是蓝色的水线。肾上线属火，心也属火，光属火。紫气是炼丹之火，因此紫气也是火。把光收到心，就有一个气球到心里，就有火了。把火移到左边红线，下降到丹田。把水移动到右边蓝线，再上到中丹田。水上火下，是“既济卦”，就是水火相济，水变成精气。肾水、精、地气，在会阴变成有形的能量。就好像晶状体，一转化就成彩色。坎是水，离是火，水火颠倒，“颠倒阴阳，内有坎离睛”，记住这个诀。火在水下，水就会被烧开。一炼就开始有精气，精气一上来，就起到去浊纳清的作用。再把精气带到肾，清洁肾，肾就变成有光的蓝色。

气可以转化，火可以将物质燃烧后变成能量，能量不能消灭只能转化。蒸汽一来，每个内脏都需要熏蒸，把不好的情绪清洁掉。每个内脏都有灵魂神，共9蒸，每一蒸之后内脏会越来越清洁，7年就可以改变DNA中不好的杂质。第二蒸、第三蒸，每一蒸之后流下来的水会清洁内脏。

五行里有木、火、土、金、水。水火一对，金木一对，把五行融合变成一个水。再加上肾水、地气，地气里面有五行的地气，这样就是7个能量，把它们融在会阴，变成一个水，合起来就可以炼丹了。如果收了精气，收了肾水，收了地气，收了地里面的阴，五行的阴，那就有阴水、阴火、阴木、阴精。收起来后它们是气，经过会阴转化变成有形，否则就还是无形的。

开启冲脉呼吸，通冲脉，有些功夫是每天都要练的，身体的神意和气要合起来练。

起势：

取站桩的姿势，双脚分开，两脚平行，比肩要略宽；膝盖微微弯曲；然后上身慢慢往后倒，下巴微微内收，似坐非坐，似倒非倒，用手按一下大腿、小腿，这是很重要的肌肉，每天都要练它。

回到起始姿势，放松。内想会阴、肛门，对它们微笑。微笑很重要。内想肛门、会阴，一想，脑就联络了它们。你相信你的脑、你的心、你的肛门和会阴是有联络的。放松（闭眼，在黑房中眼睛是闭着的），内视会阴，很轻很微地提肛，再提肛、再吸气、再提肛。眼睛往上看，再往上提高，上拉提到丹田。

稍停片刻，吸气再往上提，提到心。

再吸气，再往上提到头、印堂、百会。

闭气不呼吸。

观想身体的中间有一条金色的管，闭气，继续闭气。

当不能闭气了，就呼气。

调息。

感觉灰色的气在手尖、脚尖，它们离开身体，去浊纳清，不好的气离开身体，中脉是穿过整个身体的一条重要的线。

再次吸气、收肛门；再吸气，收会阴；再吸气，眼睛往上看，闭气、呼气。

原地动一下手指、脚指，把灰色的浊气排到地下。

再来一次，放松，吸气，收肛门，收会阴，往上提，吸气往上提，提到百会；闭气。

放松，调息。

习练者可以根据自己的情况反复多次练习，闭气时可以加入默数的方法。重要的是在练习的过程中需要放松自己。

内观，内视。中脉是一个金色的管，会阴直通百会，从百会一直通到天上，一直往上通到无极。中脉直通天线、地线，是一条直路。对中脉微笑，笑上笑下，感觉它散发出金光。

金色的管子左边一寸半是红色的管，可以去内观、去冥想它。想一个红色的珠，吸气，从会阴沿左侧红色的管子上到印堂，再往上吸气进入右脑，闭气。感觉红色的管里面有黑色的气出来。放松，呼气，将黑气往下沉，浊气往下沉。放松到脚，浊气从脚尖出去，下到地面。

反复3次，加上数数1、2、3、4、5；放松，6、7、8、9。身体似坐非坐、似倒非倒，感觉到大腿肌肉收紧。

交换到右侧的蓝色管子，练习右侧的冲脉呼吸。同样的，吸气提会阴、提肛门。一个蓝色的球从会阴上到肚脐，再从肚脐右侧进入蓝色的管子，蓝色的球沿着蓝色的管道上行到印堂，再吸气进入左脑，闭气。稍停。

呼气，放松，感觉黑色的灰色的浊气往下排出去。

闭气时数数，1、2、3、4、5、6、7、8、9。放松，动动手、动动脚，放松。

摆龙尾。摇尾巴，放松整个脊柱，感觉腰椎、胸椎、颈椎都放松，像一条龙一样。

练习鹤颈。吸气，以下巴为出发点，向前拉长颈项往前探，然后慢慢

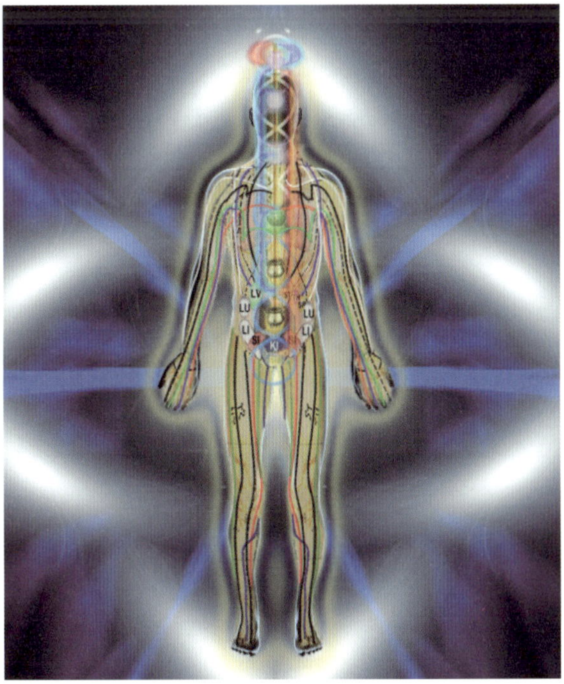

冲脉呼吸

低头，用下巴画一个圆，呼气，含胸，缓慢抬头。再做一次鹤颈，吸气，下巴往前探，再低头，尽量触碰到会阴，吐气抬头。

擦热双手放在肾部。

呼气，闭气，闭眼，内视两肾。放松，松到肾。继续闭气，放松两肾。

肾里就会有一个气出来，这就得了肾气。

吸气，呼气，调息。

放松，内想两肾。当它力量很大的时候，会在肾里面抖一下。吸气的时候，感觉每一息都归根，肾是先天之本。如果每天练习闭气到30秒，身体就很好。现在西医也研究自然疗法中的闭气，一个病人看他能憋多久就可以知道他身体的状况。红血球里面的氧气不够，一闭气，它就会有变化，因为里面的碳气和氧气交流得不好。如果某一天你心情不好，心里很难过的话，闭气闭不了10秒钟。如果你心平，进行呼气，放松两肾，闭气就可以到20至25秒，甚至30秒。闭到30秒的时候，就说明你今天身体的状况非常好。能够闭到45秒或者50秒那就非常好。有的人可以闭到1分钟，那就够了，不用太长时间。闭气的时候氧气碳气就平衡，它们非常有效地进行交换，氧气和碳气是一对阴阳。你坚持每天花一点点时间来练习这个方法，就很少去看医生，慢慢地就会忘记医生的名字了。

古代医家有“闭气攻病”的记载,《服气经》曰:“道者，气也。保气则得道，得道则长存。神者，精也。保精则神明，神明则长生。是以道务保其精。从夜半至日中为生气，从日中后至夜半为死气，当以生气时偃卧，瞑目握固，闭气不息，于心中数数至二百，乃口吐气出之。日增息，能闭气至二百五十息，华盖明。华盖明，则耳目聪明，举身无病，邪不忏人也。”(张君房:《云笈七签》中央编译出版社，2017年）可见闭气是古代道家的一种高级自然疗法。

这个练习要求尽量放松两肾，松到肾部，闭气，就会得肾气，也就是肾得了气。这也是养肾的一个重要方法。

调呼吸，要调到柔、慢、细、温柔。缓慢、温柔，这两点每天都要练，鼻息一停、真气就来。呼吸以后，就把鼻息调得很温、很柔、很细。调息调得好，把一个很小的羽毛放在鼻尖，它也不会动，这就说明鼻息调得非常的细，非常的柔。这个时候，真气就来了，这是练坎离的关键。有时候呼吸调得很好，呼吸会自动停息，就启动了胎息，胎息时很多真气就进来。只要把呼吸调得很慢，它就会自动停息，进入胎息。

启动会阴的时候，可以用手帮忙找到会阴。等熟练了，有把握了，就不用手来帮助开会阴了。如何找会阴？找到肛门前面的一个洞，就找对了。压住会阴以后吸气往上提。笑会阴，微笑，放松。会阴叫“无底龕”，是没有底的。如果平时不提会阴，那么你放松会阴，你也会找到一种非常美妙的感觉。

会阴有时候好像是一块田，没有水，它就会很硬，很板结，因此要去练习开会阴。如果守会阴，放松，阴气就会上来，整个身体也感觉很清凉。松到一个黑暗的洞里，放松，放下，松到洞里面。你若松到洞里，就进入另外一个境界。所以海底是无底龕，越松、它就越深。要把会阴联络到脚跟和涌泉。放松，感觉涌泉在呼吸，就会感觉到地气、阴气是轻轻凉凉的，温温暖暖的，不是很热。地气、阴气是很重要的治病的气，具有疗愈的能量。

练这个功的时候不要用意念，它是自动的，阴气会自动地上来。阴气就是地气，因此要连接地气，接地气。

用神意抱住蓝色的球，它帮助收地气和阴气，并且凝接成为一个气。如果感觉到有爱心、快乐，就对会阴微笑，紫气就来。觉察到会阴有动，它就开始了转化。精气和外面的物质合起来就会引起各种欲望，或者是一个意念，意味着精气流散了，因此要收住。

用意抱住心，心的火在膻中穴的位置，男性的两乳中间，女性要找到人字骨的位置，在这个位置上去一寸半，就是女性心火的位置。用神与意抱住红的气球。很多时候都是神与意合在一起练功。用意感觉到心，把爱心、快乐浓缩变成爱心之火，把紫气浓缩了，变成炼丹之火。肾上腺的真正的能量是刺激心，所以我们把它叫阳气。

对脑中间的晶状体微笑，放松它，放松，笑到晶状体的里面。

用神意去雕刻气球的形，把肾上腺的阳气收到爱心的气球里。也可以把感恩、快乐的心的能量收到红色的气球里。爱心是无形的，个人的爱是有限的，如果不倍增它，很快就会耗尽。

这些都是练习冲脉呼吸时需要明白的练法，小坎离修炼不仅仅只是中间一条中线，还包括了两侧的阴阳、红蓝水火两条线的修炼。至于从医学的角度揭示冲脉对生殖的益处，以及延缓衰老的作用，那是不言而喻的，这里就不展开了。

## 带脉呼吸

带脉是奇经八脉之一。“带”就像皮带一样，意味着约束的作用，因此带脉具有“约束诸经”的功能。人体的其他经脉都是纵向而行，唯有带脉是横向环绕。

带脉一词最早出自《黄帝内经素问·痿论》，原文曰：“冲脉者，经脉之海也，主渗灌谿谷，与阳明合于宗筋，阴阳揔宗筋之会，会于气街，而阳明为之长，皆属于带脉，而络于督脉。故阳明虚则宗筋纵，带脉不引，故足痿不用也。”这段话非常有意思，虽然文字不多，但内容涉及道家修炼的几个核心内容：冲脉、带脉、督脉、阳明脉、宗筋、气街、痿证。要知道道家的小周天就是任督二脉的循行轨道，冲脉及任督二脉与男女生殖器官的关系十分密切。宗筋是人体的一条大筋，筋的炼养是道家功法的根本。练太极以及各路拳术统统离不开筋的发劲，筋是力量的通道。阳明脉是后天之本，而阳明脉统领诸筋，都连属于带脉约束的范围，可见带脉极其重要。《灵枢·癫狂》中记载了治疗癫痫病可针刺带脉上的穴位。同时该篇还论述了疏通带脉可治痛经、月经不调、赤白带下、经闭、疝气、腰痛及子宫脱垂、盆腔炎等疾病。《难经》第二十八难也记载了带脉。此外明代著名医家李时珍的《奇经八脉考》中说："带脉者，起于季胁足厥阴之章门穴，同足少阳循带脉穴，围身一周，如束带然。"带脉不通，对下焦不利；带脉一松，内脏失去约束就会往下垂。

在小坎离修炼中，练习冲脉时，要加上带脉。我们已经知道了三条冲脉，现在要加上带脉呼吸。

首先，观想三条冲脉。在冲脉的外围是带脉，带脉是一个环状的结构，我们以肚脐一带的带脉为主。这是人体最大的带脉环。接着闭上眼睛，观想下丹田一带的带脉，把它上上下下放大。丹田处有一个带脉，中宫处有一个带脉，喉部也有个带脉。道家修炼的带脉大于生物学上的带脉，它们就像裤腰带一样，上上下下都有环绕，上至头顶时头顶还有一个带脉。

具体练习方法如下。

从肚脐的带脉开始从左向右旋转，转动。觉知体内有一个大的带脉在旋转，体外的八卦形成的带脉也在旋转。将带脉往下旋转包裹住下身，两腿并拢，从腰部一直往下旋转到脚底；往上，从腰部旋转到头顶，将自己

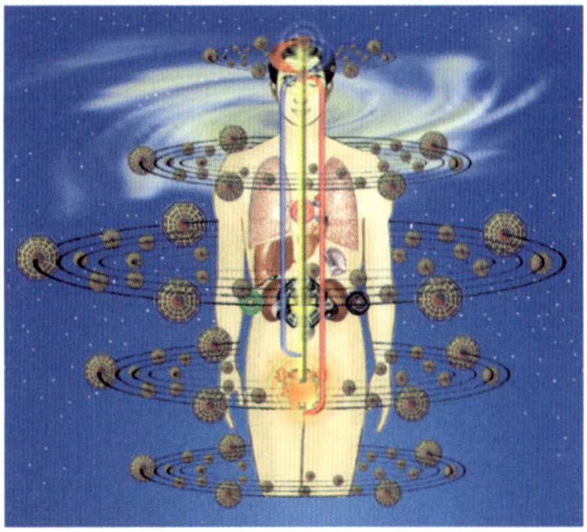

冲脉与带脉

包裹起来。

这样带脉就围绕冲脉上上下下缠绕。这个环状的直径，在肚脐与膻中的区域大约是6厘米的尺寸，到了胯部会增大，到头部和脚部会相应变小。

每个人的带脉大小不一样，每个人的能量也不一样，旋转带脉就形成了一个保护的模式。如果人的内在不够强大，外在的邪气就会趁虚而入。练习带脉呼吸，就像给房间搞卫生，能够起到清理和净化的作用。这个过程会消耗一定的能量，人会感觉有些疲乏。

用意保持带脉的持续旋转，在中心形成一个珠，把珠带到肚脐，沿着前、左、后、右的方位旋转带脉9次。

用意在椭圆形的带脉区域划出十字线，这样就将带脉、冲脉与任脉、督脉链接在一起。

然后将注意力移动到冲脉，意守蓝色的球和红色的球。这两个球把不

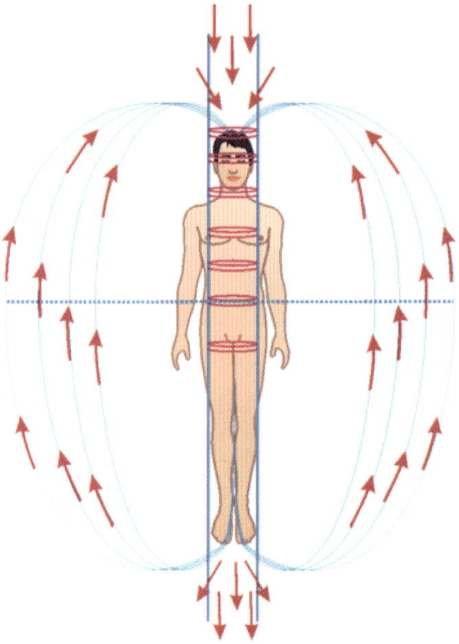

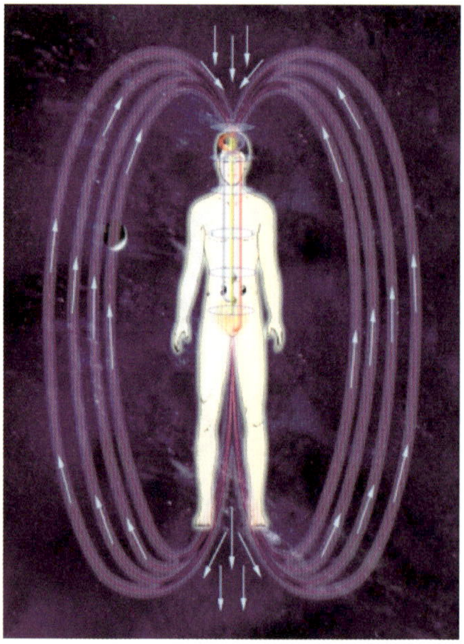

男性的带脉、冲脉与磁场

同的阴阳五行之气变成一个气：心的红色的球，把属于火的气归成一个气；会阴的蓝色的球收集了属于水的气。全身放松，把红色的球从心的位置往下降，蓝色的球往上升，颠倒，相交。手指放在肚脐，放松，松下去，松到底。闭气，想肚脐，真气就来。就像点火一样，只是集中在相交的那一点，就像一个眼睛一样。松，放松，它们就开始交媾，蓝色和红色一交就变成一个“睛”。只是集中在那一点，相交的那一点。“睛”一定要放松，它一交，肚脐往后面有一股拉力，就得了“睛”的气，“坎离睛”的气。

精气就好像蒸汽，好比家里使用的高压锅一样，蒸汽来了，放气的时候，要一点点气往外释放，这个精气就是最初的元气，也是生命最初的气。

放松、微笑、平静、松下。

精气上来，就可以熏蒸脏腑，蒸肺、大肠。由于七情六欲，以及长期的压力和负面情绪，我们的内脏变得很脏，内腔很黑，小坎离修炼中净化内腔、脏腑尤为重要。

精气熏蒸脏腑的方法有几种，这里简要介绍用手印来熏蒸的方法，后文将有详细的练习步骤。我们的手指上有几条经络，它们对应不同的脏腑，比如有肺经、大肠经、心包经、心经、小肠经、三焦经。掐手印就是用指尖压住某条经络的穴位，依照先后顺序去熏蒸。肺是最大的排毒器官，先蒸肺，然后再蒸其他的内脏。熏蒸的过程比较缓慢，重要的是身体要放松，越放松气就会越多，有足够的气来蒸肺。然后可以熏蒸大肠，如果熟练了，就可以同时蒸了大肠和肺。

放松很关键，不要刻意去求练功的结果。有的人把修炼当成一项业务或者一定要达到某个目的，结果反倒很紧张。道是自然而然的，放松，松到忘记自己，松到感觉自己很飘飘然，就得道了。因此一定要多练习松上、松下、松到里面。人体小宇宙松到得气，一辈子都有用，甚至来世还有用。

越松，越静，整个身体感觉飘飘然然地松。很空，很松，气就来了。有时候能量来的时候，冲击力很强，身体会自然地发生抖动。

# 内在小孩的养料

黑房修炼的一个重要内容是连接到真光。道家认为真光、真音、真气三者是宇宙最原始的创造物。在黑房中关闭五根修炼，无思无虑，慢慢进入定静状态。很快，修炼者就会看到光明，这个光就是真光。

光刚来的时候，有点散，无意之间会发现光悄悄来到枕边，床头。那时候会有些惊讶，感觉好像房间开了一扇窗户，光从外面透进来，照亮了房间。但是修炼者心里知道那是不可能的，因为自己正在黑关中。如果一紧张，光就会走掉。

光是无形的，因此光来、光也去，抓不到它。如何把光收进来，道家认为一定有个晶状体在脑中，对进来的光进行折射变成七彩。光一变成七彩，五脏就有相应的顺序与它对应。比如，光进入大脑中央的晶状体后，脑就吸收紫色，肝收青色，心收红色，肺收白色，肾收蓝色或黑色，脾胃收黄色。如果没有晶状体，五脏就无法收光，就像没有会阴就无法收阴气一样。因此，大脑中间的晶状体很重要。

另外一个是会阴，汉字的“会阴”二字意思很简单，从会阴的字面意思来看，就是阴气所汇聚的地方。没有会阴就收不了阴气。没有晶状体就收不了光，光来就光去，气来就气散，练功没有用。爱心来了又走掉了，不把爱心同性结合起来，它就不会变成一个能量，以后就消散了。所以把爱心和性结合起来，它就倍增了能量。倍增以后就有很多的爱，能量很高，要给谁都可以。最重要的是要爱自己，懂得爱自己，才可以去爱别人，才可以帮助更多的人。

一个会阴、一个晶状体，都会反射出里面的色彩。色彩进到每个内脏，以后就成为自己的“良知”，成为灵魂神的颜色，成为内在小孩的很重要的养料，这个养料就是真光与真气。

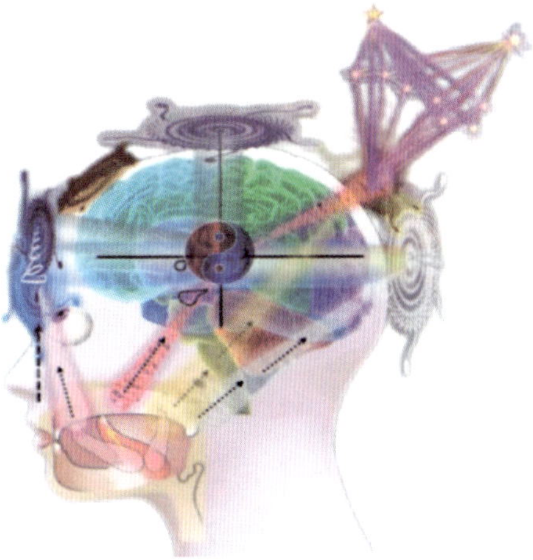

唤醒疗愈之光

在黑房，当练到真气来后，就可以转换这个气，不要让它转换成其他的东西。黑关开始的第一、第二天，人会睡得很久，睡得很香，与入关前所担心的怕睡不着的情形截然相反。睡到某个时候，如果不去开动脑筋，不想事情，保持轻柔，温和，平静，也不讲话，只是守住下丹田，意守丹田，就开始意识到一个一个的能量在身体里面蠢蠢欲动。之后，这些能量就开始转动起来。如果一思考，想事情，或者讲话，就无法觉知到身体里面能量的变化。练到胎息的时候，鼻息一停，真气就来了。婴孩在母胎的时候，不用鼻息，靠脐带呼吸真气进来。所以在黑房里的几天修炼，如果炼到胎息就非常好，就会明白什么是“鼻息一停，真气就来”这个诀的含义，真气就在身体里面转动。有这个体悟后，胎息就很容易了。鼻息停了，有时候停息人不知道，心想为什么停了很久，因为里面的真气在转动，就不用鼻子呼吸了。

黑房里面练功很容易练到真气进来，真气一到，体内就开始一番运作，重要的是这个真气。因为有了真气，说明下丹田的水火在交媾，就会产生一个吸引力。它们一开始交媾，就好像有了一个小的抽气机。小的抽气机就会带动大的抽气机启动，把真气拉进来，真正体会到“鼻息一停，真气就来”这个诀的内涵。胎息就是胎儿在母亲子宫里面不用鼻子呼吸，真气从脐带、头顶、印堂进来。胎儿出生以后，启用鼻子呼吸，叫后天呼吸，肺呼吸，只是我们忘记了曾经在母体里面的先天胎息。世界上只有印度的瑜伽和中国的道家胎息还没有失传。

## 熏蒸脏腑

熏蒸，是道家内丹修炼过程中采用的脏腑去浊纳清的技术。人体里面有精，有水，有火，经过修炼，精就变成了精气，精气可以清洁身体里面的脏腑。比如说熏蒸两肾，在精气蒸得很清的时候，把精气带到肾，熏蒸肾脏，熏蒸后肾就开始呈现洁净的蓝色。之后它就可以凝结，好像一个晶体。这个方法可以用于内脏与内脏之间的排毒净化，因为脏腑之气是可以转换的，但物质就转换不了，除非把它转换成能量。如爱因斯坦的能量公式 $E=MC^C$，M 指物质，物质一燃烧就变成能量，能量是不可以消灭的，只能转换。道家几千年前所练的功夫就是这个原理，所以现代西方科学越研究，越证明中国古代道家的内丹修炼是科学的。因此，每个内脏要熏蒸，过滤，熏蒸之后蒸汽一凝结就变成水，滴下来，才能去浊纳清。把浊气里面的情绪清理掉，内脏就很清洁、干净。每个内脏都住着灵魂神，所以要 9 次熏蒸，再过滤掉里面的负向情绪与病邪，蒸到每个内脏很清。之后再对腑进行熏蒸过滤，把腑的细胞里面的 DNA 修改得越越来越清洁。因此，要明白熏蒸的作用和意义，就是要祛除脏与腑里面消极的情绪、病气，修正不好的 DNA。

内脏逐一熏蒸后，大脑里面的松果体、脑垂体、丘体等腺体就会慢慢增加滴下来的液体，就好像蜜糖一样，由清到浓。慢慢地，经过 9 次熏蒸，每一蒸滴下来的液体就越来越浓，直到最后第 9 次熏蒸。到最后要慢慢停火，不过在那个时候要把握好火候。

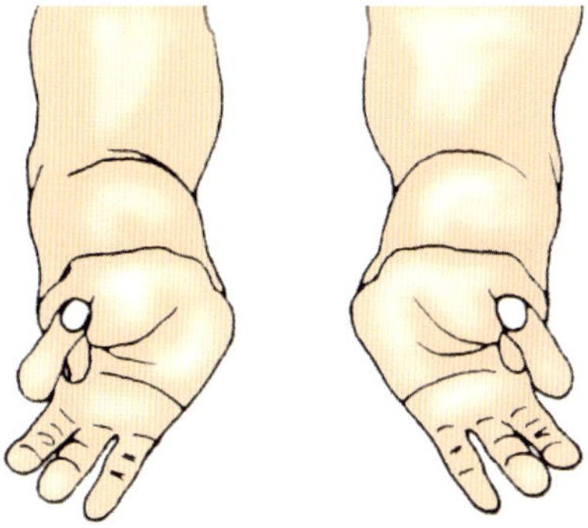

熏蒸两肺手印

脏腑9蒸很重要，此外还有整个淋巴管也要熏蒸，还有整个骨头也要熏蒸，整个脑也有9次熏蒸，都是要熏蒸的。熏蒸以后的污浊之物都会往下流到会阴。

会阴穴以前我们叫作“一点千金”，是道家很守秘密的练法，会阴很重要，因为没有会阴的参与就无法练功，不知道会阴的位置也练不了功。会阴和晶状体，叫法不同，因为《道藏》就是由几十万人写的，不是一个人写的，几十派，各门各派记载传下来的练法和叫法不一样。

熏蒸两肺，气一到，肺经就会自己动，就会感觉到肺经有气在运行，这种感觉在黑房里面特别明显。所以蒸肺，方法得当，蒸得很好，双手往前一伸，就会感觉到整条肺经有气动，说明几千年前古中医发明的经络、穴位是科学的。古时候有个故事，说一个将军去打仗，对方的箭射到他的颌骨。他打仗的时候正好牙齿痛，一支箭射到他的颌骨，他的牙就不痛了，正好射中他的穴位。

在打坐熏蒸内脏的时候，第一个熏蒸的是肺。肺经要是通了，就会感觉到一条线在动。有时候不用去感觉很多，只需感觉到一点，就是这一点一抓住它，就通了。肺经、心经、小肠经，守住它，熏蒸的时候，气来得很快。气一来就开始在经络上走动。还有胃经等其他经络，一步一步地练。

小坎离修炼就练这几条经络，如果在短短的几天里能练出来，就已经非常好了。

古代道家修士不会讲这些秘密的修炼，他们只是坐在那里蒸。十个手指都有经络，肺经、大肠经、心经、小肠经、三焦经、心包经等，一个一个地练。不同的经络在手指上有不同的穴点，找到它们，压住穴点，每一个脏腑都有一个对应的穴点。比如蒸心的时候，找到小指指端心经的穴点，一蒸，很多气来，这个反应是身体自动的。内脏气一到，相应的经络就通，古代道士医病就用这个方法。人体有十二正经，逐一练习，炼到之后非常有效。

中国古人说："炼命就是炼精，炼性就要炼心。"

我们知道肺经的位置，在大拇指指甲外侧，而食指指甲外侧是大肠经。我们不需要记住经络的所有穴点，只需要找到手印掐住相应穴点就可以了，这样就很简单。把手印做好，手印就是用大拇指指尖掐住其它四指指端的不同穴点。

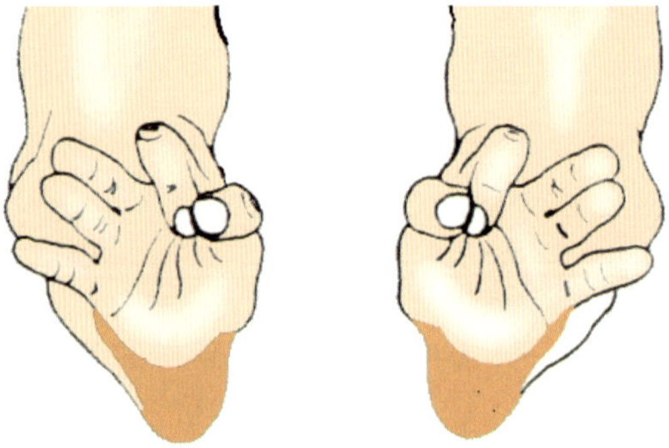

熏蒸大肠手印

小指指甲内侧是心经，小指指甲外侧是小肠经。大拇指指尖捏住中指，是一个大印，是练心包的，这个练法使心不会过热。心包是心脏外面的一层包膜，它保护着心脏，帮助心脏散热。心脏每时每刻都在跳动，如果心有烦恼，心就会跳得很快，心会过热，心包会把心脏多余的热带出去。练功的时候可以把心包的热带到下丹田，下丹田可以储存气。丹田是水，是凉的，热气可以导入丹田。心包一定要清凉，才可以导出心脏的热气。如果心包不通，传导心脏多余热气的功能就会受到影响。

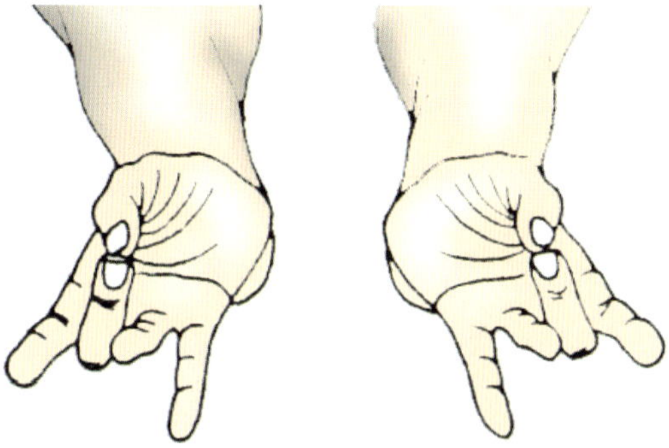

熏蒸心包手印

道家认为心一定要平，心一定要凉下来，不要发怒、急躁。有时候把心降一降，脾气就会好起来。炼性就要炼心，心里面有正向的情绪，如爱心、快乐、感恩，也有负向的情绪，如恨、急躁、傲慢、冷酷等。如果把心练成快乐与感恩、原谅与放下，心就会把能量回馈给肝。肝又会回馈给肾，肾有温柔与平静。如果肾不平静，肾的恐惧感就会出来，因为肾主惊恐。把心的爱散发出来，就像天网一样，从心的地方上下左右散发开去，就上了无限的爱的天网。练功不联络宇宙，是没有用的。连接上天网，就请求下载，无限的爱就可以倍增。这样的倍增是需要练的。

性命相交，把爱心、快乐降到丹田，肾火一来，紫气就来。四个火合在一起变成炼丹之火，再降到性腺。男性的睾丸、前列腺；女性的子宫、卵巢。爱心之火，肾火，它们合起来转化为精气，所以炼命就是炼精。性与命相合就变成了一个很大的倍增的能量。性与命要相交，一交合就变成了爱的频率。爱的波动很强大，它们一合就刺激 DNA 分裂。因此一定要有爱心，快感，对新的细胞分裂很好。中国古人有打坐或静坐的习惯，打坐的时候把身体里面一个一个坏的细胞铲除掉，健康的细胞就会产生。爱的波动就是删除掉 DNA 中不好的记忆，归零。这就是小坎离的功夫。道家的一个诀要用几千页的纸来解释，但是如果不实际修炼、体道，就不会有经验，无法悟道，得道。

大拇指尖压住无名指指尖，是熏蒸三焦。

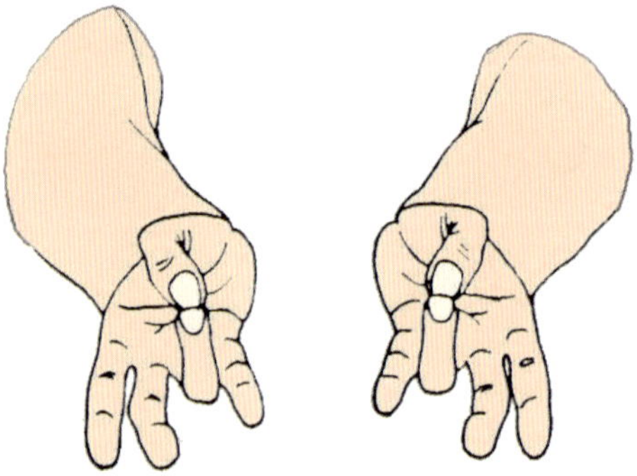

熏蒸三焦手印

三焦关系到体内的荷尔蒙，上、中、下焦都有荷尔蒙分泌。上焦有心与脑，它们时刻都在转动，在发热。如果三焦不交或者受阻，热的气向上，凉的气向下，上焦的气会把中焦的热也蒸发出去，下焦就非常的凉。肾、膀胱、子宫都冷。怎么炼三焦？道家认为脑与心的热气对上焦无用，对下焦有用。将上焦的热气导入中焦与下焦，让中焦温暖，把冷冰冰的下焦变热，腰大肌、肾、膀胱、子宫都需要热。所以冷气就会慢慢升起来上到心包，如果把冷气导入脑，脑就清醒了。

三焦的声音是“嘻”字诀。把气沉到中焦、下焦，脚一暖，肾就暖，因为涌泉联络肾。上焦凉，中焦平，下焦暖，三焦既济，阴阳平衡，这是很好的。外国人就不知道这个道理，他们一热就吃冷的饮食。

## 冲脉呼吸与五脏熏蒸

冲脉又叫中脉，冲脉一共有 5 条，小坎离黑关只用 3 条。

练习冲脉，找到自己舒适的坐姿，全身放松。

调身、调息、调心，做三调准备。

然后吸气，收肛门，眼睛上看百会；呼吸，放松，看会阴。每一次抽提，感觉到中间一条直径大约半寸大小的管道。吸气，呼气，做 9 次。

停下来，内观，观想冲脉左侧有一条红色管子，里面有一个红球。吸气，呼气，两眼上上下下内视左边的红管，红球上下移动，上下为 1 次，做 9 次。

观想冲脉右侧是一条蓝色管子，里面有一个蓝球，吸气，呼气，蓝球同样地上上下下移动，做 9 次。

吸气和呼气都尽量做到缓慢，均匀，细长，切忌快速地呼吸。

红球代表火，蓝球代表水。预备好了水与火，就让水上升，火下降，水升火降。颠倒阴阳，把它们慢慢带到腹部中间。呼气、闭气；收腹，闭气到不能闭了就呼吸，调息。闭气的时候内里空了，就有一个吸引力，有一个坎离睛。找到这一点，水火就交媾，产生小小的吸引力。

这是冲脉练习的一个大概程序。

进一步言及鼎。通过调息之后，将红球往下降，蓝球往上升，呼气时把它们放进鼎里。这个时候有鼎了，水在鼎的上面，火在鼎的下面。闭气，呼吸，调息。吸气到丹田收腹，呼气时气不出横膈膜，反复数次。然后再次闭气，反复数次。非常重要。阴阳交媾几次后，觉得有个吸引力，它带动百会、印堂、后顶、涌泉、会阴、命门、手掌、丹田都有呼吸。

开始有蒸汽来了，就导入丹田炉里。

放松、调息的环节很重要，不能疏忽。

吸气，呼气，闭气。肚脐往命门方向收紧，等它们一交，就呼气、放松腹部，松到鼎里面，气就进入鼎里。有气、有光上来，精气就来，慢慢导入肺、大肠。

食指按住大拇指外侧，是手太阴肺经。肺是气的开始脏器，一动了肺气，就可以意想胃、脾，就可以练胃经、脾经。大拇指按住小指外侧，是手太阳小肠经。蒸了小肠后，小肠的气凝结，就把好的气升到心和心包，因为心和心包不能直接蒸，必须隔一层蒸。

内视小肠，熏蒸小肠。小肠经手印：用大拇指按住小指指甲根部外侧的地方，熏蒸小肠。手印做好后意想小肠，吸气收腹，呼气放松；吸气收，呼气放。动了气，得气，就要抓气。就像高压锅，得气，放气。将气导入小肠，将气绕住小肠。感觉小肠非常好，暖暖的舒服的气，小肠舒服很重要的。

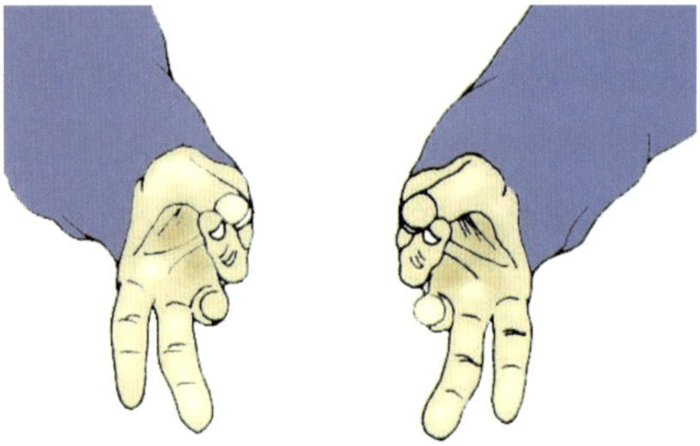

熏蒸小肠手印

吸气，将气往上带到心与心包。心包经手印上一章已经讲过，就是大拇指与中指指尖相压，压一压，气就开始走动，就觉得心包很清凉，不太热。气走动，能量来了。以前道书里面没有讲清楚的以为是神来了。

然后再压小指内侧，是手少阴心经。心经手印：用大拇指按住小指指甲根部内侧的穴位，把气导入心，感觉心平静，不急躁。心凉，心平就可以炼性，心不平就无法炼性。心烦就不能平静，容易产生情绪。

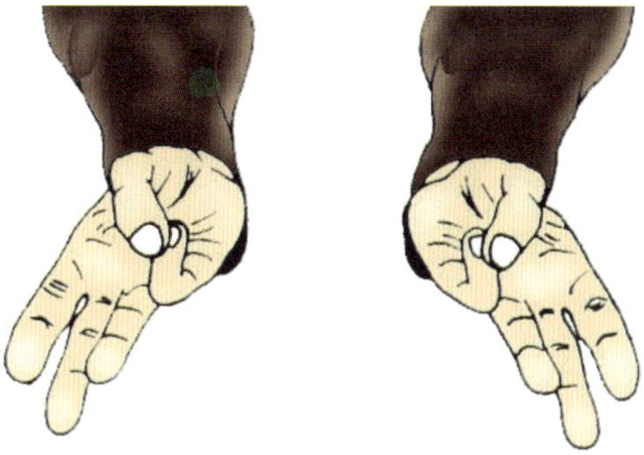

熏蒸心手印

接着是熏蒸三焦。三焦经手印：大拇指按住无名指指甲根外侧的位置，先蒸下焦，下焦凉，蒸到温暖后就可以上到中焦，再上到上焦。内腔里面有空的地方就是焦，腹、胸的空地很多。三焦一凉快，每个内脏就把它的热散到空地。三焦就是一个温度调节的空间，冷气与热气一交，就变成水，慢慢降下来。冷气上，热气降，三焦调和了，小腹部就暖，肾暖，就有快意。大拇指和无名指一捏，就感觉上下在调控，气在转动，全身都舒舒服服。学会了这个方法，以后遇到紧张或者惊恐的情形，就会想起这个感觉。一个人生气愤怒时，就可能出现肝气过旺而生热，心烦，疲累，有恨，舌头大，牙齿咬舌头等情况，就是上火了。练练内功，平衡三焦，心平，肝就不发怒了。这是道家最早的心理学。

继续放松，调息。吸气，呼气。放松，松到鼎里面，突然感觉到里面有气来，有光来。气一上来，又可以重新开始将它导入肺、大肠，熏蒸大肠。

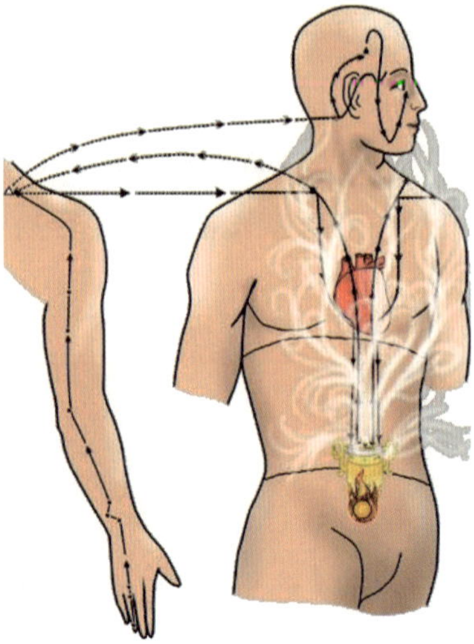

三焦经

用大拇指按住食指指甲根部的外侧，是大肠经的穴点，其他的在脚上。

脚的第二趾趾甲外侧靠近第三趾的是胃经的穴点。脾经的穴点在脚大拇趾趾甲外侧的地方。按住这两个穴点熏蒸。脚上的穴点熏蒸不如手印方便。

放松，摆动尾闾、坐骨，摇尾巴，感觉骶骨发热，变成火龙，不要变成水龙。感觉热量从脊柱底部往上爬升，整个脊椎发热，能量上到颈部、大脑。

内视会阴，吸气，呼气，闭气。收腹，肚脐往命门方向收紧，压紧腰椎，把它拉到中间的冲脉。

吸气，呼气，冲脉右侧蓝色管子的蓝球上升，左侧红色管子的红球下降。

闭气，收紧腹部，感觉到下丹田中间点水火在交，感觉到中间有个吸力在拉小腹、内脏、骨头，觉得吸力很大，阴阳二气交媾形成坎离睛。

调息。把神意带到下丹田、肾、心。吸气，呼气，调息，真气进来了。

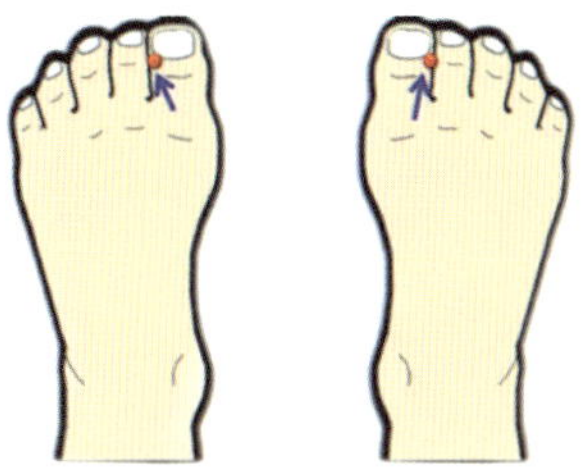

脚大拇指肝经的穴点

再移动神意注意到百会、印堂、山根、耳朵等有气进来。如果身体里面很多地方有淤堵，气就没办法循行。

熏蒸两肺。放松，越放松、越微笑，就会吸引很多紫气、真气到来，这就是宇宙的能量和智慧。感觉到一股暖气，把它带到肺，清理肺，去浊纳清，让它清洁两肺，用自己的真气来燃烧转换能量。熏蒸肺，感觉肺很清洁。熏蒸过后变成白色。观想两肺，内视两肺，感觉到鼎炉有非常多的蒸汽在熏蒸肺。继续熏蒸，把肺转换成一个能量。白色的气，每个内脏外面都有一个“皇宫”包住这个内脏。魄在肺，开始看到肺变成白色了，更多的白色显现出来。

舌头放松，微笑、内观，很多口水就出来，神意带动真气，最后变成水。9 次熏蒸，蒸到一定时候也变成水，这个水流下来流到鼎里。

肺与大肠相表里，把大拇指压到食指的外侧，神意集中到那里。蒸汽一到，带到大肠，观想上结肠、横结肠、下结肠，熏蒸大肠。肺与大肠相连，肺一热就容易便秘。

心蒸到融化了的时候，心里面慢慢感觉到有一种像蜜糖一样的琼浆滴下来。蒸心，蒸到融化，心一蒸就软下来。

之后，还可以继续熏蒸脊椎和淋巴管。

将意移至脊柱，放松脊柱，用意带蒸汽到尾闾、长强，移炉换鼎。蒸脊椎很重要，蒸内脏的时候把内腔清洁了，很多不好的情绪可以用蒸汽净化掉。将鼎往下移到会阴，意守会阴。蒸尾闾、长强，慢慢地有一个感觉，感觉到有一个气上到尾闾……

静，松，笑，气上到骶骨、腰椎，内视脊柱，用蒸汽缠住脊椎，转动脊椎，越蒸，金的颜色就出来了。

蒸汽沿着脊柱往上，整个脑、整个颈椎、胸锥、腰椎都很清洁，很舒服，很温暖。用神意带动它，蒸神经，骨髓。

蒸淋巴管。肠胃有很多的淋巴，腹部、手臂的淋巴也很多，感觉蒸汽蒸到了全身，覆盖全身，观想淋巴管的位置和形状。

把气集中到下丹田，对膀胱微笑，把气带回内脏，去到膀胱，肝，胆，感觉到内脏不一样了。对心与小肠微笑，用神意带动它们，觉得练到的气归到了内脏。五气朝元。

散发皮肤的呼吸，沐浴蒸汽。吸气、呼气，毛孔的呼吸，感觉到毛孔一开一合。越蒸越清，以后就变成水，滴下来，越蒸越浓，下到鼎。把身体转换成一个气的身体。

封固。

可以用手去收功。男士，双手叠加在腹部，先顺时针由小到大转 36 次，再由大到小逆时针转动 24 次。女士则相反，先逆时针方向由小到大转动 36 次，再顺时针方向由大到小转动 24 次，收归丹田。

## 北斗七星

据《云笈七签》卷二十四日月星辰部记载：“北斗星者，太极之紫盖，玄真之灵床，九皇之神席，天尊之偃房。第一太星精名玄枢，神曰阳明；

第二元星名曰北台，神曰阴精；第三真星名曰九极上真，神又曰真人；第四纽星名曰璇根，神曰玄冥；第五纲星名曰太平，神曰丹元；第六纪星名曰命机，神曰北极；第七关星名曰玄阳，神曰天关；第八帝星名曰高上皇，神曰八景虚元君；第九尊星号太微玉帝君，神曰太素七晨元君。斗有魂魄之星回旋在斗外，裹缠于斗，斗在内也。阳明、阴精二星之间，是星斗魂魄的魁首，名曰天枢魂神，斗次第二星名曰天璇魂神，斗次行第三星名曰天机魄精，斗次行第四星名曰天权魄精，斗次行第五星名曰玉衡魄灵，斗次行第六星名曰闿阳魄灵，斗次行第七星名曰摇光大明。”古人认为七星距离地球四十万里。北斗实际有九星，七星显二星隐，人们肉眼可见的只有七星。故《黄帝内经素问·天元纪大论》说：“九星悬朗，七曜周旋。”道教出于对天地的敬畏，还将北斗九星人格化，称之为星君。北斗第一星天枢星又叫贪狼太君星，第二星天璇星叫巨门元君星，第三星天玑星叫禄存真星君，第四星天权星叫文曲细星君，第五星玉衡星叫廉贞罡星君，第六星开阳星叫武曲纪星君，第七星摇光星叫破军关星君，第八星左辅洞明星君，第九星右弼隐光星君。这九颗星耀的名称应用在中国古代道教术数体系之一《紫微斗数》中，占据重要地位。

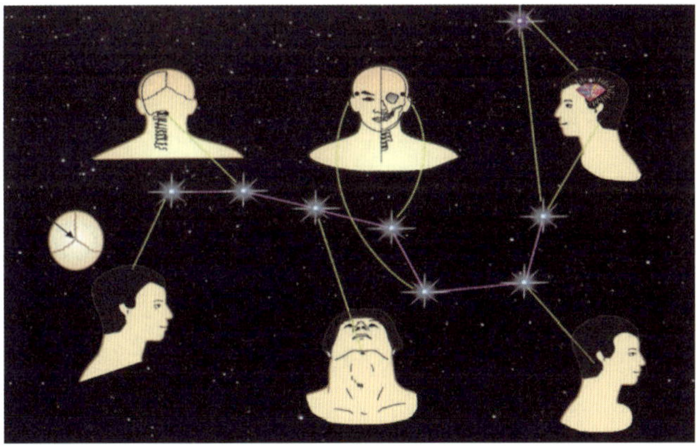

北斗七星

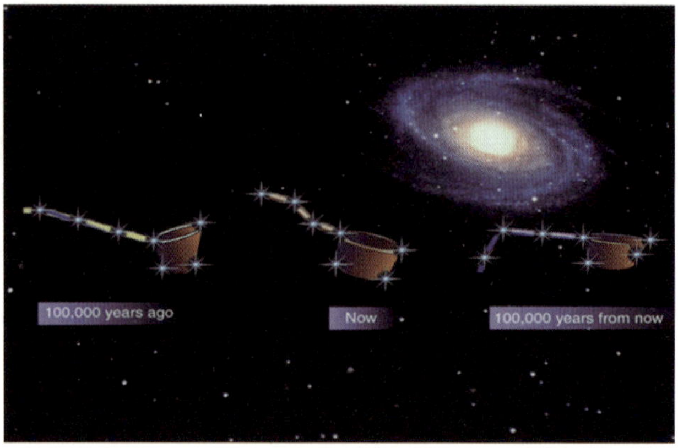


七星斗柄指向

在医学方面，古籍记载北斗七星具有消灾祛疾、延年益寿的意义。西汉时期成书的《黄帝内经》是一部中医学巨著，其中《素问·刺法论》详细论述了五疫发病时冥想北斗七星的防疫作用，曰："气出于脑，即室先想心如日。欲将入于疫室，先想青气自肝而出，左行于东，化作林木……五气护身之毕，以想头上如北斗之煌煌，然后可入于疫室。"这里指的是医务工作者在进入疫情的房间或场地之前需要提前做好自我保护和防疫准备。它包含了五种避疫导引法，其中之一就是观想北斗七星在头顶"煌煌"晶耀。关于北斗，史书上有诸多记载。北斗七星斗柄的指向是古人判断气候、物候变化以及农耕、打仗、祭祀、预测、治病、养生等都赖以观测的天象，这在易经以及道家的术数上尤为显著。田合禄的《五运六气》一书中说；"天文观测诞生了阴阳五行观，成为中医和人文的理论基础，天道不明，则医道难明。"《素问·天元纪大论》中"九星悬朗"以及《灵枢·九宫八风》的九宫图就是北斗在《黄帝内经》中的具体运用。五气护身、观想北斗，是"气出于脑，即不邪干"思想的重要前提。医务工作者冥想准备就绪，就可进入疫室。此外，道家认为人出生的时候与天上的星宿有很大关联。因为人在宇宙中，是自然的一份子。人与宇宙同体，与万物合一，人自然

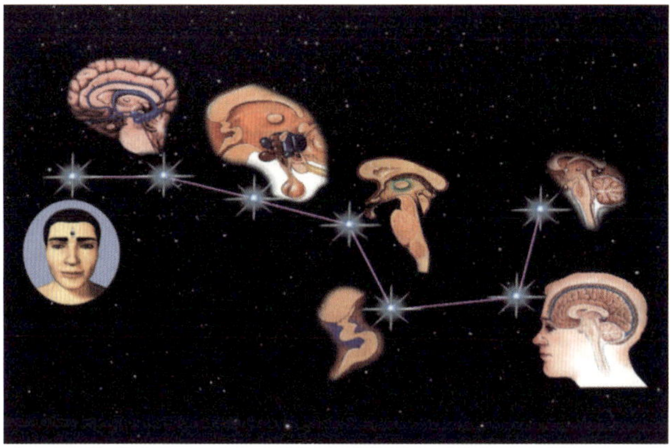

七星对应人脑

会受到外部环境的影响。

从以上古代文献来看，古人认为北斗七星保护我们的灵性与魂魄，每颗星都与不同的魂魄相对应。在养生修炼方面，除了日、月，北斗七星是我们经常要对练的星斗。它们对应我们大脑的 7 个点，就是大脑里面的荷尔蒙。这样的练法技术我们已经用了几十年了，很成熟。

第一颗星是紫色的，对应小脑。

第二颗星是深蓝色的，对应记忆中心，注意它中间一点，想它跳动。

第三颗星是浅蓝色的，对应松果体。从眉中拉一条线穿过大脑到后面，两耳朵尖上方对拉一条线穿过大脑，两线交叉，后面一寸半的地方是松果腺的位置。

第四颗星是绿色的，对应丘脑，在脑中间上面一点。

第五颗星黄色的，对应下丘脑，在丘脑下面一点，心的跳动影响到下丘脑，慢慢感觉它，它们是相连的。

第六颗星是橙色的，对应嗅觉中心，从山根处往里往上一点的位置。

第七颗是红色的，对应脑下垂体，在眉中进去一寸半的位置。找到它，对它微笑，感觉到它在一闪一闪地亮晶晶，有一个频率在脑下垂体。

明白了北斗七星的结构图，以及对应大脑的点位，就可以练北斗，连接北斗的能量。

练习似倒非倒。快要倒时，全身的力量下到脚跟，然后放松，摆尾巴，地龙就上来。地龙变游龙，再变成火龙。这个动作练几次，整个脊柱很快发热，气就上到头顶。松到忘记，地气就上来了。地气一来，天气就降下来，这是一对阴阳。松上，松下，一直向上，松到北斗七星，感觉它在拉拽。觉得自己很轻，很飘，松到忘了自己。记住，北斗七星是拉我们的力量。北斗七星的跳动带动地球，地球带动我们的脉搏。道家几千年前就知道北斗七星先带动脉跳，然后是心的跳动。胚胎在四周后才有胎心，脉搏跳动早于心的跳动。北斗七星的跳动带动脑的跳动，这是4个原始的脉跳，它影响到人体52个脉跳。如果他们全都在跳动，就长命。

北斗七星又叫紫宫。北斗有最大的智慧，如果链接到紫气，就连接到大智慧，前提是要联络到它的星斗，拉紫气、跳动。当然，不管我们是否联络到北斗，北斗都在跳动。

有一点很重要，地线通，天线通，请求北斗七星下来，举头三尺有神明。下巴内收，后顶往上顶，冥想北斗，感觉北斗在拉自己。紫光进来，带进每个细胞，变成自己的一份子。这个气就被消化了，否则气就会存在身体里会发热。大脑一发热就容易走火入魔，出现幻象。

## 骨骼呼吸

骨骼呼吸或者骨骼压缩是“清洁骨髓”的方法。它可以清除骨髓中的脂肪，这样就可以更好地导引和吸收能量进入骨骼，帮助骨髓再生。在这个过程中，我们利用铁布衫功法中产生的气，把气吸收到骨骼中，从而大大增加了气的循环。随着循环的增加，气被允许自由地流入骨骼和血液中，携带必要的营养和养气。这样的练法能够很好地促进体内气血的循行，骨骼周围肌肉的紧张也会得以减轻。这样一来骨骼会变得强壮和健康，因为骨髓作为红细胞和白细胞的主要产物，在这个过程中有了生长的空间。

这个过程需要花时间去练，最重要的是练习的时候要放松，不要紧张。

骨骼呼吸分为两个阶段。

第一个阶段：通过使用意和眼的力量，将外部能量经由脚趾和手指吸入，逐渐向上到达手、手臂和头骨；然后向下到脊柱和两腿。将外部能量吸入身体后，要去感受到能量所到达的每一个区域。有的人会感觉到酸、胀、麻、刺痛，有的人会感到某个部位有气充实，还有的人会感觉到他们的骨头里面“有不一样的东西”，多数人会说他们的腿更有感觉。当用手指吸气时，感觉会凉爽；呼气时，感觉是温暖的。去感受骨骼的内在，不管有什么样的感觉，骨骼呼吸是为了清理存储在骨髓中的脂肪，为身体创造新的能量提供空间，这将使骨骼能够存储、重建和再生骨髓。

第二个阶段：通过脚趾吸气，然后逐步向上吸气，吸到大腿骨。吸气

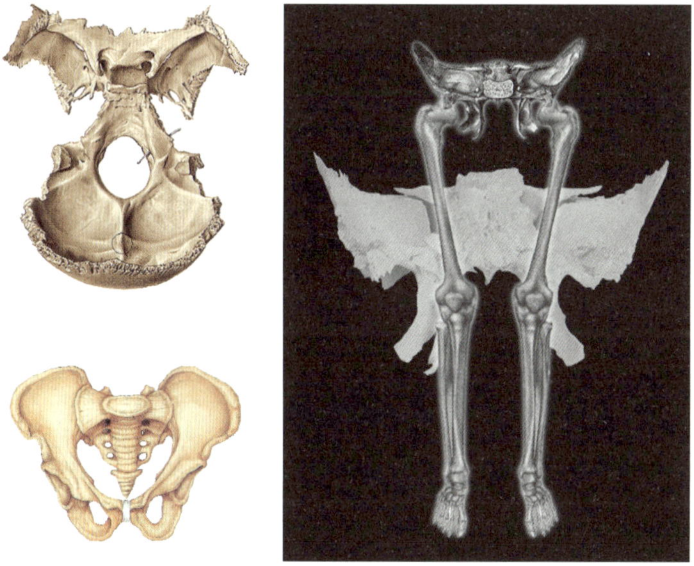

蝶骨

后，屏住呼吸，但不要憋气太久，以免感到不适。然后通过脚趾向下向外呼气。接着，通过腿部向上吸气进入臀部，再通过腿部向下呼气。完成这个动作后，从腿部向骶骨吸气。这时候，可能会感受到能量从背部涌上来，然后从整个神经系统呼出气。从背部吸气，会感觉到这个呼吸会有点长。

最后，通过背部和腿部呼吸时，同时也通过手指呼吸，将呼吸往上带入两臂、两肩、大椎，进入头腔。

记住，能量在这些穴点会被吸收和释放得更有效，如脚趾、指尖、肘部、膝盖、骶骨、大椎、命门、肩膀和鼻尖。

在黑房里面练习骨骼呼吸，效果非常好。

预热，取站姿，双脚分开，两膝盖微微弯曲，全身放松，双手叉在胯部，慢慢左右转动腰椎，打开命门。

吸气，往左转，再慢慢呼气回转，做 6 次。

吸气，往右转，再慢慢呼气回转，同样做 6 次。

转动时以下丹田为中心，轻轻微微地转动，不要太快。转动的时候，把意念放到命门，腰椎。感觉它们在呼吸。

我们的骨头里面有很多的空隙和空间，运动的时候，骨头和骨髓都在呼吸，产生干细胞、红血球、白血球。

内视全身骨骼，然后把注意力移动到中宫。内视中宫，中宫在中脘穴的后面，吸气，呼气，中宫内收；再吸气，再内收；呼气，放松。呼气，感觉到肚脐有一个抽气机，在中宫有个抽气机，吸气，呼气，调息。

第二次，吸气，呼气，同时将中宫往脊柱方向挤压，闭气，直到不能闭气了就吸气。

然后内视全身的骨头，吸气，呼气。

短吸气，吸气，吸气，吸气，连续吸，吸到你的骨头。

再吸气，压到骨头里面去。

再吸气，压手压脚蹬地，吸气到骨盆、腰椎、骶骨。

再吸气，往里压。吸气的时候，把气往里吸，去挤压骨头，同时把肌肉收紧。

感觉气以螺旋式的方式在旋转，缠绕着骨头，感觉骨头发热。

调息，吸气，呼气，放松。这是一个很高的内功修炼方法，是练习洗髓功的一点点的功法，但是这个是真传。

明白怎么练习后，就知道这其实不是什么秘密，但在古代这个是秘密的练法。

感觉骨头在发热，里面的骨髓在燃烧。它生成干细胞。现在的科学也越来越多的证明，道家几千年前修炼的这个方法，对人的骨髓是非常有帮助的。如果每天都处于高度紧张的状态，那么就会造成大量的白血球、红血球死亡，身体里面有很多的“特种兵”都会受到伤害。

通过练习骨骼呼吸这样的方法来训练肌体免疫力，增强骨骼里面的抵抗力，身体就会越来越好。

骨骼呼吸也有助于内丹练习。

经过调息后，同时将肚脐、中宫收紧，即下丹田和中丹田收紧。微微地弯腰，含胸，呼气，将两个丹田往后面挤压，感觉下丹田和中丹田有两个抽气机在拉动。

闭气。然后吸气，呼气，调息。

当闭息到一定时候，身体就会发微微发热，紫气就会来到周围。把紫气拉进来，压到骨头。压到骨髓。

再吸气，再吸气，然后闭气，感觉骨骼在发热。

调息很重要。

在黑房里可以倍增内观内视的感觉，倍增对内在世界的感觉。一个人想要好的身体，就要把脊柱上的几个大泵搞好。脊髓在脊柱里面上上下下流动，防止身体老化。

放松，呼吸时感觉尾骨、骶骨和脑在呼吸，在跳动，这就是脊柱呼吸

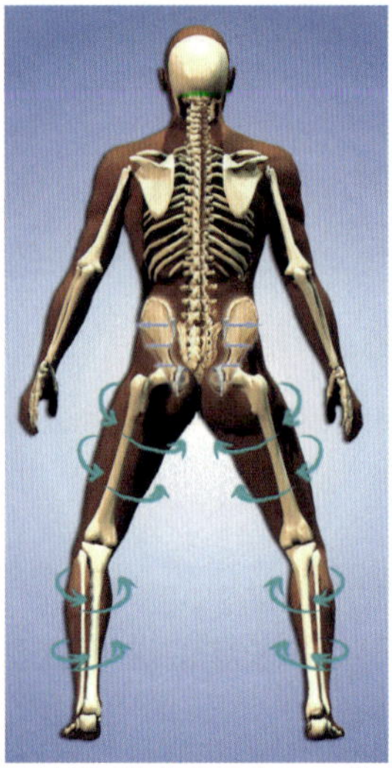

骨骼呼吸

法。坎离修炼就是把求生的生命力增多增强，小坎离把真气收进来，闭气到 30 秒钟，就刚好，病气就会离开。松、静、内视，就可以感受到真气来。真气进来后好好地呼吸，就变成我们自己的元气。

另外，我们的身体有很多地方可以提炼真气，消化真气，吸收真气，成为我们自己的气。

正呼吸可以增加灵魂神的养料，灵魂神来到身体的目标是为了成长。食物消化产生真气喂养灵魂神，还有与宇宙的智慧相连。宇宙有许许多多的高级智慧，它们可以与个体的智慧相连。身体也可以带着灵魂神到处走动，旅行，提升它的灵感。

## 内脏呼吸

内脏呼吸法，帮助内脏运动、排毒和净化，属于内功。

古人认为人的内脏器官的精华源自上天。春秋时期的思想家、杂家学派代表人物管子说：“天出其精，地出其形，以此成人。”这个“精”，指的是先天之精气，混沌之气。古代道家认为，自然界的第一力量是宇宙之力，也叫“天力”。它通过日月星辰、行星、银河系等显化，这种普世的力量滋养着宇宙中每一个个体的精神、意志和灵性。《周易·系辞上》曰：“是故《易》有太极，是生两仪，两仪生四象，四象生八卦。”“两仪”指阴和阳。《周易·系辞下》说“天地氤氲，万物化醇。男女构精，万物化生”，这里“天地”“男女”皆指阴阳二气，一阴一阳相互推动转化产生万物。老子《道德经》说：“道生一,一生二,二生三,三生万物。”“一”指的是混沌之气，原始之气；“二”指阴阳二气；阴阳化生五行，即木火土金水。《黄帝内经素问·天元纪大论》认为宇宙元气运动变化的大规律直接影响人的五脏六腑，揭示了人的五脏六腑与天地阴阳五行的密切关系。“黄帝问曰：天有五行御五位，以生寒暑燥湿风；人有五脏化五气，以生喜怒思忧恐。”《素问·生气通天论》篇说：“天地之间，六合之内，其气九州、九窍、五脏、十二节，皆通乎天气。”自古以来，那些通晓天道规律的人认为生命的根本是与天地相通的，人的“九窍”指眼耳鼻口及前后二阴，“五脏”即心肝脾肺肾，“十二节”指人体的十二正经和12个大的关节。总体而言，人体的五脏六腑关窍经脉都是与天地之气相通的。因此人的健康会受到外界环境的影响，外界的正邪之气都会作用于人体器官，这是外因；人的内在七情六欲、五劳七伤是造成疾病的内在因素，内因和外因共同影响人的健康。中医认为五脏是情绪和欲望的载体，喜怒忧思是五脏的精气所化生，过多的欲望会导致内脏精气损耗，引起五脏之间的不平衡。特别是负面情绪在体内堆积，成为内脏的毒素。内脏排毒和净化，是医家、道家十分重视的养生手段。

古代医道不分家，东晋著名医家葛洪就是一位有名的炼丹家、道教神仙哲学创始人。他的医著很多，如《肘后备急方》《玉涵方》《神仙本草经》《抱朴子》等。在《抱朴子内篇》中，葛洪提出“朝夕导引，以宣动荣卫，使无辍阂”。葛洪借助中医整体观理论指导导引实践，使导引处方既科学又严谨。如他的“食气”导引就包含了日月星辰、五行、五脏、五色、五气等要素在内，说：“或食十二时气，从夜半始，从九九至八八、七七、六六、五五而止。或春向东食岁星青气，使入肝；夏服荧惑赤气，使入心；四季之月食镇星黄气，使入脾；秋食太白白气，使入肺；冬服辰星黑气，使入肾。”可见人体五脏之气与宇宙星辰的紧密关系。人的各种负面情绪会影响脏腑之气与外界能量的正常交换，不同的情绪分住在不同的器官里，并产生相应的病症。《素问·宣明五气》中说：“五气所病：心为噫，肺为欬，肝为语，脾为吞，肾为欠为嚏，胃为气逆为哕为恐，大肠小肠为泄，下焦溢为水，膀胱不利为癃，不约为遗弱，胆为怒，是谓五病。”意思是心气失调就会嗳气，肺气失调会咳嗽，肝气失调会喋喋不休或沉默寡言、郁郁不欢，脾气失调则不思饮食或想吐，肾气失调就会打哈欠打喷嚏。与脏气失调相对应，六腑之气失调也会生病。胃气不降则会产生气逆、呃逆或恐惧，大肠小肠之气失调则会发生泄泻，三焦之气失调则不利于气化，膀胱之气失调不能气化则为癃闭，或小便失禁，胆气失调则为易怒。因此脏腑排毒十分重要，在黑房中，通过辟谷将食物产生的毒素、宿便排除掉，同时通过导引法祛除长期的负面情绪和压力，将所产生的毒素引导入地下，成为大地的有机肥料，这样就使身心得以净化。导引法是流传至今的中医“六艺”之一，是最古老的非药物疗法。《庄子》中提出的“导引”主要养生功效就是“导气令和”，调和体内各种不和之气。因此黑关修炼就是一个不断内化、自我反省的过程。

先反观全身，慢慢把神意收回到身中。然后找到中宫黄庭的位置，把手放在肚脐，在肚脐与胸骨之间拉一条线。这条线的中点就是黄庭。它的左侧是脾胃胰腺，右侧是肝胆，属于消化系统。对胃和肝胆排毒，最简单有效的方法就是收缩胃和肝。收缩，再放松，反复多次，就会把内脏里面的废物排出去。收缩、放松时血液会加速进入脏腑。

脾胃排毒。胃是一个口袋，吃太多的食物就会撑大，要缩小胃。

用反呼吸练胃。闭眼，内视胃，观想胃的形状。吸气时想着胃，缩胃，呼气时胃放松。

吸气内收胃，呼气放松，反复多次。

双手叠加在一起抚揉胃，用“意”命令胃缩小。如果胃有胀气，就用胃的声音“呼”字诀帮它消化，吸气到胃，呼气时发出“呼”的气音，胃音可以排出胃里的浊气。胃里有气，就不能很好地发挥消化的功能，气和食物混合在一起，食物就只好等胃气排走了再消化。越等气就越多，气进入小肠，然后再进到大肠里去。这样一来，就会出现腹胀，食物里的养料身体就无法得到，而且大便也会受阻，身体就很难受。练习“缩胃功”，每天吃好饭，打几个嗝，就帮助了胃的消化功能。

肝脏排毒导引法：

先将双手手掌放在肝脏前面，保持一拳的距离，掌心对着肝部，吸气时肝脏慢慢慢往里收，呼气时肝脏慢慢放松，反复做6次。然后闭眼，内视肝脏，跟肝脏连接，对肝脏微笑，移动双眼左看右看肝脏，看看里面有没有藏着负向情绪；愤怒、生气、嫉妒。慢慢吸气，呼气，然后打开双手上举，在前额处翻转掌心向上，指尖相对，两手臂呈弧形，两眼看着手背发出肝音“嘘”字诀，吐出肝脏的病气、浊气和毒素。双手慢慢带下来，闭眼，再次内观肝脏。反复做6次。

完毕，感觉肝脏很平衡，充满了正向的能量：慷慨、仁慈、欣赏。

如果我们每天都让胃、肝、肠等长期处于工作和压力的状态，胀气的状态，健康就会下降。因此，学会对身体微笑，感觉胃、肝收缩了，没有胀气了，身体就会很舒服。慢慢练，还可以进一步收缩脾脏。

肾脏排毒导引法：

搓热双手放在两肾，闭眼内视两肾，吸气时两肾慢慢往里收紧，呼气时两肾慢慢放松，反复6次。然后发肾的声音“吹”字诀，呼出肾里面的恐

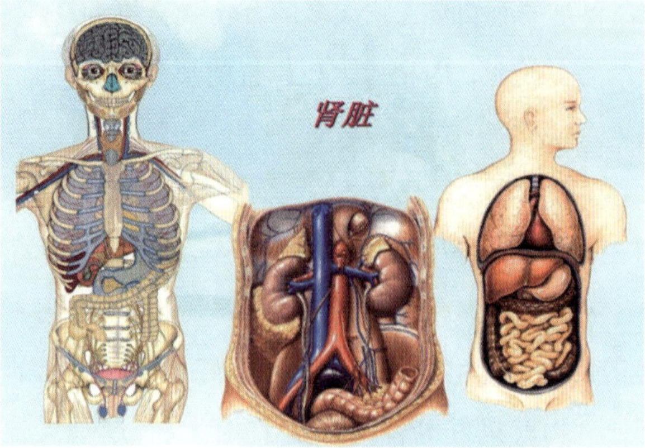


肾脏

惧、创伤。肾属水，喜欢温暖。呼气的时候观想肾的负面情绪被排到地下，大地母亲接收转化负向情绪为有机的肥料。

心脏排毒导引法：

心也是一样。心里的恨、急躁、傲慢等情绪会影响心的气机流动和气血平衡。内观自心，感觉自己的心跳，听内心的声音，内脏是有声音的。双手放在心脏的前面，与心脏保持一拳的距离，吸气时心脏微微往里收。注意，这里是很轻很柔地内收，切忌用力过大。呼气时心脏放松，反复练习 6 次，然后发心音“呵”字诀。心脏装有支架和起搏器的不宜练习心脏排毒法，但可以在膻中穴的部位练习心的声音，呼出心里的急躁、恨等浊气、病气。

其他内脏也按照同样的导引呼吸法练习。

每一个内脏练习完毕，且熟练了，慢慢增加会阴、肛门、脑的呼吸。这在古代是道家很难讲的内功。内功就是把内脏的能量集合起来，如果每个关节、内脏把能量集合起来，那就会形成内在强大的能量。练习内脏呼吸法，重要的一点是用意去收缩它，再放松。气到，血到，吸气收缩，血就进去了；再收，再压，再放松，反复多次，每一次的感受都会不一样。

## 癌症就是要供养自己的情绪

我们都知道一句古训，“人生自有大药在。”道家认为人的五脏有5个精华，精华就是宝，就是“药”。五脏对应五行，它们分别是肝木，心火，脾土，肺金，肾水。五行之间相生相克。五行相生，木生火，火生土，土生金，金生水，水生木；五行相克呢，就是金克木，火克金，土克水，水克火，木克土。相生意味着支持与倍增能量，相克就是冲突与克耗能量。道家讲采药，实际上就是五行相生的练法。就好比你种了很多的药材，等到一定时候就可以采摘。采药是一门非常深的学问，在进入黑关之前我们会学会如何相生，如果能每天花几分钟练习五行相生，回到身体，对身体微笑，养育，相生，倍增，就很少生病。

木火土金水，五行相生，身体就会越来越强壮，否则每个内脏之间能量不平衡，有的强，有的弱，相互打仗，结果就是耗尽自己，内脏里面的精被消耗掉。内脏相克时就会有很多的病痛出来。如果五行之间相互调和支持，那就是相生，就是培育能量，身体会越来越好。现在很多的研究证明，对一个癌症患者来说，如果想得开，看得开，心情好，出去旅行，癌症就消失了。为什么呢？因为他发现原来很简单，开心快乐，病痛就离开了。其实，癌症就是要供养自己的情绪，即身体里面有一种情绪，需要命主去供养它。一旦把这个情绪养好，癌症就没有了，就消失了。开心就是一种药。心里的药，心药的力量很强大。如果每个人的内脏与心合起来，同心就会同德，就会产出“大药”。

现在我们明白心有快乐、感恩、有很多的爱、无条件的爱，它们可以治愈癌细胞。但那是要炼到某个层次的快乐、感恩，才可以治愈癌症。也就是五脏都要联合起来，每一个内脏都要快乐，每一个内脏都要获得相生的顺序，五脏的能量高度整合，才可以治愈癌症。

《黄帝内经素问·举痛论》说:“百病之于气也，怒则气上，喜则气缓，悲则气消，恐则气下，寒则气收，炅则气泄，惊则气乱，劳则气耗，思则气结。”中医十分重视情志调理，过激的、亦或低落的情绪都会损伤脏腑阴阳之气。而内伤七情、外感六淫（寒）等皆可导致“九气”病，如气逆、气乱、气结、气下等。这九种气的变化各自不同，所致病也不同，如发怒肝气上逆，血随气上行可致呕血，或肝乘脾土发生飧泄，悲伤致上焦壅滞、气瘀于下焦胀满、腠理闭塞等各种疾病。临床医学统计数据显示，90%以上的肿瘤患者均与精神、情绪有直接或间接的关系。精神创伤、不良情绪成为患癌症的先兆。因此，《灵枢·本神》提出:“和喜怒而安居处。”要懂得调节情志，通过导引呼吸法调和脏腑之气，及时将不良情绪“劫持”于体外，使内在平和安宁，少生病乃至不生病。胸腺分泌的快乐激素可以抵抗抑郁等负面情绪。修心，炼己，就是供养疾病的修行，特别是癌症，自身的潜在治愈力是最好的药。

采药就是自己身体里面有药材，找到一个法，把这个药材炼好，药才能够治病。我们说有一种药叫小药，会结成一个丹，就是小还丹。小还丹的意思是你自己的“真我”回来了，“真我”一回来，就把灵魂神魄合在一起带到丹里面。这个采药的方法就是从内脏开始练习，培养与养育内脏的精华，倍增内脏的能量。可以同心，可以同德，五脏联合起来做一件事情，增强抵抗力，修复受损细胞。很多国家的学员包括癌症患者，他们练习了内在微笑，把五脏的负面情绪和毒素排掉，情绪调整好，有快乐、爱心、感恩，练功贵在坚持，重新找回健康，仿佛重生。

因此，要明白本书所讲的方法就是：灵魂神魄是一个能量，它们和普通的能量不一样，它们是有智慧的能量，凝结很多的高级的能量。和普通的能量不一样，它可以千变万变，能量可以散开，可以吸收，可以转化，可以转变成很多形状。

这样高级的能量，住在心里、肝里、肺里、肾里，它们都是智慧的能量。智慧的能量从初始阶段就是以凝聚的形式存在，它不会散掉。采药和小还丹，就是内在灵魂神融合在一起的能量。

之后，再同外界自然的能量结合，就是大还丹炼养法。

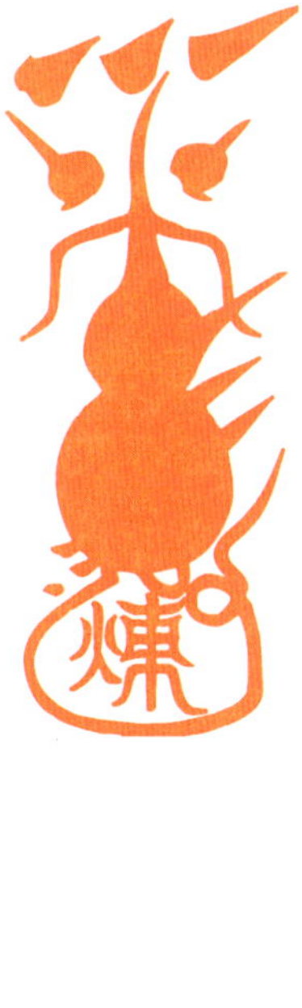

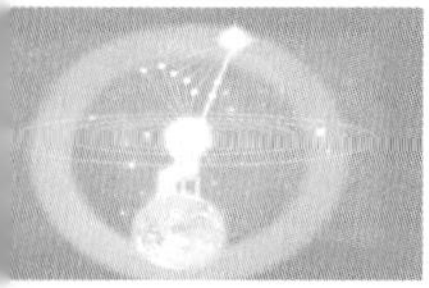

# 第七章

## 五行生克倍增能量

前面已经了解了五行的基本理论，本章讲讲五行生克的练习。

放松是第一要务。轻轻摇动尾骨，摇骶骨，摇腰椎，慢慢往上摇晃到胸椎、颈椎，摇松脊柱上的每一个部位。对练习的部位微笑，笑到脊椎里面。感觉到这个微笑笑到了内脏、颈椎以及大脑里，感觉到自己真正和它们有连接。

从肺开始练习，我们知道每个内脏都有自己的颜色，五脏有五色。五脏与宇宙的能量相连，通过练功，可以让我们的五官和内脏的能量倍增。

慢慢安静下来，让身与心都逐渐平静，闭上眼睛内视内腔，对内腔微笑。把神和意收回来，收到身中，平心静气。在黑房里面不用手机，没有电话，没有人谈事，不动心，不想外面的事情，学会放下。

调息，吸气，呼气，把呼吸调整得很均匀，让自己平静下来。

1. 内听肺的声音，把注意力放到两肺，感觉到两肺，与自己的肺连接。

吸气，呼气，闭气。微微含胸拔背，调息。第一次闭气的时间可以稍短。

再次吸气，呼气，闭气。这一次闭气可以数数，拉长一点时间，目的是启动胸腔的吸力，带动胸腔里面的抽气机，感觉到横膈膜在动，胸在动。

调息。吸气，呼气，吸气，呼气。

对两肺微笑，对大肠微笑，感觉到气在清洁肺和大肠，感觉自己闻到了体内的味道。吸气，呼气，微笑，放松眉中。

保持匀速地呼吸，把真气、真光吸进去，呼气，放松。

反复，吸到肺，用气包住肺，包住大肠，缠绕大肠。大肠的气运行是从腹部右侧慢慢地转进去，沿着升结肠、横结肠、降结肠的走势运行。

2. 把注意力从肺与大肠移动到肾，对肾微笑，内视内听两肾，与肾连接，感觉到肾在呼吸。吸气，呼气，感觉气绕住两肾，两肾之间有气在旋转。

把注意力移动到膀胱，膀胱与肾是一对，意守膀胱，对膀胱微笑，与膀胱连接，守到膀胱有一种舒舒服服的感觉，这点非常重要。肾、膀胱与性器官都有很大的关联，膀胱是空的，它可以存气，可以倍增气，要感应到它在倍增能量。

3. 移动注意力到肝胆，对肝胆微笑，意守肝胆，与肝胆连接。要练到体会到能量在倍增，继续倍增。

4. 移动注意力到心，两乳中间膻中的位置，心的中心，对心微笑，意守心。

5. 移动注意力到脾胃，对脾胃微笑，跟脾胃连接。

6. 移动注意力到两肺，土生金，能量倍增，有金就可以化成液体，水增加了，有更多的能量。每一次的颜色倍增，越来越多，可以感觉到气在两肺，抓住这个气和肺的颜色。

五行相生已经完成，启动倍增内脏精华的练习。

从肝木开始，肝的精华是绿色，它倍增了，就倍增了我们的慈爱与慷慨；木生火，心里就有更多的爱心、快乐、感恩；火生土，到脾，增加了里面的敞开、接纳、公正，里面的精华就倍增了；土生金，来到肺，倍增了勇敢、胆气、诚恳、刚强。如果把内脏里的气培养好了，就会形成正能量。否则每一个负向的消极情绪，内脏都很容易被刺激到，就会影响到心。心收集很多负向的情绪，把信息直接发送到身体其它地方，就会心烦，脑也烦。因此一定要保护好心、脑，让正能量倍增。

情绪会影响内脏。《黄帝内经》说：“肝在志为怒，心在志为喜，脾在志为思，肺在志为忧，肾在志为恐。”五脏有七情，情绪是五脏精气的转化，五脏是情绪产生的物质基础，不同的情绪会引起气机的变化。这意味着情绪会消耗五脏的能量，因此，《素问·疏五过论》说：“凡诊病者，必问暴乐暴苦，始乐后苦，皆伤精气。”意思是医者治病，一定要先问患者情绪证候，辩证虚实。情绪有恙，药效不济。《素问·举痛论》说：“怒则气逆。”《素问·调经论》说：“喜则气和志达，荣卫通利，故气缓矣。”可见正向与负向情绪对身体的影响很大。道家正是看到不同情绪皆为五脏精气所化，如果把各种情绪统合起来，就会刺激到大脑中枢。反之，内脏与五气整合在心，并将五脏之气导引到脑，给大脑补气，滋养大脑；五气练好了，就会养育元神。如果想要供养元神，每天都得练气。

这个相生的循环反复多次练习，正能量会倍增。如果加入微笑、快乐、感恩，那么会倍增更多能量。

五脏相生结束时，最后回到膀胱，意守膀胱可以再倍增。

然后吸气到丹田，汇聚在丹田，意守丹田。

封固它。

呼气，吸气，守住下丹田里面一点真阳，感觉这一点越来越大，整个丹田开始热。呼气时不要过腹部顶部，就在腹腔里面，感觉很多气。下丹田的动是有灵性的动，会动我们的精气。子宫、卵巢、前列腺的感觉是很重要的，它们的反应会倍增气。倍增就养我们的身体，养内脏，养灵魂神魄。

意守丹田，感觉到腹部发热，再次封固。

借此，可以进入坎离相交练习。五行相生可以增加能量，心火，肾水，肝木，相生的时候，就是在倍增；相克，水克火、火克金、金克木、木克土、土克水，把水与火合起来，相克的时候也会倍增能量。因为，土在中间，火在水下面烧就变成真气；还有木金一对，很形象，就是用一把刀挥砍木材；金可以生水，带动能量，就会影响母。水的母是金，金就会增加水多一点，它就没有时间去砍木，它的母就来照顾它的子。木没有人砍它了，就可以生火；木克土，土在中间，木有水帮它，水生木，木生火，金合了水，就会保护它。把相克变成相生，是相克里面的奥秘，相克也可以倍增，化敌为友，很重要。水克火，有一个鼎在中间，就可以盛水，可以不漏水。把火放在鼎下面，集中烧鼎，火与水合起来就变成气。金克木，木克土，土在中。水是木的母，水和土合起来，火与土合起来，这样木就克不了土，火是木的儿子，这样也无法相克，带动水，金生水。水是金的儿子，金就不克木了。用意带动它们，带动坎离转动，就可以产生更多的能量。

## 内在微笑

内在微笑就是对内腔五脏六腑微笑，对自己的身体微笑，放松、内笑，是自我获得健康最轻松最容易的练法。正、负交感神经，迷走神经很重要，特别是迷走神经把身体的状态报告给大脑。交感神经和迷走神经就像油门与刹车一样，自律神经在人放松状态时身体自动修复产生细胞。人一微笑就动了自律神经，就放松，就消化。每天安排时间练习放松、笑、放下、看开、安静，身体就会健康，否则紧张就会加剧。

对消化系统、排泄系统、排毒系统微笑，特别是肺。肺里面有二氧化碳，如果平心，加上呼吸，氧气和二氧化碳交换，最重要的呼吸是放松的呼吸，微笑。消化系统里面有牙齿、唾液、舌头。如果可以凝神，感觉有气进入脑、眉中，就把它混合在唾液里，吞到丹田，就可以转化成能量。食道、胃、肝、胆、胰岛都可以帮助消化。

内在微笑贯穿在整个小坎离修炼中。

当水与火交媾时，坎离睛一拉，就在燃烧脂肪。这个过程会让自己变年轻、健康，一定要对自己的健康下功夫。

精气是要花时间练的，很多时候当我们练到精气提上来了，把精气放到锅里，添火容易，添水难。精气不够时，一定要有预备。转动会阴，有一种愉悦的感觉；女性按摩乳房，觉得有感觉；男性对膀胱、前列腺微笑，

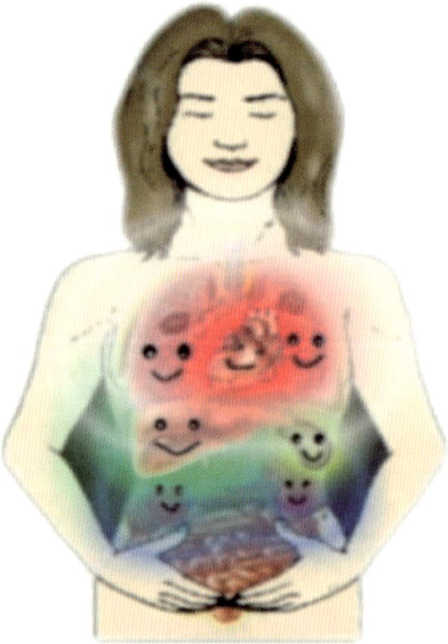

内在微笑

又是一个感觉。通常更年期到了，荷尔蒙分泌就下降。男性前列腺一开，就老得很快。西方科学一直在研究荷尔蒙，黄豆里面有雌性荷尔蒙，番薯里面也有荷尔蒙。很多豆类里面可以提炼荷尔蒙。日本的太甜，不要吃太甜的，里面有雄性荷尔蒙。道家的功很好，练了可以增加自然的荷尔蒙。我们在黑房里面练的就是刺激荷尔蒙，把脂肪燃烧掉，这个功练好就可以返老还童。等出关回家之后，还可以继续练。

每一次练习，都要关注到会阴。启动会阴的方法很简单，对会阴微笑，吸气时提会阴，呼气放松，做 6 次。

然后，吸气，提会阴之气到尾闾、命门、脊中，再吸气提到夹脊、大椎。做 3、6、9 次，每一穴点都把水装满。最后一次上到头顶百会，然后从百会往下行，下到喉咙处，下到心的中心，下到中脘中宫。脑里面是骨髓的海，把精髓上到脑，把水装满，很多液体在里面。

道家各门各派，每个人练的方法不一样。脊柱也是需要关注的重点。摆动尾骨，摇尾巴，只是轻微动一下，很多气就来，放松。整个脊椎在动，对脊柱微笑，感觉自己的尾巴很长。下到地下，地下有很多火，去连接地下的火。继续摇动尾巴，轻微摇动，带动火龙，感觉火烧尾巴，摇到地气上来，上到头顶。

感觉到脊椎在呼吸，吸气、呼气，对自己微笑。

放松。微笑到脑、脊椎、胸椎、腰椎，感觉很舒服。

内观、内视、内笑……

练鹤颈功，以下巴为起点，向前拉长脖颈，吸气，把腰椎胸椎颈椎拉长，直到不能前伸为止。慢慢低头向下划圈，这时候胸部是含着的，拔背，感觉头要试图去触碰会阴，呼气，头颈从下往上划，回到起始姿势。再次做鹤颈功。

调息，吸气、呼气，摇尾巴，道家对龙尾很重视。

反方向练习就是练龟颈功。这个功与鹤颈相反，呼气，将头颈往里缩，慢慢低头，向下行，下到腹部会阴后，吸气，抬头，就像乌龟把头从水里伸出来那样，回到起点。

鹤颈与龟颈是一阳一阴的运动，可以使脊柱变得柔软。现代人久坐，看手机，使用电脑，整个背部、脊柱都很僵硬。时间一长，慢慢就造成肩颈痛，腰椎痛。练习鹤颈和龟颈呼吸，能够有效防止肩背部酸痛，帮助气血流动。

调息，吸气、呼气，放松，微笑。

内视整个消化系统、排泄系统微笑，从口腔、食道、肝胆、脾胃、胰腺、小肠、大肠直到直肠微笑，一个一个地往下看，把注意力关注到每一个部位。仅仅就是微笑，每一个器官和组织都会接收到你的关爱，气血就会跟过去。

内在微笑的方法很容易练，它不需要特定的场地，只需要有点时间就可以练。比如在排队的时候、在散步的时候、在用餐的时候等，都可以将微笑的能量送给自己需要的部位，乃至疾病，对疾病微笑，原谅、忘记、宽恕他人与自己。

## 真光是未来之药

在黑房里面，随着静心的深入，不讲话，会很快见到真光。当真光来到前面，觉得有光在眼前晃来晃去，走来走去，就用手指轻轻按压印堂。快乐、感恩、慈爱，它们是非常重要的吸引真光的力量。将感恩、慈悲的能量从印堂散发出去。越放松、越慈爱、越感恩，就越吸引光来到身边。

记住一个诀："默守印堂，气沉丹田。"

静默、喜悦，吸引光来。这是一段非常美妙的邂逅，看看自己可以和光说话、共舞、交流吗？这时，如果有兴趣，或者觉得它是你的对象，就与光恋爱吧。把真正的爱心散发出来，就可以吸引到你想要的东西，它就变成你的“药”。

真光就是“小药”。西方研究认为“未来之药”就是真光，现在西方花很多经费研究。道家认为真光与真气就是小药。

内观是第一步，注意丹田里面有热，有火。坎离一交，光与火慢慢升到印堂，它就有一个吸引力，就好像家中的女儿长大了，就有了求爱者。光成熟了，里面的神就长大了。光来到印堂，就会看到外面有光了。如果有光了而不去修炼，就会看到过去、祖先。如果炼好了，会帮助到祖宗。因此要设定目标，朝着修道成道的目标迈进，就会反过来帮助他们。“向前走，不要向后看”，积累能量。一旦向后看，人就无法向前行。

里面的光一来，它就吸引外面的光，就像谈恋爱一样。好像你看到一个人，走过来了，没有发生关系。但你对一个人感兴趣，就可以跟他交流。光来光去，光是无形的，它来了，又跑了。同光谈恋爱，同光共舞，与光谈心。如果你认为它可以进一步谈恋爱，就请光进到里面，然后与它交流，与光交媾。与光交媾不是很容易的事。道书里面谈“媒婆”，把女孩与男子撮合在一起，入洞房。光来，吸引光进来，把它放到鼎里，交媾。开始的交媾不是很有智慧的，但随着越来越多的修炼，光的交媾会更熟练。小药是光成熟了产生的，小药可以医治很多疾病。所以看到真光后，要抓到它，不要让它跑掉。一旦抓到光，就会产生小药。本书阐述的坎离睛就是讲如何炼小药。

产小药的过程中，最重要的是印堂，还有意守下丹田。颠倒阴阳，内有坎离睛。

呼气、闭气。注意一个火花，突然间有光。吸气时感觉火在燃烧，两三次，呼气、闭气。感觉炉里面有个火花，觉得里面有个光，对它微笑。有快乐、感恩、慈爱、仁慈，把它散发出去。放松自己，越放松，散发出去，就开始吸引光来。光在印堂面前走来走去，就有“意”了，“情愿”了，就请它进来。

这个过程有时要练习几次，才能把光带进来。有爱心、快乐、感恩、忍耐、温柔、正能量，就会吸引到好的光，否则就是不好的光。不好的光就不是自己想要的药。有时候光进来，把它消化了，光就无法走掉，这就是一个“丹”。真气、真光来，把它们带进来，炼成一个药，就成为很特别的能量。这个能量可以医治很多病痛，很多人炼功许久治好病就是小药起的作用。

记住“默守印堂，气沉丹田”，这个诀可以总结这个过程。

人就是从气与光来的，每个细胞都有记忆，知道光与气是它们的源头。紫气存在在每个细胞中，紫气是连络光的媒介。癌症病人的细胞没有紫气，被切断了，癌细胞收不到正确的命令，就会乱来。紫气分散到每个细胞，就加强了细胞与总指挥的联系，不落单，不掉队。其实癌症就是细胞自说自话，不听指挥，里面的光灭了。紫气是每个细胞的上网点，小药随时随地都可以做，“谈恋爱”多了，就很容易了。小药炼到丹田，用真气炼，就变成好的药。在黑房里，平静、放松、放下，得气很快。重要的是要放松，松到得气。得地气，得天气，得真气。闭气，鼻息停了，真气来了，光来了，就可以养圣婴。总之就是要静、松。人一放松，光一来，紫气就来。小药就跟着来。

紫气是上网的联络点。

黑房里有大量的时间，在黑暗里静、松、笑，这三个原则很重要。就是松、松、松。练功的宗旨：要有一个吸引力，鼻息一停，真气来，每个穴位开了在呼吸。就这样。气来了，光来，紫气也来了。这些都是跟进来的。有了真气，就可以养圣婴、圣胎，把它们养大。因此，在黑房中练到静、松就可以练到真气。

## 气　场

打坐时环境要注意，宜选择安静且不被打扰的地方，气场很重要。每样东西如动物、树木等都有自己的气场。自己的气场要保护好，我们修炼的人有几层气场，三个丹田也都要保护好，那是我们炼丹的地方。我们的皮肤散发出来的能量形成自己的气场。

通常，集体修炼时，大家在一起静坐，所坐的房间的气场是一个大的公众气场。在这个公众气场的外面，是另一个更大的气场，再往外还有大气气场。练功时，先把神意放出去，用神意去觉知这个场，再收回来到自己的气场。这是打坐时要练习的重要环节。

人自身的气场与五脏功能的强弱有很大关系。气场在体表呈现的辉光（Aura），是多种鲜明的颜色集合在一起。这些色彩分别对应心肝脾肺肾，或者说内脏功能强弱决定了气场的强弱。器官较弱的，呈现的色彩比较暗淡，而且有缺口。如果是病气的话，就会呈现灰色或者暗色。通常，人的气场在体表外部呈均匀包裹状，起着保护人体的作用。《黄帝内经》说“卫气”“正气”就是抵御与防护邪气的侵入。如果气场有漏洞，那里的辉光就不均匀，有的就像塌方一样有塌陷。这表明相关内脏功能较弱，或有疾病。俄罗斯研发的辉光检测仪被用在检测一个人的亚健康状况、情绪状况、以及辉光气场等情形上。十个手指放在仪器上，电脑就会呈现人体外表的辉光状态，就可以根据这样的检测报告提出适合习炼者应该加强某个内脏的练法。比如肺气弱的人，靠近肺部的辉光气场白光就很少，且有塌陷，宜

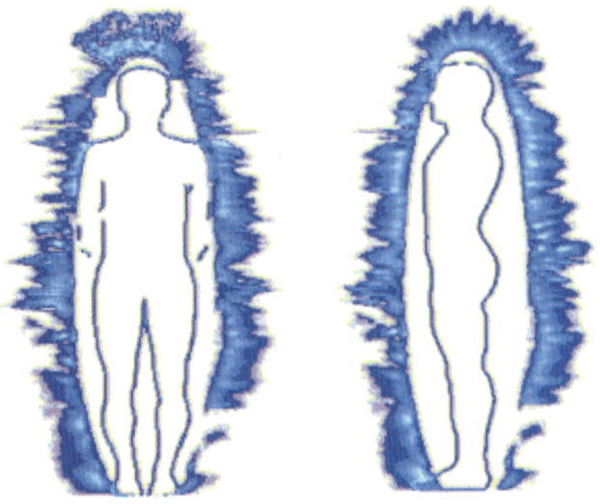

练功前的气场

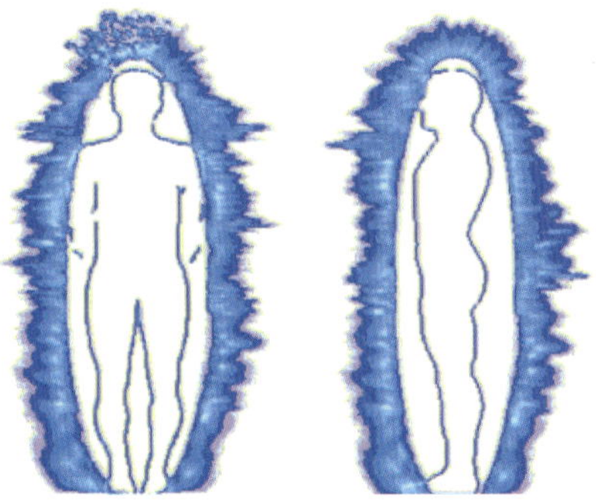

练功后的气场

多练习肺音，内视两肺，加上脊柱的呼吸以增强肺的功能。横膈膜训练也可以增强肺部的力量。晚间练习情绪智慧，内视两肺也很有效。

很多人不练功，气场就有洞、有漏，饿鬼游魂就来偷气。这些阴的能量就像“婴孩”般没有肉体，白天到很阴的地方，晚上才出来。人的气场漏了，有破洞，神不够，因此就要练小周天，气场就增倍很多，就会很健康。五行相生，倍增很重要。练一段时间后会感觉身体越来越好，越来越强壮，慢性病没有了。

炼心，炼情。情绪很重要，情绪不好，身体不好，自我矛盾是很不好的情绪。比如，如果你的生辰五行是火，但火又很弱，而命格中肾水相对太大，强的就要发挥它的作用，水可以灭火，所以有时候你就很矛盾。不过火的儿子是土，土可以克水，矛盾就产生。水克火，木生火，木是火的母亲，木又克土，又是矛盾，这样四处都是矛盾。

道家深刻地认识到五行之间的生克关系，它有一套非常详细的练法能够使相克转化为和谐共生的正向能量。因此，练习五行相生和小周天会增强人体气场。

下面这个冥想内观的方法能够扩大自我保护气场。

取坐姿，坐在凳子的边缘，两脚平放在地面上，两手相握，放在脐下；或者盘坐，如果你喜欢的话。

（1）对自己微笑，发自内心的微笑，导引微笑进入你的腺体和器官。

（2）将能量带到肚脐，练习五行合一冥想。

（3）形成四个八卦和能量的收集点（参阅本书第十章内容）。

（4）清除负面情绪，并转化它们为积极和疗愈的能量。

（5）将这些能量形成一个珠。

（6）让珠进入小周天轨道旋转。

（7）加速旋转，感觉能量由内向外扩张。

（8）感觉能量从肚脐向外扩张，想象太阳照耀在肚脐周围，感觉这股能量充满你的气场，给你带来温暖、愉悦的感受。

（9）当你感觉自己的气场扩大时，最好与其他人保持一定的距离。如果这个时候他们的气场比你强，你的气场可能会被挤压，会感到不舒服。

## 命门之火

中医以命门之火为消化之火，中国人认为一定有一个火在帮助消化。在炼内丹时，命门火是炼丹之火，在整个炼丹炼功里面命门火十分重要。对于肾而言，同样要颠倒阴阳，内有坎离睛。肾是一对，属水；肾的上面是肾上腺，属火。人遇到紧急事情发生时会刺激肾上腺，肾上腺再刺激心，如恐惧，紧张等。接着刺激肺，因为身体处于紧张状态时需要更多的氧气。再接着刺激脑。这三个内脏都是人体很重要的器官，需要利用身体储存的后备能量作为应急供给，险情一旦发生就会刺激心、肺、脑、肝。所以器官就要在最快的时间里消耗后备能量。

有意思的是，现代人通过电影或游戏就可以刺激人产生兴奋、恐惧、高潮。还有茶，可以刺激人产生肾上腺分泌。咖啡也可以让人兴奋。打擂台首先要骗肾上腺的精华出来，因为在那种情形下，身体认为自己处于一个非常危险的境地，它要保护自己。工作处于紧张、有压力的时候，商场如战场，人也处于紧张状态，也是在骗肾上腺产生精神。

道家认为健康久视不是要去耗尽肾的能量，而是反过来学会如何葆有肾能量。肾属水，水在下；肾上腺属火，火在上。这样不能把水烧开。所以道家修炼时转动两肾，颠倒阴阳，肾在上，肾上腺在下，命门之火一颠倒，内有坎离睛，这又是一对坎离。阴阳相交，水在上，火在下，想加什么化学原料进去都可以。命门火一动，就启动了丹火。紫气属于炼丹之火，它经过命门就变成炼丹之火。在炼内丹的过程中，每个窍、穴位的功能不一样。本章的练法在古代是一个密修之法。

肾喜欢温暖，练习命门火，先搓热双手放在两肾，闭上眼睛，内视两肾，要找到肾的位置，想肾的形状。

吸气，呼气，把呼吸调整得很均匀，缓慢。

内视两肾，对肾微笑，两肾向内转动。

内感。去感应两肾，内观两肾，丹火就有气了。在小坎离炼养中，肾的坎离是最大的，肾火一来，想一想紫气，它从命门进来，点燃肾火。肾里坎离一交，就发热。中国人很早就发明炼丹，但从来不公开。如何倍增肾能量？如果只是把火与水分开，是没有能量的，但如果火把水烧开后，就有了蒸汽，蒸汽机就可以开动了，这就是蒸汽的能量。想要更多的能量取决于有多少水与火，与炼钢一样。

命门火一动，气就直通后顶。小脑、命门、肾相连，耳朵也会有感觉，火会通过脊柱上到小脑。如果觉得小脑有很多气，就够了。坎离一交，就注意到命门。

摇动尾骨。摇动腰、坐骨神经，放松腰椎。

接着开三关，从肚脐拉一条线往后就是命门。命门在肚脐对面，腰椎第二与第三节之间，感觉那里有个点。命门是第二脑分出来的神经系统，如果常常动它，就会刺激干细胞的分裂。骑马时命门一开一关，就刺激了命门火。心的后面是脊柱上的夹脊关，夹脊一开一关，吸气、呼气，一开一合，含胸拔背，这是一个大关。大椎（颈椎第七节）一弯，一开一合，也动了穴位。这样练习骑马动作就打开了三个大的穴位。平时多练习含胸拔背的动作，对增强心、肺、颈椎的功能很好。

调息。

双手掌心相对，右手隔空推动左手，向左转动上身，转动时以腰部为中心转动；然后交换左手，左手隔空推动右手，腰部、上身向右转，慢慢返回，全身放松。左右各转动 3 次。

两手放在膝盖上，从头到脚全身放松。

把神意放大出去，放大到整个黑关关房，想一想关房的四周；再把意放大到关房外面的场域。再慢慢收回来，由大到小，直到自己的气场，回到下丹田。下丹田是内在的气场，自己的小宇宙。

练习命门之火，就要去感觉肾。肾与肾上腺是物质，放松它，摇它，肾很紧张。它负责紧张、救急的作用。人没有能量时常常吃点或喝点什么骗肾上腺的能量出来，许多人不明白其中的道理。

肾开窍于耳，听觉，把注意力放在两耳，感觉耳朵慢慢放大，仔细听，听听哪里有声音。再慢慢把听觉拉回到耳朵，收两耳，收到脑中。

摇晃腰部，轻轻地摇腰椎，好像在摇两肾，内听肾与肾上腺。对它们微笑，看看自己能看到什么颜色，蓝色，深蓝色，还是蓝黑色。

继续摇，直到对肾非常有感觉。内观、内想两肾，想它们的形状和位置，去感觉它们。慢慢地觉得很热，觉得火在烧。观想肾里面中间有一点小光，中间的小光是真阳，肾上腺中间有一点黑的是真阴。此时，是水在下火在上。当对肾有很详细的影像，看到它了，就转动两肾，变成火在下，水在上。两个能量相交。

重复练习几次。

调息，调整呼吸是很重要的环节。

回到两肾，注意到两肾，左看右看两肾，感觉肾很温暖。颠倒阴阳，内有坎离相交。

火在下，水在上。两肾之间有一个小小的火花，去感觉它，慢慢地变成了命门之火。

对命门火微笑，意守命门之火，守到小脑、耳朵开始有感觉，守住它，对它微笑。

吸气，呼气，吸气，呼气。

把注意力移动到前额，放松印堂。

从印堂往下来到心，内视心，对心微笑，在心里感觉到爱心、快乐、感恩……

很快，紫气就来了。

再把注意力移动到两肾之间，注意命门。紫气的火下降到命门，下到两个肾，保持微笑，真正可以感觉到命门之火。这不是幻想，反反复复有真相。这个体验结果就是气立刻跑到了小脑和耳朵。

然后启动皮肤呼吸。

吸气，呼气……

皮肤呼吸的过程大约持续几分钟，调息。感受皮肤与毛孔的反应。

按照五行相生的顺序炼化五脏之气：膀胱→肝→心→脾→肺→肾。水生木，木生火，火生土，土生金，金生水，相生就可以倍增能量。通过修炼强化了内脏，内脏强壮起来，就有更多的木、火、土、金、水的能量，就越会有更多的收获。把五脏的能量收到膀胱，膀胱与胃在炼丹里很重要，它们是空的口袋，可以倍增能量。吃得太饱没法练，练功之前要把小便大便解决掉。因此，在练功之前膀胱与胃要空一些才好，不过也不能太饿。

五行之气在下田，肾的阴气、地的阴气很重要，它们属水。心火、肾火、真光、紫气都属于火。把水火预备好，带到下丹田，保持内在微笑，水上火下，颠倒阴阳，中间有一个眼睛，交3次。交的时候一定要感到里面的一个吸引力，这个力在拉动小腹部。调息时用轻微的鼻息带动真气。鼻息变得很清很轻很微，就感觉宇宙的能量进来了，感觉到身体外面有一层能量场包围着自己。一呼一吸之间，这个虚无的我也在同时呼吸。

这个时候可以起火了。

把注意力放到命门处的肾火，两肾之间，有一个小小的火花。紫气来到命门，火就变大了，火力增加了。注意到丹田的炉鼎，吸气，呼气，闭气。相交，感觉到它有个吸、抽、拉的能量。紫气从命门进来就变成炼丹的火。中坎离的鼎是铁鼎，小坎离的鼎是泥土做的。因此火不能太大，原则上泥土做的鼎容易破裂。如果感觉到火大了，再看五行哪一样需要增多。水、火、龙、虎，龙属肝木，虎属肺金水，看是增加水还是火。水太少，火太大，就会把锅烧破。水大火小就要费大力气和时间。“传功不传火”，道家说修道靠自己。

把意念放在前额处的天目，真光、神光来了，把它们带到身体里面。火候很重要，传火的感觉是内视、内观。左眼太阳，右眼月亮，把光带进去，内视下丹田。丹田里面的感觉，灵与性很重要，这个过程需要一些时间，炼到一定时候就要关火了。

收工，做散火呼吸。

丹田有炉、有鼎、有火，皮肤是打开的。用皮肤、毛孔呼吸，吸气，呼气，把热量从皮肤散出去，散到自己的气场，感觉自己气场的温暖。

沐浴，把丹田凉下来。

转动两肾回到原来的位置。

双手叠加在腹部，男性收功，围绕肚脐，先顺时针方向由小到大转动36次按摩腹部，再逆时针方向由大到小转动24次按摩腹部，最后收归下田。女性收功，围绕肚脐，先逆时针方向由小到大转动36次按摩腹部，再顺时针方向由大到小转动24次按摩腹部，收归丹田。两手轻轻拍打全身，拉伸两腿，伸展两臂，练习几个导引动作。

结束。

## 一点千金

道家把性叫作“自家水”，这是因为肾、性腺属水。自家水循环，取之不尽，用之不绝。用过后经阳光一照，上升至头顶，再回来自用。

双手合十在胸前，慢慢打开双手，掌心相对，好像两手之间抱着一个无形的球。心里藏着爱心、快乐，心属火。用神意抱住心火，爱心之火，转动心火，转动9次。慢慢将爱心之火下降到会阴，内视会阴，会阴一动，地气就上。心里面有一个红色的略带黄色的球，心为火，加上肾上腺的火，以及宇宙中的阳火下来，合在一起。练过后，心也会变成晶状体，把光留在内脏。光来，如果不抓，光就走了。

在黑房里面要尽量做到松上、松下，放松自己会很容易得到真气、天气和地气。要学会敞开自己向宇宙去要，不要拒绝。宇宙是无穷无尽的，你开放，接受，请求，就会得到。只要你敞开、接受，同时感恩，就可以得到。宇宙的能量是肯定式的，而不是否定式的。

会阴，道家点会阴穴就是著名的“一点千金”，其珍贵的理由是不传之秘。据说古代达官贵人喜欢炼道，请道士专程登门开会阴。从大门到堂屋一路走来，最后进到密室关上门，要经过好几道房门，最后亲自点会阴。点错了，就失之千里，点对了，就是一点千金。因此，会阴要找准。其次要会点穴。会阴是聚汇阴气的地方，阴气无形，没有动情的性是阴气，精气也无形。如果性欲在下面，就会整天漏掉精气，因此三个阴一定要锁住。道家说，肛门一松，气就漏完了。会阴在肛门前面，提会阴提得对，它的肌肉就好像小便时那样。会阴处的括约肌很重要，用手指找到肛门前面的地方，压下去，再吸气，觉得它有一条线经过前列腺、子宫。它们一动，就和脑发生联络。会阴往上通到百会穴，这是人体的一条中轴线。闭气一拉，会阴在动，百会也在动。

通过导引呼吸启动会阴。吸气，提会阴，呼气，放松。反复数次。

搓热双手，将双手放在两肾外面的腰部，吸气，呼气，闭气。闭气20至30秒，腹部就有一个吸引力开始拉动。氧气进来，真气进来。求生的欲望带动了真气，真气不是从鼻子进来。练了几次后就动会阴，动了会阴就动了油田。把油放在火花上就烧了，变成光，油田有取不尽的水。道家把会阴和性叫“自家水”，取之不尽，用之不绝。就好像太阳光照到水面，水就变成气。气上到空中，一定条件下又变成雨水。水又变成清洁的气，气又变成清洁的水，如此循环往复。

观想会阴有一个蓝色的球，用神意抱住蓝色的球。吸气，提会阴。会阴动了，就会收精气、肾气，地气就会上来。尾闾就动了，百会也开了，得气了。因此，第一步是要练到得气；第二步是抓气。气住在会阴，气变成液体，就不会到处跑，就有了形。

在膻中的位置，心的中心里面有一个红色的球，心之火，肾火，阳火，宇宙之光下到脑中间的晶状体，再下到心的中心，把需要的光留在心里。

练功时要记住：用意多，用力少。

## 动功合并冲脉呼吸

道家练功讲究动静结合，实际上是“一阴一阳之谓道”理论的具体实践。动功大多指肢体在呼吸与意念导引下的运动，目的主要是放松，舒展筋骨，开通关窍。而呼吸吐纳贯穿其中，这样更有利于气血循行。如果身体很紧绷，自然会影响到经络气血的正常流动。

取站姿，双脚分开，与肩同宽，全身放松，轻轻抖动。感觉全身的重担统统卸下，交给大地。

腹部呼吸，先正呼吸，做 9 次。

然后练习逆呼吸，逆呼吸练的次数比正呼吸多。逆呼吸是吸气时收腹，呼气时腹部放松。一吸一呼为 1 次，做两个 9 次，中间调息。

扎马步，吸气，收腹，缩小肠，肚脐往命门方向挤压；呼气，放松。觉得小肠缩小了。我们一天大约在 14 个小时中三餐，一餐最少半斤，有时候一斤，装在胃这个袋子里下沉，缩胃功可以帮助胃工作。

内感，感觉到内在的气；热感，感觉到脊柱、胸椎、腰椎都很放松、舒服。

接着意念在会阴，吸气，提肛，提会阴；呼气，放松。

冲脉呼吸是长寿的练习，每天只要有空就练。练功，不一定在庙里、家里。气，到处都有，只要想练，就可以练。

扎马步的姿势可以打开关窍，练习“似坐非坐”“似倒非倒”，这个姿势大腿会很紧。小腿又叫第二个“心脏”，如果尝试着将小腿的肌肉放松，再往下压一压，就是一个“心脏”。心脏跳动时，血液输送到全身，但回流很难，因为地心的吸引力。脚指尖再动一动，就动了小腿的肌肉。也可以拍拍小腿，收缩它，放松它，这样可以帮助血液循环，是一个既简单又很好的练功。扎马步时，身体的姿势是“似坐非坐”。用手按按大腿，觉得大腿肌肉很紧，大腿没有力就很容易摔倒。一个人走路要用到 300 多块肌肉，站起来要 200 多块肌肉。如果人的脑有问题了，走路就会有问题，因为脑要指挥肌肉。练习“似倒非倒”时，身体会全力维持平衡，就会动大脑。“似坐非坐”时，就开了胯，开了下丹田，动了会阴，会阴是人体躯干最低的地方，这是个长寿功。

具体练法是：先“似坐非坐”，双脚分开，比肩略宽，全身站直，然后感觉臀部下面有一个高凳，微微一坐，两膝盖就微微弯曲，呈高位扎马步的姿势；然后做“似倒非倒”，双手放在体侧，掌心朝前，下巴内收，上身慢慢往后倾，两膝盖慢慢往前移。这时候会出现臀部肌肉收紧、两腹股沟肌肉拉紧、脚趾头微微抓地的情形。感觉人要往后倒但又倒不下去，好似“不倒翁”。保持这个姿势，注意力在腰部，借助两腿蹬地的地力，从腰椎开始一节一节推动上身回到直立姿势。全身站直，放松，感觉到两掌心发热，得气。

放松，吸气收肛门、提会阴；再吸气，往上提；再吸气，两眼看头顶。闭气。慢慢呼气。

再次，吸气收肛门、提会阴；再吸气，往上提；再吸气，两眼看头顶，闭气。呼气，放松。气下到会阴，收会阴。

内视冲脉，冲脉是一条金色的管子。它的左侧是一条细的红管；右侧是一条细的蓝管。先练左边红色的管：吸气提肛门，提会阴，红色的球从左边红管上来，进入右脑；呼气，向下回到会阴。

上上下下反复练习9次，感觉红色变得越来越红。

换到右侧，练习右边蓝色的管子：吸气提肛门，提会阴，蓝色的球从右侧的蓝管上来，进入左脑；呼气，向下回到会阴。

上上下下反复练习9次。感觉蓝色变得越来越蓝。

回到下丹田，“二龙视珠”，蓝色清凉，红色温暖。练功就是把宇宙的气收到珠里面，珠是灵性之气的融合，再把光收到珠里面。有珠就可以收光，丹就是珠。龙与凤也是，一个属阳，一个属阴，要慢慢孵化它，温养它，这就是火候。

“似倒非倒”这个导引动做，是一个非常好的练形动功。当我们了解了一点千金与冲脉呼吸后，可以在往后倒的同时，提肛收会阴，会阴一提，涌泉就动，再慢慢站直，双手打开，劳宫连接天气。这是合并似倒非倒与冲脉呼吸练习。可以反复多做几次。

中间金色的主冲脉会越练越大，左侧红色的冲脉和右侧蓝色的冲脉也同样会练大。冲脉又叫天路，意思是上天的楼梯。

完毕，放松，对整个冲脉微笑。

收功。

## 胎儿桩与拍打法

这是一个很好的练习，通过肢体和呼吸的配合，开启任脉和督脉，激活肺脏的功能。

取站姿，全身放松，抖动，振动每个关节。在黑房里面我们有最好的时间去内听、内视自己。

把注意力放在关节上，关注膝盖，抖动，抖松关节，抖松盆骨。如果对身体构造还不了解的话，入关前可以买一本内脏解剖学看看。一定要关注自己的身体、自己的庙、自己的“佛”，每个内脏就是一个庙宇，里面住着魂魄，就是自己的“佛”。

用神、意注意到整个脊柱，并抖松尾闾、骶骨、5个腰椎、12个胸椎、7个颈椎、肩膀、手关节。然后停下来，感觉到气在流动，感觉有点麻。关节存储能量，是藏气的地方，用神意带气到关节。如果关节没有气就是没有油（润滑油），气、油合起来就对关节很有利。明白这点很重要，用神意关注到关节，就会发现有气在流动，内视、内观对每个关节很重要。

先吐气，后纳气，去浊纳清。

吐气，吐气的时候一脚收回，双脚并拢，并步。尾闾往前挑，低头，含胸拔背，背部成拱形，双手握拳，两拳合并在胸前，抟身，像小孩子在妈妈的肚子里一样。吸气，一脚向旁侧迈出去，身体微微下坐，膝盖微微弯曲，两拳平举外拉，拉到两耳处，拳眼对着两耳，两肩胛骨尽量往外往后拉，把胸腔打开，尾闾往后挑，塌腰。吸气时感觉气进入全身，灌注全身，而不仅仅是进入肺部。

记住几个要点：一是鼻吸口呼；二是吐气时双脚并步，低头含胸，双手握拳在前胸合拢，把自己团起来，把脊柱调成一个拱形；三是吸气的时候双手握拳往两侧平举打开，胸腔随之打开。

反复做几次。

吸气后保持两拳外拉、胸腔打开、似坐非坐的姿势，加上摆动尾骨尾巴，左右摆动。

然后左手掌心放在后脑玉枕，右手放在骶骨，定位脊柱上的7个泵。第一个泵是尾闾，第二个泵是命门，第三个泵是脊中，第四个泵是夹脊，第五个泵是大椎，第六个泵是小脑，第七个泵是百会。轻轻拍一拍大脑，再拍一拍小脑，感觉气从尾闾沿着脊柱的7个泵上到头顶。保持这个站姿，左右手放在脊柱的一头一尾，感觉脊柱有金色的能量上上下下地流动。

保持对脊柱的觉知，做脊柱导引术，转动脊柱。

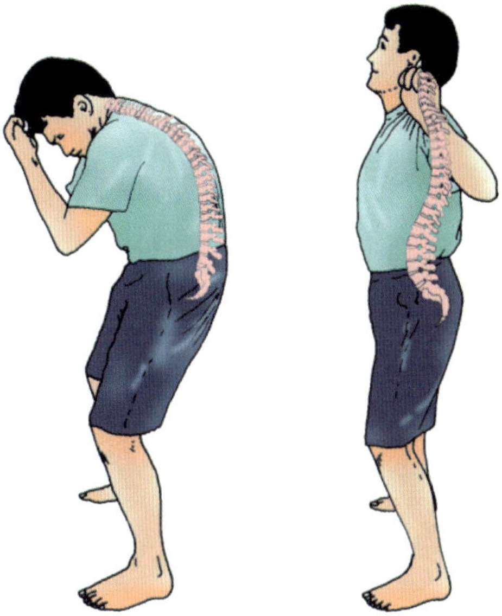

胎儿桩

转动的要点：找到中心点。从肚脐向后到命门拉一条线，中点就是运动的中心点，以它为中心转动。转的时候可以比一个手势，把两个手举起来，放在前胸位置，掌心相对，往左侧转时，感觉右手掌在隔空推左手掌。转的时候要慢，先转腰椎，再转胸椎，然后再是颈椎、头。回转的时候慢慢回，也是按腰椎、胸椎、颈椎的顺序回转，回到起始姿势。

交换右侧转动，以腹部中心点为中心，两手放在前胸，掌心相对，往右转时感觉左手掌隔空推动右手掌，先转腰椎；然后是胸椎、颈椎，最后是头；然后回转，回到起始姿势。

按照这样转动的次序，重复练习 3、6、9 次。

能做到转动时脊柱一节一节地转，就再好不过了。这是训练脊柱往左右两侧运动，对椎骨与椎骨之间的椎盘很好，同时打开丹田和命门。如果无法细到每一个椎骨，那就记住几个关键部位：腰椎、下胸椎、中胸椎、上胸椎、颈椎、头。每一次向外转动都从腹部中心点开始，回转也始于腹部中心点。

最重要的是吸气的时候，要把金色的气带进到大脑。

下面是具体练习步骤：

双脚分开扎马步，先做几次似坐非坐、似倒非倒。

闭眼，吸气，微笑，把金色的气吸到脑中间，再往下导引到颈椎，进入脊柱。

呼气，意象灰色的浊气下到地下。

吸气，呼气；吸气，呼气；吸气，呼气。这个调息的过程中，内观整个脊柱。

感觉灰色的、黑色的气越来越少，金色的气进入大脑和颈椎。

继续吸气，呼气……

内视内观。内观到脑、颈椎、胸椎、腰椎，金的颜色绕住整个颈椎，用下意识保护我们的生命之树（脊柱）。

感觉很舒服。一旦感觉舒服，就会发现身体有更多的舒服，越来越多，开心、微笑、有爱、感恩随之而来。内在有舒服，有健康，不仅仅是信仰，会练出很多爱、快乐与微笑。道家就是有太多的好方法，现在我们的气就是大超市，要用智慧去选择我们想要的。

有时候坐久了，站起来会感觉腰不舒服，就可以转动腰跨，把气、光带到腰跨，转动腰大肌。然后闭气，再呼气，腰痛就没有了，消失了。左右转动，双手放在左右两边的肾部，转动腰大肌。左转右转，对腰大肌微笑。感觉它很舒服，腰与尾骨长时间久坐会造成气血流动不畅。

脊柱的呼吸这个功法看似很简单，实际上作用非常大。

脊柱的呼吸，感觉到脊柱、腰椎、胸椎、颈椎、大脑都在动，都在呼吸，金色的光在脊柱上上下下地流动。摇脊椎，一个椎骨一个椎骨地摇动，再摇胸椎、颈椎。头跟随其形摇动，一节一节的椎骨摇动，放松，微笑。边摇边闭着眼睛看自己的脊柱，因为脊椎看不到，但可以感觉到。知道它的位置，知道它的形状，对着它微笑，就联络到它。闭着眼睛内视脊柱，照顾它，维护好它的功能，对健康就有非常大的帮助。

当感觉到地气时，将地气导引上来，缠绕着自己的骨头，像蚕丝一样的。人的骨头就像钻石一样坚硬，用竹把和铁把拍打骨头和脊柱的功法是属于内壮功的练法。

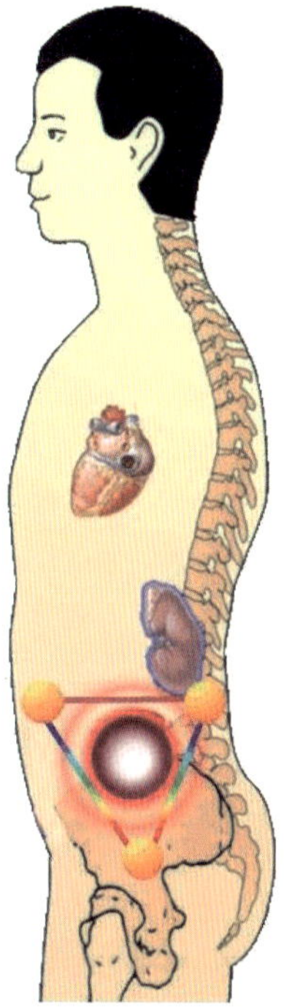
中心点

拍打的时候，会感觉到波的振动，或者也可以用拳头来拍打，用铁棒敲打骨头会更好。用竹把拍打，可以对皮肤以下三寸的部位进行排毒。皮肤包裹着全身，身体的毒素可以通过皮肤排毒。用竹把拍打有益于帮助皮肤排毒。铁把拍打可以振动到骨头、骨髓，它的波会渗透到骨髓里面去，可以激活骨髓细胞。在用铁把拍打之前，可以用拳头敲打内脏、腹部。我们用铁把拍打小腹，帮助内脏排毒。同时用“呼”的声音，也就是胃的声音，释放全身的浊气到地下。

龙吟，是龙的声音，悠远高亢细长。实际上龙吟是靠下丹田的抽气机来吸气的，龙吟后呼气，发肺的声音“呬”字诀，吐出浊气病气。腹部有大肠小肠，大肠与肺是一对。小肠则连着心，拍打小肠的时候用心的声音“呵”字诀，通过拍打和吐纳排出脏腑的毒素。这个很有效验。

双手放在肚脐，吸气，然后弯腰张嘴吐

气，发心脏“呵”的气音；再鼻子吸气，把气吸到小腹，张嘴吐气。吐气完毕后鼻子吸一点气，屏住呼吸，拍打腹部的各个部位，如脾胃、肝胆、小肠、大肠、子宫、卵巢、膀胱等。拍打完后发出龙吟的声音，感觉到下丹田鼓满了气，最后发肺音“呬”的气音。

这样毒素就离开了身体。这个练习可以反复训练，在拍打的时候膝盖微微弯曲，拍打结束时龙吟吸气，发“呬”字诀肺的声音，释放所有的毒素。

拍打的顺序是：小肠、大肠、膀胱、子宫、卵巢、前列腺、肝、胆、脾、胃、心、肺、肾、性器官、肩颈、头、背部。

## 骨髓内功

前面练习过骨骼的呼吸方法，这一章谈谈道家对骨髓的保健。

我们知道下丹田里面有一个抽气机，吸气进来，各内脏都可以储气、吸气。我们的身体简单地说，有消化、吸收、排泄系统，各个内脏都在协同工作。人体最大的器官就是骨头和骨髓，它们可以制造红血球、白血球和干细胞。骨头需要大量的能量，骨头里一定要有气。医学研究认为，红血球两天就死掉，白血球也只有一年左右的寿命。身体里的“军队”非常重要，要给它们足够的气。

骨髓可以储气，道家讲到很多，讲得很玄。如果没有好好地练，把紫气吸收到骨头里面，像火一样，把气压进去，把黄的变成白的，骨髓就越来越少，骨腔里空的地方就越来越多，骨头就变得很松很脆，很容易断。

取站姿，两脚分开，放松。

吸气，呼气；吸气，呼气。调息。

吸气，收腹；呼气，放松。

反复数次。

吸气，闭气。感觉到不能闭气了，就呼吸。闭气带动四个风箱、横膈膜运动。

把觉知放到毛孔、皮肤、骨头，用意导引气进入骨髓，丹田的抽气机带动气进入骨头的深处。如果太胖，或有太多的脂肪，就会堵死干细胞。干细胞没事做，就会把脂肪收进去，变成一个储存油的地方。干细胞进到膝盖里面，就会生骨头。干细胞是万能的，可以用自己的油来修复任何地方，这是古代道家研究出来的结果。他们通过修炼认识到，如果把气转到骨髓里面，就可以融化里面的油，这就是骨髓内功。

放松，抖动到每个关节。

放松，收心，内视内听，收神收意收到里面。身体的门开得越多，气就漏得越多。

启动腹部呼吸，吸气，呼气。呼气的时候压缩小腹，感觉到丹田温暖，注意到丹田的中间有一点火花，就是身体的平衡点。人体的每一个细胞都需要用油，所以要适当吃油，控制好用油的度。

吸气，把整个气压到丹田中间，守住中间一点，腹部在动就是胸的横

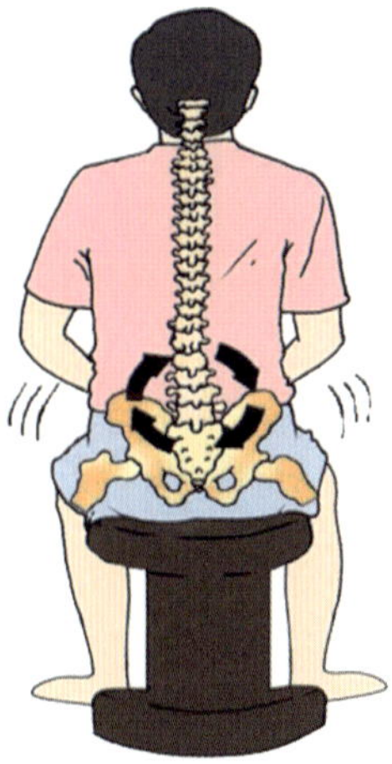

脊柱运动

膈膜在动。小腹在呼吸，感觉到里面有很大的抽气机，感觉到毛孔、皮肤、骨头开始有抽气。

吸气、呼气。调息。用鼻子呼吸。

用身体里面的宇宙感应到外面的宇宙，感觉到吸气的时候外面的气被吸进来。吸气的时候压紧骨头，把意放到骨头、腰椎、尾骨、盆骨，这里有最多的干细胞。

吸气，对全身的骨头微笑。

放松印堂，用手放在印堂，展开两眉。

在黑房中，天目天眼开，紫气就来了。紫气一来，呼气，吸气，收腹，把整个宇宙收到中间；然后闭气。直到不能闭了就呼吸，感觉小腹、会阴在呼吸。

再次吸气，把气压进骨头，再压到尾骨、盆骨。持续地反复练习，感觉到骨髓在发热，里面在燃烧。通过骨头呼吸增加骨髓的容量，制造更多更好的红血球、白血球和干细胞。

感觉到气在缠绕着骨头，缠绕着脊柱，像缠丝一般。

在黑房中练习骨髓内功，身体对气的感觉十分明显，会感受到气真实地环绕在体表，真实地被吸拉进骨骼，进入内腔，感觉到身体温暖，四肢百骸如沐春风。

## 封固三丹田

三丹田，指的是上丹田、中丹田和下丹田。上丹田是脑的总机关，又叫第三室，里面有空地，是至高的神的寓所。五气朝元，就是把五脏之气和颜色练好，能量倍增，坏的能量转换成正能量。气可以转换，正向的能量长得很慢，正负可以相互转化，当我们把负的转成正的，就不会担心恐惧了，把它们转换成快乐、感恩、爱等正向的能量。正向能量可以养育身心灵。每个内脏可以倍增正能量，相互转换之后就平衡了脏腑之间的正负能量。用宇宙的智慧来养育灵魂神是另一个功法，它最低限度可以让灵魂神长大。有一个基本的智慧，做宇宙的一分子，实现天人合一，因此内脏的气一定要练好。

上丹田清脑，中丹田清心，下丹田清情绪。

1. 封固上丹田

第一是调整好坐姿，调身。第二是调整呼吸，吸气，呼气，鼻吸鼻呼，调息。第三是收心，把意念从外面收回来，安住在此时此刻。

反观自身，观想自己的头发，每根头发都是一根天线，与外界相连；头发也像一个抽气机，可以吸收能量。把注意力放在自己的头发上，想一想头发是什么形状，感觉头发向外发散。

吸气，头发、头皮、头部毛孔内收。

停息。

呼气，放松，把里面的烦恼散发到地下。重复数次。

如果没有头发，就观想头皮，想自己曾经有过的头发，观想头发在呼吸。

吸气，感觉到头发在呼吸；呼气，向外发散。一吸一呼为 1 次，重复做 9 次或 18 次。

对自己内笑，两眼内视，两耳内听。把神与意都收回来，觉得头开始变得很清，很空，保持这种空的状态数分钟。

然后，吸气到脑的中间，停息；呼气的时候，就呼在脑里面，排掉不好的思想，不要让负面能量进来。吸气，呼气。反复数次。

感觉到大脑很清灵、很空。然后封固上丹田。

2. 封固中丹田

往下来到心，两眼内视心，感觉到心在跳动。

对心微笑。

吸气，吸气到心的中间。呼气时，把所有的杂念放到地下。

吸气，呼气。重复做9次。

尽量把呼吸调整到很均匀，很细微。

每天静坐时间久一点，放空自己，同时可以收集很多宇宙能量。封固中丹田。心空，很舒服。这样的练习会很好地保护我们的心与脑。

3. 封固下丹田

移动注意力往下到腹部，两眼内视下丹田，找到下丹田的准确位置，定位很重要。

吸气，呼气。吸气，把外面的自然、外面的宇宙吸到下丹田的中间一点，感觉到下丹田的一点小火花。呼气，把不好的能量放到地下。

原谅、忘记、放下、宽恕，接收正的能量，就像大地“厚德载物”。福从天降，爱心、快乐、感恩从天而降；金银财宝由地起，和地气联络，那就是财气。宇宙给我们福气，地可以把负能量转换成正能量再给我们。封固下丹田。

感觉到三个丹田温暖舒服。

在封固三丹田的基础上练习运化五脏。

4. 默运五行

按照五行相生的顺序练习。

用手点点慧眼，天目，眉中，放松，微笑。用手慢慢按摩眉中，放松眉头，笑到眉中，慧眼，天目，以及脑的中间，放松。

在黑暗中看到一点点光，慢慢将它放大，带到眼前。对它笑，感觉开心、快乐。把光带到印堂，进到脑的中间。停一停，看到晶状体反光到后天镜。停在中间，感觉晶状体在放大，用意抱住它。

光照到镜子，照到脑里，照到宇宙，就像多棱镜一样，变成七彩的颜色。

光向下反射到心、内脏。心、小肠可以吸收红色的光，脾胃、胰腺可以吸收黄色的光，肺、大肠可以吸收白色的光，肾、膀胱可以吸收蓝色的光，肝、胆吸收绿色的光，晶状体吸收紫气，反射的时候就把紫气照耀到每个细胞。细胞需要紫气去做交通，细胞没有紫气的话，就和脑、心失去联络，万能的细胞就乱了，就会癌变。紫气的能量高可以改造细胞，北斗就有很多紫气。

擦热双手，感觉紫气照耀到全身的细胞，双手按住两肾，五行相生由水起。水生木，木生火，火生土，土生金，金生水，相生就倍增了气。属水的能量，肾、膀胱是一对；属木的能量，肝、胆是一对；属火的能量，心、小肠是一对；属土的能量，脾、胃、胰腺是一对；属金的能量，肺、大肠是一对。五脏藏神，分别是：肾藏志、肝藏魂、心藏神、脾藏意、肺藏魄。

意守两肾，内视两肾，吸气，呼气，收腹，挤压到肾，闭气。

感觉到腹部的内在吸力，感觉到横膈膜在动。

肾在呼气。

吸气、呼气，调息。

将鼻息调整到缓慢、轻柔、细长，真正体验到鼻息带动真气，享受“鼻息一停，真气就来”。

吸气，呼气。闭气。

观想两肾的中间有个点，一个小小的火花，带动它。小腹在动，调息，现在调得很轻、很慢、很柔。宇宙是有智慧的气，注意肾里面一点阳，感觉到肾在呼吸，小腹在呼吸，会阴在跳动，头也在呼吸。

黑暗中蓝色、蓝气、蓝雾来了，带进来到两肾，倍增肾气。用手抱住肾气，用神意抱住这个气，把它慢慢捧到膀胱，转动膀胱，慢慢地转动。感觉到气上来了，吸气，呼气，将肾脏之气带到膀胱。

用神意抱住膀胱之气带到肝脏，双手放在肝的前面。吸气，肝脏内收，呼气肝脏放松。吸气，呼气，肝脏一收一放。注意肝脏中间的一点小火花，带动它，真气就来。感觉到肝在呼吸。腹部在呼气。注意鼻息，慢慢调息，注意到青的颜色的气进来，到头顶，到肝脏。

肝在呼吸。

用鼻息调息，这样就很容易带动真气。

用神意抱住肝脏之气，吸气到肝脏，呼气时带到胆，想胆的通道胆管到十二指肠。双手放在胆的前面转动，用手运化胆，将不好的气带出来。按照逆时针方向从左向右转动，带出浊气、病气。如果是想倍增胆气，则按照顺时针方向从右到左转动小圈，觉得肝气在胆里倍增，胆吸收了青颜色的气进到胆囊。

用神意抱住心，听心的声音。

吸气，呼气，微微含胸内压，想到心的中间有一点点真阴，清清凉凉的感觉，觉得胸部在呼吸，把红色的光吸到心。在道家看来，多练心就可以把小肠练好，心与小肠是相表里的，可以把小肠里面的浊气拿出来。双手放在心的前面抱球，按照反时针方向转动心火，将心中不好的气带出来。

火生土，用神意抱住心之气下到脾胃和胰腺，内视脾胃和胰腺。

吸气，呼气。闭气。用一点意抱住它，感觉脾胃胰腺在膨胀，在收缩。内脏在呼吸，铁牛耕田。膨胀，收缩。反复练习。调息，很轻，很微，很柔。用意带动真气，用鼻息带动真气。倍增它，感觉到胃气在膨胀。

用神意抱住脾胃之气到肺，想到肺的中间有一点小火花，带动肺部在呼吸。感觉到白色的真气来到肺，调息。用意带真气到两肺，再把肺气带到大肠，清洁大肠，把大肠的浊气导出来。双手放在腹部，按照顺时针方向转动，倍增大肠的能量。

将意念移动到膀胱，导引气到膀胱，内视膀胱，对膀胱微笑，感觉到膀胱之气散发到前阴性。

将膀胱之气带到肝胆，对肝胆微笑，转动肝胆的能量，转动。

将肝胆之气带到心与小肠，倍增能量。

将心的气带到脾胃、胰腺，倍增它们的能量。这是一个内在真正的感觉，不是幻想。

将脾胃之气带到肺与大肠，倍增它们的能量。

再次五行相生……

气在倍增，正能量在倍增。

感觉到内在的柔软、原谅、和平，就增加了慈爱、爱心、慷慨，增加了心里的喜悦、快乐、感恩。感觉到脾胃充满了信任、接纳、包容、敞开。感觉到肺有着勇敢与正义，很诚恳地给自己一股正向的能量。再回到肾，感觉能量一直在倍增。

捧气到丹田。观想一个鼎炉在里面，进到这个宝洞。里面有太多宝藏，意守丹田。

吸气，吐气。反复数次。

晶状体的气下来了，紫气下到丹田，封固丹田。

护火，不要让其他不好的情绪来影响丹火。

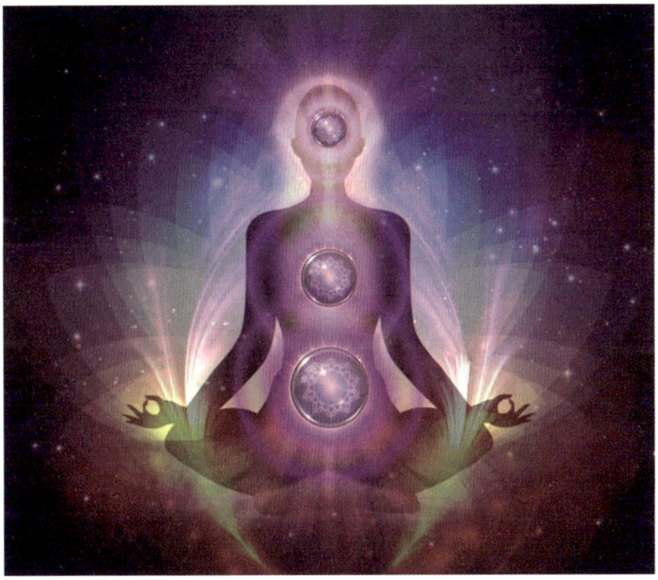

封固三丹田

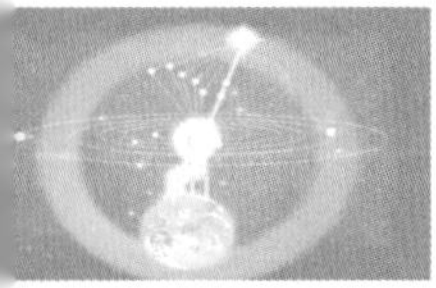

# 第八章

## 采　药

采药，是道家的一个精华，一门密修功夫，但很难讲，采药最重要的就是精气。道家几千本、几万本书都是写这个的，但是内容很分散。就像把很多珠宝撒到大海里面一样，你得去海底捞珠。在黑关里，我们把这些珍贵的功法传授给大家，每一个步骤都讲得很清楚，不仅可以捷径通幽，还在老师亲自带功的基础上实证练习，可谓事半功倍。从全身的精气能量来看，我们的肾里面藏了三分之一的精，给我们很多能量去生育。中国人一直有个观念，认为“有后为大”，几千年来这个思想还是没变。采药就是把脏腑的精华运化提炼，喜悦、快乐、快意就是药。这是一个开始，要学会让自己保持持续的喜悦和快意的感觉。采药以前不好讲，简单地形象地说，就是父亲的精子与母亲的卵子，有爱心了，相爱了，有快乐，在拥抱相爱时产生的爱的能量。它们与心里的爱结合起来，这个能量合起来，就产生了爱的波动。心里面有爱心、快乐、感恩，受精的卵子充满了这些好的能量，爱的波动越多，这些能量就越高，它就有能量拉地气上来，拉宇宙的气下来，这就是真气。所以道家说这就是与宇宙合一、天人合一。每个人的身体里面都有一个“男人”、一个“女人”，也就是两股不同的能量，一个属阴，一个属阳。阴阳能量就像一正一负那样相互缠绕，父母相爱的能量就是这样。他们的两个能量生出另一个能量来。比如土与火，土可以克水，也可以抱水；水可以克火，木可以抱火，就可以生出另一个能量的气。我们说的多重快感，多重高潮，就是指的身体各脏器以及大脑的愉悦，要区分脑、内脏和性里面的快意，它们是不同的，是需要分清阴阳的。

你有精，就可以倍增能量。这个时候你会发现丹田有能量，一个在会阴，一个在脑里面，脑的能量会往下到达下田。我们要注意肝，先内视肝，跟肝连接，然后把喜悦快乐的感觉带到肝。肝里面藏魂，三魂。魂是很特别的。它可以走路，它到处游。魂，什么都知道，或者说什么都要知道，它也知道。魂，或者说魂很八卦，魂在游的时候，它从一个细胞到身体所有的细胞。魂整天的工作就是见证细胞在分裂，在长大，这些它都知道。魂的工作就相当于一个高级的特工或间谍，收集身体所有的信息汇报给大

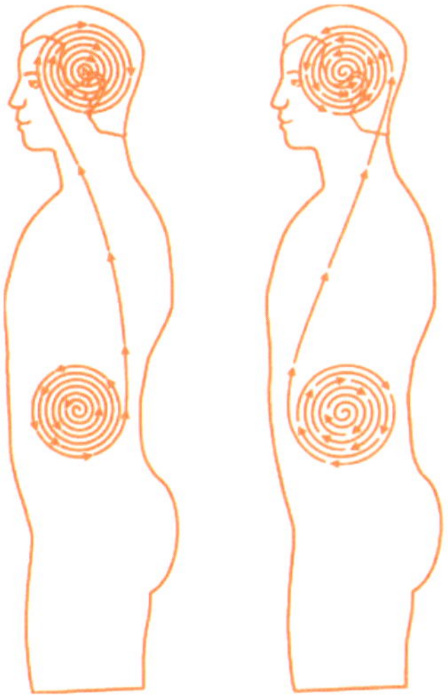

爱的波动与大脑的活力

脑。另外，睡觉的时候魂也出来游荡，东飘西荡。有的魂会迷路，回不去。

肝知道我们每一个细胞的状况，也知道我们哪一个细胞是“卖国贼”。如果它不和心合起来，那就会出大问题。肝里面的能量是养育魂的，并供应或者养育我们的心的，因此它与心合在一起。

心与脾，脾有一个很大的功能，每天会收100cc的血。有足够的营养素，有足够的氧气，但是在紧急救命时，它会出来起作用。很多血液经过脾，《黄帝内经》说“脾统血”，心和脾胃有联络的话，它就会起很大的作用。胸腺是人体“特种兵”的训练营。如果你开心快乐，特别是练习大笑，可以激活胸腺。

那么对于身体里面残废的细胞，干细胞是不会杀它的，因此紫气很重要。宇宙有很多紫气，只有通过训练才能拿到宇宙的紫气。

把喜悦快乐传到肝，就感觉肝有很多适意。肝里面的魂下到丹田，就增加一个魂。灵、魂、神，如果养育好它们，就有足够的能量去养其他的灵魂神。第一个就是要把我们的灵、魂、神养育好，因为三魂每天都在工作，它不仅要检查身体里面的情况，还要检查身体外面的环境。也就是它到处游动，有时候魂也会走失掉。一个人如果魂走丢了，那就很难控制自己的生活，因为魂可以游动。另外魂收集很多资料和信息，它要供给心，心再供给脑，以后它们就一起工作，管理自己的身体。它们也可以一起来觉察到身体有哪些不好的细胞，一起把身体修复好，但有时候也可能把身体搞坏。如果感觉到大脑的快感，就可以收宇宙的紫气。如果带动了肝的快感，就可以把魂收起来，收在肝里。

因此，采药是什么呢，就是有5个内脏，每个内脏是一味药，有药的种子。如果没有练功，就无法采。只有用正确的方法让这个种子长大，开花，才能采。这个过程就是种植、养育、倍增、开花、结果，最后才可以采。并非说采药就采，那是乱采。你可以不停地种，不停的采，然后沿着五行相生的顺序，每一个内脏按照顺序去采药。比如内观内想肝胆，肝胆也会有快意，肝里藏魂，这个魂就好像很有快意。

也可以用丹去采药，运化丹，丹是五脏的精华。把丹带到内脏里面去相生、养育、倍增。丹有能量，可以散发到每一个内脏去养育。养育、倍增、长大、开花、结果，这样就可以采药。

什么时候采药才是正确的呢？就是要控制好火候，七分的时候就可以采了。道家把肾以及性腺叫作藏宝的地方，也叫“油田”。身体里有一个“油田”，无价之宝，道家把它叫作精、气、神“三宝”。在黑关里面练的就是精气神的真传。

道书里面有很多的讲法，没有具体的步骤。如果会阴有非常多的愉悦，它就有一个感应往上传递给大脑，因为会阴直通百会，送到大脑中间，抵达百会。会阴有感觉，大脑有感觉。在这个相互交感的过程当中，能量会被倍增，气就会倍增。

在奥地利和德国，研究人员专门研究了谢明德老师的大脑，认为他的大脑有很高的能量，那是因为测试过程中谢老师把会阴的能量提到了大脑，促进了大脑细胞的分裂。只是放松，对下丹田微笑，对会阴微笑，能量自动上到大脑（见本书“谢明德脑波测试”章节），有很多的紫气进到大脑里面。

重要的是放松，很轻松，微笑，对大脑真心微笑。会阴一旦和大脑连接感应，就会带动紫气和光进来。就可以采更多的药带到大脑，会感觉丹田里面有能量在转动，丹田里面有快意在转动。对丹田微笑，地气与天气在丹田交媾。这个练法就是颠倒阴阳，它增加了真阴与真阳。

## 真光去浊纳清

每个人都有一个气场，要学会如何保护好自己的气场，三个丹田的气场都要保护好，皮肤会发出气场。当你去不同的地方，呆在那里，就有你的气场和公众的气场。明白这点之后，就可以慢慢地收回你的气场。很多人没有练过，气场就有漏洞，饿死鬼就会来偷有漏洞的气场。一个人如果神不够，气场也会有漏洞。练习小周天气场就会增多增强，就没有漏洞。

五行相生，倍增、培养，就会增强气场，因为内脏比以前强大很多，这门功夫练好后病痛少之又少。道家炼情绪、炼身体很重要，炼情绪可以治好很多病。一个人自我矛盾就是内脏不平衡的表现，有的强，有的弱。如果一个内脏较强的话，就会去找与它相克的内脏，从而达到平衡。如水很强就克火，因为水要发挥它的作用。不过火的儿子是土，土可以克水，这样就出现三个矛盾。水的儿子是木，木又克土，所以是四个矛盾了。金克木，木又生火，火又克金，这样就是五个矛盾，大乱。道家相信可以通过练功练好五脏平衡。五个内脏与五个药，慢慢收起来，就变成一个能量。

脏与腑，脏是阴，心、脾、肾、肺、肝各自藏有能量精；腑是阳，空的，可以装东西，小肠、胃、大肠、膀胱。三焦是空的地方，可以装垃圾。清三焦很重要，清三焦可以用“六气法”，也可以用光去清理。光进来后去擦它，三焦就变成一焦。还有前面讲过的熏蒸法，坎离交后就用汽去蒸，蒸汽蒸内脏后就会发出光，如心发出红光。蒸汽把内脏蒸到很清，肺是白色，肾与膀胱是蓝色，脾胃是黄色，最重要的是坎离的炁，还有它们相交时会产生精，这个精就是真阴、真阳。真阴在光里，一个黑点，太阳黑子就是真阴；真阳是黑暗中的一点光。真阴、真阳相交就是坎离交，离火有阴，坎水有阳。太极里面阴中有阳，阳中有阴，这是道家的高级练法。最重要的是蒸内脏时，内脏不好的东西就流出来，变成气。这个不好的气流下来，再继续提炼。

这个熏蒸的过程比较漫长，但很有效。

当练到一定程度后，首先内视下丹田，就会看到一个丹，不是很亮，但它在里面发光。其次是小还丹。找到真阴中间一点，带到下丹田，一直有声音合起来，这个丹就有生命了。最后是真阳，它是一个精。这个过程需要多次。小药可以治很多病。有些人拿到小坎离就出家了，就自己去深度修炼了。

灵魂神是能量，它们没有身体。初生的灵魂神需要养育。道家认为灵魂神无体，它慢慢会散掉。它只有得到一个体才可以依附，内脏就是一个体，元神在心、魂在肝、志在肾。内脏是一个气球，把灵魂神装在里面，它就有地方依止，就不会散掉。身体到一定时候会衰老，但内脏里的灵魂神可以结成气，可以不死不散，就是圣婴。因此，内脏就是灵魂神的器皿。神意抱住气很重要。圣婴就是我们的能量与宇宙的能量的结合，是从无形变为有形的结果。五个内脏就是五个圣婴。当灵魂神长大了，就有足够的能量去养育宇宙中其它的灵魂神。空气压成液体，再压成物质固态，就是几千年前道家的方法。祖窍在人体较高的位置，会阴是最低的。从最低的开始练，女性有子宫、卵巢，男性有前列腺，就可以练。先找真光、真阴，然后找真阳。

放松全身，摆动尾骨，摇尾巴，带动地气。觉得尾巴很松，一直松下去，闭眼，感受龙尾在摆动。恍兮忽兮之间看到一点光，突然碰到了，带动地气上来。觉得整个腰椎有游龙在游，一直上到头顶。闭着眼睛，两眼往上看，意想北斗七星以及紫微在上面，它们的能量很大。如果相信地球被北斗、紫微牵引，它的轴就是向北斗南斗拉。放松，感觉到头顶有一个能量在拉拽，所以有一个游龙或一个龙凤在上。松松松，一松，好像一个能量拉上去，就像联络到一个5G、云端，这是练功时出现的一种状态。如果打坐不联络到阴阳线，就是白坐。松上很重要，它拉了几次后就觉得很稳定。

放松印堂、天目，微笑，反复练习几次。

压眼睛，看到白光，睁开眼，看远方，展慧眼。一放松，光来，紫气来。光来很强时，眼皮就会跳动。这时候就要收光，收的时候拉近来再放出去。将前方的亮光慢慢拉近，然后团一团，再拉近拉到眼前，将眼前的光团起来拉到两眉之间，再向外放出去。一拉一放反复多次，觉得可以控制了，与光“跳舞”，它就稳定了。与光“谈恋爱”，拉光进“洞房”，把光

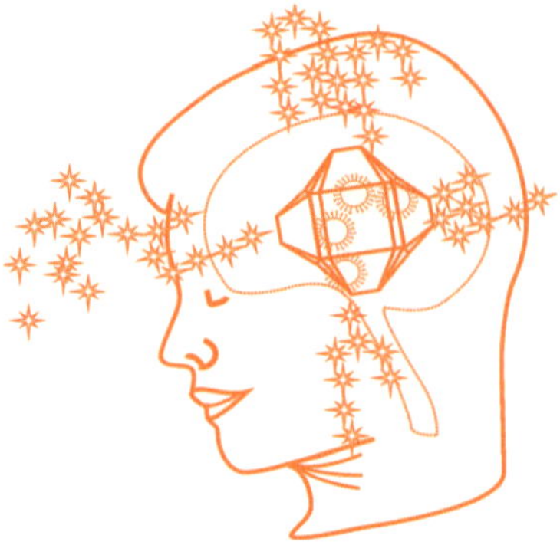

晶状体

与自己合起来，与光合一。

再次，意念在印堂，再看光，再抓光，把光带到印堂，入洞房。

停一停，调息。

与光相合，进到脑的中间晶状体、泥丸宫，准备反射光。

感恩很重要。一感恩，紫气就来。晶状体一反射，光就变成七彩。七彩之光投射到后天镜，就反射到五脏。红色来到心脏，它照耀心，融化了心上的斑点，洗涤心灵。污浊的东西往下流到鼎，再经过炼化，把里面的气转化回来，这就是提炼。七彩中黄色的光照在后天镜，向下照到脾胃、胰腺，照到里面黑暗的地方。

这个功夫不是一天就可以清洗掉的，不能急。练功是日积月累的事情，身体和心情的健康才是本钱。

以往的坏情绪使身体变脏、变黑，用光去清洗，净化身心。最重要的内观是用神意去连络内脏，然后用白光照耀肺与大肠。太阳、月亮的光相合，照耀两肺，太阳、月亮与光相合就是“日月星合璧”。

内视内观内腔、脏腑。看到里面的黑暗，感觉到黑暗被融化，流下来流到鼎里。熏蒸时也是一样，越来越清，甘露滴下来就很甘甜。

再次把光导入晶状体，反射七彩。蓝色的光反射到肾与膀胱，用神意注意肾与膀胱。用光驱照黑点、斑点，把它们融化掉，把固体变成水，流到鼎里。以后有光、有火了，就会化成气。这个过程就是“去浊纳清”。

微笑，对自己微笑，观想肾与膀胱。

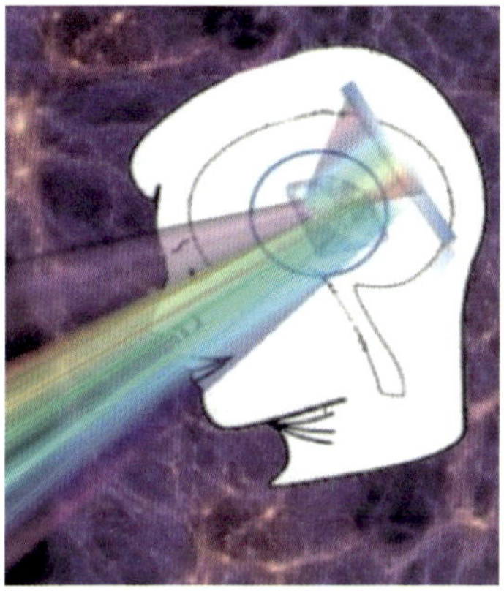

后天镜

再次微微抬头，放松印堂，对天目微笑，两眼往前看，一直看到很远很远的地方。有光来了，人体可以收真光，其他的光无法收。因为光很散，怎么压都无法将光压在一起。真光就不同，神意一到就可以抓住它，把它凝结起来，就可以安在祖窍，真光可以安定在祖窍。

再次抬头抓光，看到很远很远的地方。把光拉到印堂、晶状体，反射青的颜色，照耀到肝。慢慢内视肝脏，观想肝脏，感觉青的颜色进到肝脏。看看里面有什么黑点，用光照它，把它融化了，肮脏的东西流到鼎里。用“去浊纳清”法去清理，对情绪、病疼非常有效。

进一步，真光带动元气、元精、真阳。对会阴微笑，意守会阴。吸气，呼气。感觉会阴在呼吸。感觉气来了，真光、元气来了。会阴在呼吸。

吸气，呼气，调息。感觉到小腹部的温暖，观想膀胱，光就进来，元气也来，感觉膀胱在收缩、在放大。

五行开始相生、养育、倍增。

相生结束，最后回到膀胱，内想下丹田。

休息一下，调息，放松。

起身，转动腰部，放松腰胯。

摆龙尾。轻轻地左右摇晃尾骨，骶骨，让能量流动起来。

腰骶转圈，左前右后，胸也在转圈，颈椎也在转圈。三个圈同时在转，然后反方向转动。内气自动带动身体转动，自发动，非常舒服。哪里有病疼，气一通过就会转好。气来，就放松，自发功，气就自动在转。

停下来，印堂、天目开，全身舒服。

为什么道家非常重视内脏？因为内脏是物质，没有物质就没有材料，无法生火，就是空练。如果神意一散，气就散，如果内想内脏，微笑，神意一到，光和气就会跟进来。这是每个人自己要练的功夫。

## 安炉设鼎

世界上有两派，印度瑜伽和中国的道家。印度瑜伽讲轮，中国道家讲鼎。实际上每一个轮就是一个鼎。我们讲鼎，它的上面是水，下面是火。如果没有鼎，把水放到炉上，火就灭了。有了鼎火就不会灭。人出生就有7个鼎，丹田一个鼎，命门一个鼎，中宫一个鼎，膻中一个鼎，印堂一个鼎，头顶一个鼎，海底一个鼎。这样就可以把气收起来，有水就会产生很多化学反应。炼丹就是炼气，爱心是一个气，它是一个化学能量。肝是慈爱的气，它们都是无形，一定要用一个器皿来收纳。可以收纳气的物质，第一个是唾液，第二个是精气。会阴是收阴气的地方，犹如海底一个神奇的洞，无底龛。精气是气，无形的气，如果不转化就在下面变成欲望，性欲来时它就会跑出去，产生购买欲，精就无法被收集被转化。地气也是无形的，不收它就会到处跑，因此要把它收起来，会阴就起到这个作用。而炼丹就

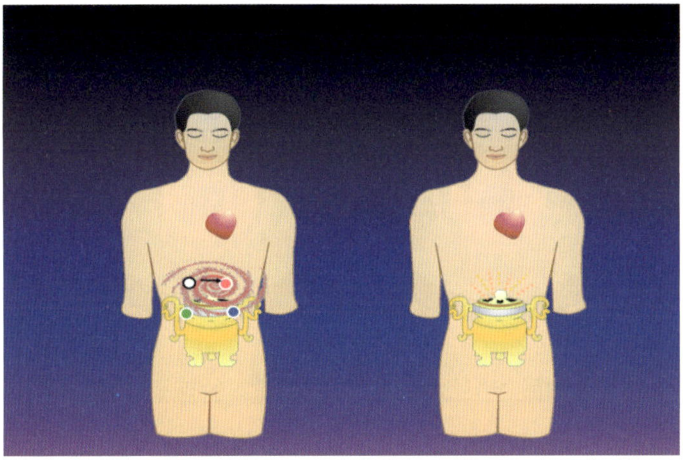

安炉设鼎

是一个化学过程。

在黑房里面每天都会练习安炉设鼎。

安炉，吸气时会阴向上，横膈膜往下，小腹内收，压到它开始动了，感觉里面有一个空地，就是安炉的地方。肚脐下面气海是修命的地方，用来治病的能量就在修肚脐，修命，修道（肚脐与命门）。呼气时还是压，不要松，用意守着它。

呼吸几次后，放松、闭气，感觉到它在动，有一个炉。好比搬家，首先要安炉安灶，这是第一步。

从肚脐拉一条线向后穿过去到达两肾之间的位置就是命门。道家很注意两个火：一个是命门火，前面我们已经谈到过，它主管消化，是消化的火，一个人消化不好就要多练练命门火；一个是下丹田的火，下丹田的火叫作丹田火，它是负责吸收和排泄的火，所以每一天都要起火。

鼎，实际上是炼丹过程中的一个容器，中国古代的炼丹术起于外丹。外丹炼制失败后转向内丹修炼，内丹与外丹的目的是一致的：追求长生不老。这里讲的安炉设鼎，指的是人体里面的炉鼎，它是无形的，有了炉火

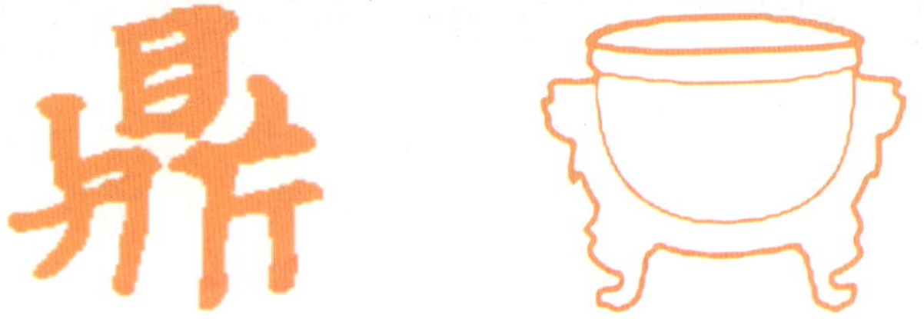

鼎

与鼎，就可以生火“做饭”、炼丹了，这是道家的理念。第一个鼎也是我们练习小坎离最主要的鼎，在下丹田，因此得创造一个鼎才能练功。在西方的炼丹术中，是用熔炉和坩埚来烧炼丹药的。道家讲三层炉鼎就是指上、中、下三个丹田。下丹田的鼎是土制的，中丹田是铁制的，上丹田是玉制的。下丹田唤醒本体能量，转化精为气；中丹田通过爱与慈悲的能量转化气为神的甘露；上丹田蕴藏宇宙智慧，炼神以回归道的虚无。下丹田的鼎是土制的，是真土，先天之土，土藏“意”，又叫“真意”。我们长大后，先天的“真意”就被后天的社会需要所带来的人为意图（识神）逐渐侵蚀。道家认为“真意”就藏在我们的下丹田，因此想要经过修炼把它找回来。

当修炼到一定时候就可以“移炉换鼎”，可以在身内，也可以在身外。比如我们可以在黑房外面的花园放一个鼎，外面有真阴真阳，里面有真阴真阳。或者在丹田对面放一个鼎，觉得有很多气，它们阴阳在交媾，外面一个鼎，里面一个鼎，外面在交，里面也在交，里外相应。所以道家说不是在里面，也不是在外面。外面的鼎很容易交，它会带动里面的鼎的交媾。

如何练习外面的坎离交呢？

先摇一摇尾骨，全身放松，微笑，放松印堂。

睁开眼睛看很远的前方，看得很远很远，看看远方有没有光。看到一点光，然后慢慢地收回眼神，闭上眼睛，用神意抱住它，左眼太阳，右眼月亮，抱住光，微笑。

睁开眼睛看前方，看得很远很远，然后收回来，放出去，反复多次。

光会增加重量、浓度，多次反复后，感觉到越来越重。收到祖窍、天目，提会阴，三阴有对应，相呼应，然后封三阴。内视子宫、前列腺。找到子宫、前列腺的中心点，收腹部，向内挤压，这是在会阴、子宫、前列腺做的练习。收紧、内压；再收、再压。这个感觉很重要，是炼内丹的关键。

下丹田坎离相交。

观想在中宫黄庭的前面有个鼎，觉得它们在相交，颠倒阴阳坎离。它一交，里面就有相应，它们里外有连络。交后，慢慢地在洗。外面是自然的鼎、宇宙的鼎。感觉外面很容易交，有很多能量，它供给里面的鼎，它们是相应的。

感觉到它们里外相应后，好像灵有了气，就温养它。

无为，慢火来炖它。

这个火候就是一个感觉，感觉到里面水够吗？火够吗？如果水不够，就增加水。火不够，就添火。外面也是一个鼎，可以加水、加火。

## 炼精化气

道家练功，特别讲究“诀”。有时候虽然仅仅是一句话，但是这句话就够我们练很长很长时间。古时候师父教徒弟，徒弟学会了一个功，练给师父看。师父验收合格了，再教给徒弟下一个功，这样的功才叫功夫。我们现在很多人学练功，就是贪多，结果很难出效果。坎离，就是把我们身体里面的阴阳水火分清楚，如果把坎离分清楚了就好办了。水与火，是一对长久的敌人，水多了会灭火，火多了也会灭水。水灭火，火的儿子是土，土的能量，可以克水。水克火，水的儿子是木，木可以克土，土的儿子是金，金又可以来克木。

这是道家很深的一个心理学。现在西方的心理学大多是在大脑里面，在思维的层面，它只是告诉人们一个思想，一个理念，但是并没有彻底把身体里面的情绪、内脏之间的相克矛盾搞明白。一个人活在世界上，要全面地来看待他，比如说与他相关的原生家庭、现有家庭、社会地位、公司职务、其他角色，以及他的所有情绪等都会产生很大影响。儿子、太太、先生、父母都存在很多矛盾，所以道家说首先要治身，把自己治理好。

道家谈到了鼎，丹田里面的鼎。鼎的上面装水，下面用火，鼎在水火之间变得很重要，练功也是这样。真的有鼎吗？是有鼎的，它在丹田里面有一个空地，一个空间，在我们的下丹田。道家几千年就知道在我们的腹部有一个地方是可以炼丹的，叫丹田。古人说你可以在腹部种一个丹，田里面可以种丹，可以把丹养大，你会有收成。

道家几千年来修炼的方式，就是把身体里面所有的精华集合在一起，放到鼎里面提炼，再提炼。现在的科学进步很快，早已研究出类似这样的东西。比如说，提炼玫瑰花的精华，就需要很多很多的玫瑰花，才能够提炼出一点点玫瑰的精油或者精华。

身体也是一样，身体里面的精华和宇宙自然界的能量，是可以交流和交通的。水有能量，海水有能量，火有能量，地气有能量，森林有能量，树木和花草都有能量，它们都有神有灵。把地灵、树灵、海神、海灵、山灵、神灵、山神等的能量合进来，修炼就提高很快。

小孩子们很喜欢童话如海龙王、海龙宫等神话故事，它们都是真的，是有的。

身体也是一样的，把身体里面的能量结合起来，提炼好以后，就可以和外面的能量交通。身体是一个物质，把物质变成一个气，它就和自然界宇宙的能量交流，我们把这个过程叫作“气化”。大自然中有五行，木火土金水，它可以派生出很多东西，比如派生出阴与阳：阳火、阴火；阳木、阴木；阳水、阴水；阳土、阴土；阳金、阴金。每一个都分阴阳，与五行相匹配，这是道家几千年前练成的功夫。现在我们有阴阳、五行、八卦、真阴、真阳。

道家很注重能量，我们有一个可以和外界交通的能量，就是气。身体这个物质可以制造气，如果明白、相信我们的灵魂神也是一个气，是一个能量，一个特别的能量，是一个有智慧的能量，是一种浓缩凝结的能量，它不容易散掉，那么我们就能够把这个能量进行转化。身体里面的元气，很容易化成精。我们出生的时候，元气就是我们的元精，就是我们的本钱。如果精不够，就看问题出在哪里。比如男性房事过度，那就要练习房中术，练习多重高潮，把精、快感、高潮、爱心、快乐合在一起，不要让它漏掉。明白这点后，就会生出很多阳气，制造很多能量和药。

所以开心快乐，心情好，就是良药。落实到修炼内丹，就是打坐时的快意和快感，那是一个非常好的药，以前古人就用这个药来比喻。现代西方科学认为我们细胞里面的DNA，是细胞里面最重要的，它把全身所有的构造都记载在里面。另外它每时每刻都在分裂、制造新的细胞，否则我们人就会老去，DNA 的分裂是关系到我们生与死的大问题。

在几千年前，道家没有现代科学的研究，但是经过几千年的发展，现在西方科学发现道家这套体系非常完整，非常科学。英国学者李约瑟在《中国科学技术史》第 5 卷第 5 分册专门论述了内丹学，称之为“生理炼丹术”，以区别外丹术，并说“内丹成为世界早期生物化学史上的一个里程碑”。因此老祖宗留下来的东西非常好，非常的宝贵。如果我们不好好地练，不好好地去理解它，就很遗憾。这些养生修身的方法在古代也很难看到，古代道家认为这些方法是很秘密的。

以前道家把看不到的变成看得到的，可以隔空取物，可以隔空治病。看不到的，可以通过修炼看得到。现在科学很发达，比如，我们通过手机就可以看到很远的对方，但是现在的手机是经过很多年的研究发明的，但是几千年前道家就明白这个道理，所以我们知道无形产生有形。

一旦明白身体与精神、灵魂相互沟通的桥梁是气，那么道家炼气、炼能量就是对的，转换能量是很好的。因此，请记住：我们的灵魂是有智慧的能量，要养育它，要用能量、用气去养育，气是灵魂神的粮食和养料。因此，最好的能量就是“炼精化气”所产生的能量。因为精藏在肾里面，藏在性器官里面，有非常多的能量。如果你浪费、消耗你的能量，就会影响到健康与寿命。明白如何去养育它，倍增它，就知道它是可以转化的，可以供养自己的灵魂神。只要有一点点的精残留在那里，都可以葆有它，提升它。明白这个“道”，悟“道”。一旦悟到了，再去实践它，就得到“道”了。得到“道”，只是一百万步的一小步。所以要练习炼精化气，没有精，什么都练不了。不过一个人不可能没有精，每个人都有，每个人身体里面都藏了很多精，就是看你耗尽多少，你剩了多少。现今社会，物质极大丰富，人们的生活条件也越来越好。很多食物都有滋补营养的作用，食补药补对人体的精起到一定的补益，但营养过剩往往带来很多隐患。

神光、真光可以把情绪也就是把身体里面的精转回来。因为负面情绪如发怒、生气、紧张，嫉妒、恨，这些都会耗体内的精，它们都是由精转化而来的。负面情绪是毒素，沉淀在身体里面，让五脏六腑变得很黑暗。一旦练到真光，神光、真光就可以把黑暗、肮脏的东西、负向情绪等，转化回精。所以七情六欲是会耗尽我们内脏的精的，耗到一定时候，人就开始生病、衰老。如果不懂得管理好自己的情绪，不明白把耗尽的能量转化回来，身体就会一天一天地走向衰亡。

道家的练法，就是要一步一步地去实修，去证悟。黑房是最好的修炼场所，在普通的环境下，各种干扰会影响到修炼的效果。

道家认为这个精在人出生时是与宇宙元气一体的。人所接收到的混沌之气就是出生时的元气，元气就是一个人的本钱。如果无节制地乱用，本钱就没有了。有的人无节制地喝、吃、赌、抽烟、熬夜，就把内脏里面的精甚至脑里面的精华耗尽了，那就需要补精。补精是很难的，最重要的就是要把房事控制好。男性一定要练。另外精气同性一样，它可以倍增能量。古代道医把这个讲得很抽象，很隐晦，不然后代人看了就会有不好的评判，就会指责，认为老祖宗怎么那么黄色，那么肮脏下流，所以古人就用了很多的隐语记录下来。不过真功夫就藏在这里面，用几十年把它讲破了就是一句话，感觉到快感。世界上的事就是这样，如果某样东西可以带动了你的快感、快乐、欲望、性欲，带到你可以买他的东西，性就变成了欲，情就变成了欲。性就和他要售卖的东西合在一起，就变成了一种欲望，你就有购买欲。看的、听的、闻的东西，比如香水，你闻到它就有一种欲望，然后你就要想购买。所以现在的广告大多都是用性来挑起人的欲望，令眼睛、鼻子、耳朵、舌头、皮肤有感觉，能量就在这些地方漏出去，通过我们的欲望漏出去。

所以道家讲会阴很重要，每天练一练会阴，提会阴，至少 9 次、18 次、72 次，那很好。其实是提肛，千金一点，带动生死窍，是道家以前很重要的一个功夫、一个练法。它流传下来的一个诀就是“一点千金”，道家如果点给你看，它是无价的，或者是价值千金的，千金就是很多钱。在古代，千金就是很昂贵。道家比喻这一点很重要，以前古代没有解剖学，不会明白这一点的重要性。会阴是生死窍，它一开了之后和祖窍是可以联络的，它们可以交通。会阴就是把阴气收在里面，会阴是无底龛。

国外的医学杂志有一篇文章，讲到我们中医所说的中焦，它只讲一个字：爱。讲到一个人把他的爱心、快乐、感恩、快感在中焦合起来变成一个波。爱的波带动引起 DNA 的分裂，这样所分裂的细胞是最好的细胞。在古代，道家早就有这样的练法，但很多人对它产生误解，这就是道家爱的疗愈法。所以有一点爱心、快乐、有一点精就可以炼，“炼精化气”，中医里面就叫保精。

我们身体里面有很多的药可以采，它们可以治好很多疾病。因为身体里面有很多的荷尔蒙和很多的能量，有很多干细胞，干细胞就是很重要的一个药。人身自带大药，把身体练好，就是把五脏六腑练好，采内脏里面的药。一个人把他的爱心、快乐、感恩、快感合起来变成一个波，它就合成了一个波动。这个波动可以引起 DNA 分裂，在这个环境下分裂的 DNA

是最好的，因为它会重新产生一个新的细胞。不过现在我们爱心、快乐、感恩、快感很少，有的人甚至没有，甚至有时候一整天都是紧张的，处于高度紧张的状态，情绪也不好。

精气是我们的本钱。古代道家认为大约25%的元气藏在性里面，为的是传宗接代。男性每天都会造精，女性每个月制造卵子、生育孩子都是需要性能量的。另外大约25%的能量藏在肾里面，用来紧急救急、救命及应对病痛。灵魂离开肉体的时候，需要肾气的推动，没有这个能量就无法把灵魂推出身体。余下大约50%的元气是藏在内脏的精，供给我们工作和生活用，因为每个内脏都藏精。精拉灵魂神下来，安住在我们的身体里，元气不够，魂就不附体。那么每一天我们都要耗精，对于女人来说也非常重要，女性的美丽、健康、年轻、皮肤都是需要精的。炼精化气，炼气化神，我们所炼的就是把精气变成神。耗散人体精和能量最多的就是七情和六欲。我们在黑关里面所练的都是高级的功法。

有的人患病摘除了子宫、卵巢，虽然器官没有了，但是子宫、卵巢的能量场还是在的。而且其他的脏器还可以帮助它们，只是其他内脏的工作负担就会加重。女性的子宫、卵巢是位于身体躯干最低的器官，上面的器官都压迫着它们，常常会出现气血不流畅的情形。器官长期受压迫，能量运行就会受阻，产生隐患。所以要炼气，每个内脏都要有气，有气托着内脏，就不会有太多的重量压迫下面的脏器。一个人练不练功，身体健康与否的差别很大。

## 龙吟虎啸

放松脊柱，启动脊椎的呼吸。轻轻摇脊柱，用意摇动尾骨，然后转动骶骨。

再摆动龙尾，感觉游龙在游动，腰椎、胸椎、颈椎在摇动。

生命之树脊柱很舒服，宇宙智慧就会下来进入身体。游龙上来就会成为火龙，火龙冲天就会联络元气。

吸气，打开胸腔，脊柱呼吸，金色的能量进入脊柱。

呼气，感觉整个脊柱有金刚保护，包括脑。感觉左右脑、晶状体、腰椎、尾骨、骶骨都是金色的，这是生命之树。感觉到健康的脊柱和大脑。

不要久坐，或长久地坐着不动。

练习鹤颈功是很有效的导引法。吸气，以下巴为起点，向前拉伸颈项，往前伸展，向前、向下划弧；呼气，回正。吸气到百会、脑，呼气时全身放松。

再次练习鹤颈功。向前慢慢拉长颈项，同时感觉到脊柱的变化。

脊柱上有很多个泵。著名的“内经图”上有两个地方，其中之一是火牛拉车，有火，有水。把水放在火上，火牛就下来拉车，拉的就是泵。泵就是抽水机，整个脊柱有 7 个抽水机。人整天坐在泵上，健康就会出问题。

意守会阴，感觉到涌泉、子宫、前列腺、肛门在呼吸。会阴生来就是收集阴气的，这是它的工作。自家水每个人都有，自己的井很重要，一定要搞好自己的井。

念自己的咒语，“鼻息停，真气来”。鼻息带动真气来。调鼻息，带动真气降下来。

吸气到头顶百会，呼气下到会阴。冲脉很重要，来来去去的需要多次练习。内观冲脉上有一个珠，随着呼吸上下移动。

看看里面有什么灰色黑色的情绪，负向的情绪，呼气时将它们带到会阴。

吸气，提会阴。左边的冲脉红色，中间的冲脉金色，右边的冲脉蓝色。呼气，放松。

涌泉在呼吸，把地气提到会阴，会阴气多就冲到头顶，再降到丹田。会阴一满，蓝色的球在会阴，里面有精气，有地气。光属于火，用一个红色的球收它。练功，这个球很重要。我们知道了用什么去装它，就有形了。

用意抱住它，就成了一个能量球。

水与火都准备好了，将红球降下来，蓝球升上去，颠倒阴阳，移到中线冲脉。水在上，火在下。

吸气，呼气，闭气。收腹。

意守两个球，坎离交媾，内有坎离睛。感觉中间的吸力在呼吸，毛孔在呼吸，皮肤在呼吸，在交媾。里面有一个精气，一个火。每一个呼吸都在拉宇宙的能量进来。交媾的那一点很强大。

再一次坎离交。

感觉下丹田很温暖，下田处4个太极球在转动，吸气，把它拉到冲脉，呼气，放松。

吸气，呼气，感觉到会阴在呼吸，百会在呼吸，真气在呼吸。

轻轻地，感觉交会的地方有个气在升起来。意守，调息。

丹田，肚脐是我们的根源。坎离交媾的那一点，有一个抽气的能量，息息归根。它带动百会，涌泉。金带动了肾，金生水，导引气、水到两肾，自家水就增加了。如果火太猛，水就要增多。水太少，就要把火降降，把水倒入锅里、鼎里面。火一动，火在烧，木生火，木就给心增加火。木是青龙，金是白虎，青龙白虎交媾。火太少，就增加木到火里，水太少，就加白虎（金）给肾。

调火候，再相交一次。

呼气，火降，水上，调到中间。

阴阳二气在下田交媾。

呼气，闭气。相交，闭气。

风箱在拉。调息，放松。

熏蒸五脏。精气是我们的精华，用精气蒸五脏，首先去蒸两肾，感觉会有很多气。其次蒸膀胱，清洁膀胱，膀胱与肾是一对。蒸肺、大肠，这又是一对。把能量带进肝、胆，熏蒸肝脏，肝脏就很清。再次带到心，小肠这一对。蒸心不要太长，小肠可以蒸得长一些，再蒸脾、胃、胰腺。再回到肾、膀胱，最后把气捧到丹田。

运化五行。把能量带到每个内脏、每个腑，这样每个脏腑就多了更多的能量养料。

如果有快意，就把它们的气收到会阴。肾气收到会阴，那就是蓝色的气。这样的交媾就是“龙吟虎啸”。很多宗教用嗡嘛呢叭咪吽，交媾的时候龙的声音较高，地球转动的声音是“嗡”，与虎啸是一样的。这是炼得很高的时候听到的地球的声音“嗡”。龙与虎的声音是风与地的声音。

道家讲息息归根，丹田有吸气，有呼气，有一个生命在里面。心的火也是包含阴阳两个方面，有恨火，也有爱火。肾也同样分阴阳，肾上腺属火，肾属水。肾上腺的火下到肾水下，火与水一交媾，丹田在动，会阴在动，铁牛在耕地，内脏就强壮。水与火变成气，用蒸汽清理内脏，几十样的能量变成一个蓝气，变成精气。精气是人的生命力。水火一交媾，能量就高很多倍。炼丹就是中国最早的化学，真气是几十样能量的精华，最少有24种化学成分的能量合起来并成为一个能量。

此外，在导引动功中，我们也常常将“龙吟”作为每一个肢体动作结束时的内吸纳法，也就是张开嘴用下丹田抽气产生的一个轻柔而高亢的声音。“龙吟”可以快速地达到息息归根的作用。实际上“龙吟”是一种导引吐纳法，东晋医家葛洪在《抱朴子》中说：“或吟、或倚、或步、或行皆导引也。”他对导引的定义改变了导引仅仅限于肢体动作、呼吸吐纳，或仿生导引的范畴。

## 鼻息与真音

对于工作很紧张、忙碌的人，就要学会用一些简单而有效的方法及时调节自己。

比如，坐在凳子上，注意一下鼻尖，然后鼻吸鼻呼，关注鼻尖的呼吸，头脑很快就会静下来，就不会胡思乱想。这是最简单而有效的方法。或者去听自己的呼吸，用耳朵听呼吸的声音。闭着眼睛看鼻尖，用耳朵听呼吸的韵律，头脑也会很快静下来。慢慢调鼻息，很多紧张的情绪、胡思乱想的思虑突然之间就会平息掉。

头脑最喜欢的一件事就是听自己的呼吸。

听心脏的跳动。用手点点心脏部位，也可以点点膻中穴处的心轮，也可以轻轻抚触心脏，点点鸠骨。躺下来找鸠骨很容易，鸠骨处的跳动就是心的跳动。或者把把自己的脉，也可以找到心脏的跳动、脉的跳动，这样就开始训练听自己的心跳。脉动的声音是和真音合在一起的，把心跳和鼻息合在一起，心就会平静下来。

听真音。先让自己安静下来，用耳朵去听真音，听黑房里面的真音。真音有一个很高的频率，用耳朵去听鼻息、听心跳，它就和宇宙中的真音有联络。然后慢慢把这个声音带到内腔，与呼吸会合。

吸气，呼气；吸气，呼气。

把它往下带到心，真音、鼻息和心跳合在一起。真音反过来会带动呼吸，带动心跳。因为在生命开始的最初时候，心跳、鼻息和真音是有联系的。一旦听到鼻息，再把鼻息和心跳合在一起，人就平静下来。

这个内功需要反复训练，反复听。

真音是原始的创造能量。真音把能量传递到细胞，传递到心跳，传递给呼吸。这三个声音交汇在一起，把它们带到中脘穴的中宫处。

用手轻轻敲敲中宫，抚摸中宫，感觉中宫在跳动。有呼吸，有跳动，把真音带进去，真音就会把中宫的跳动变得很有规律，感觉到一个很强壮的力量在跳动。这是古代道家一个很秘密的练法。再把这个跳动带到肝，肝会有跳动。内视肝，对肝微笑，找到肝的中心点，把能量带进去，它开始跳动。持续内观肝脏，想它的形状，感觉它发热，跳动。感觉到内脏里面在发热，因为它有声音，有脉动，有呼吸。再带到脾，感觉到它在跳动，胰腺也在跳动，胃也在跳动。因为心脏的跳动和其他内脏的跳动是连在一起的，每一个内脏都有它的脉动。

继续把这个跳动向下带到下丹田，内视下丹田，感觉到鼎里面也在跳动。

有动，就有呼吸，就会有热，就会有光。

腹部有很多的脉。注意到下丹田偏左一点，在丹田、肚脐最左边有一个脉，在肚脐上面也有一个脉，这些都是大脉。丹田的脉是关系到小肠吸收的能量。腹部肠道很长，吸收的过程是一个非常复杂的过程。在小肠区域有大大小小很多脉动，每个方向都有脉动，小肠的面积非常大。意守下丹田。

整个练习需要全程放松，越放松，光就来了，紫气就来了。放松，感觉周围的气场有很多的紫气。

## 起火与火候

练功的时候起火很重要。

取站姿，先调整好呼吸，左右转动腰胯，两手在体侧跟随甩摆。下落时，一手拍打肚脐，一手拍打命门。好像一只拨浪鼓。

慢慢停下来。

做腹部顺呼吸 9 次，再做逆呼吸 18 次。

然后用手按住肚脐，呼气，闭气。把肚脐往命门方向拉，感觉命门在跳动。放松，吸气，呼气，再次闭气。把肚脐往命门方向拉，收紧腹部，感觉肚脐挤压命门。

命门发热，感觉有火在烧。

转动腰、胸，像一条游龙一样在转动，然后呼气。

吸气，继续转动，呼气。身体里面 4 个太极在转动，呼气的时候 4 个太极球好像一个风扇一样地在转动。

命门火在烧，命门打开。

调息。吸气，呼气，微笑，很多紫气进来。

闭上眼睛，内视两肾，移动双眼左看右看两肾，一阴一阳转动，两个肾在转动，阴阳调和。对肾微笑，感觉肾在转动，感觉两个肾很温暖。

肾在五行中属水，冬天，肾喜欢温暖。肾上腺在肾的上面，属火，因此要颠倒阴阳，才能产生交媾。左右两肾转动，它的能量就倍增很多。感觉肾上腺火在烧，命门打开。对肾微笑。

感觉到周围有很多紫气，命门一开，就有很多紫气进来。把注意力放在腰部，感觉到肾上腺的火在烧。肾上腺在下，肾在上，火上面是水，火在烧，精气开始产生，就会感觉命门很多能量，很多的火。它的另外一个作用是会大大提高身体的消化功能。

很多时候需要保持对两肾微笑。要找对肾的位置，观想两肾之间的命门处，想腰椎第二节、第三节之间有小小的火花。这个过程很重要，这就好像打开计算机后有一个程序要启动，启动后，它会自动操作。练功的时候它会开很多的程序，只需一步一步地跟着练。

启动下丹田火。吸气，呼气，收腹，闭气。闭气闭到尽头，然后调息。

吸气，呼气，转动腰部。吸气，以下丹田为起点慢慢转三个圈，用腰椎、胸椎、颈椎转三个圈，再呼气回转。感觉丹田火在烧。

再一次起火。吸气，呼气，收腹，屏住呼吸。肚脐往脊柱方向拉，继续闭气，带动抽气机呼吸，感觉到丹田火在烧。

吸气，再次用腰椎、胸椎、颈椎转三个圈，呼气的时候也是三个圈回转，边转动边呼吸。

再次吸气，继续用腰椎、胸椎、颈椎转三个圈。呼气，再转三个圈，放松。

守住丹田呼吸，对丹田微笑。

内视下丹田，感觉火在烧，变大，扩张，整个腰椎在发热。这个时候要一直守着丹田之火，意守下丹田。如果要量化的话，用百分之九十五到九十九的意守在丹田，百分之一的注意力放在感觉上。守到有感觉，舌头开始跳动，感觉舌尖上有电流在颤动，鼻腔有很多的气在拉动，感觉呼吸非常通畅，感觉印堂在跳动。

有人会问，没有起火，可不可以采药？

应该起火，起火并不难，几分钟几秒钟就可以起火。其实，我们是有火的，没有火什么也做不了。就好比要搬到一个新家，首先就要有火，还要有水、有电。没有水、没有电、没有煤气就不可能住人。

起火以后就会有光。

至于火候，是一个很大的学问。做菜就十分讲究火候；炼金、炼钢同样讲究火候；炼玉、烧炼金丹更是需要火候。火候很重要。要知道每个人都有火，神经控制呼吸、心跳，它要温养。把呼吸和心跳整合起来，调控呼吸，这就是一个火候。

下丹田有一个鼎，这个鼎上面有一口锅，下面有火，要烧多少水，用多少火，过程中还要看鼎里面的水多少。古人讲青龙、白虎，指的是什么？很多人看道书看不明白。青龙就是木，白虎就是金。青龙是肝，白虎是肺。木可以生火，烧到一定时候火不够，可以把木加到火里，肝可以养育火。烧到水快没有了，金可以生水。青龙、白虎在古书里讲得很抽象，不明白就无法练功。有时候就把青龙、白虎放在鼎里面，青龙增加更多的火，白虎增加更多的水，就是这个道理。

另外精气收在会阴，那里是很重要的水，丹火是一个很重要的火。火没有了，或者水也不够了，就要加火加水。

讲起来很简单，比如龙虎相交，龙虎丹法，人们就会想龙在哪里、虎在哪里？实际上就在身体里面。你在外面找青龙是找不到的，因为身体里面就有，肝木就是龙。青龙就是肝，也是木，所以青龙可以生火。白虎是金，金可以生水。古代道家多用隐语，讲青龙在天上飞，白虎在地上跑，道破了就是一个肝、一个肺。肝里面的三魂可以转化成一个青龙，肺里面的七魄可以变成一个白虎。这里就会涉及到情绪，所谓要“降龙伏虎”，青龙就是发怒、怒气、嫉妒，要降龙，就要把怒气降下来。要制伏白虎，忧郁、伤心都关系到肺。无法“降龙伏虎”，就无法炼丹。

如果稍微懂得炼钢的知识的话，就知道火有很多种颜色，每种火的颜色都不一样。如果一直练下去，丹田的火就可以转换。比如红色的火带动小肠，可以用红火烧小肠，它就会帮助小肠更好地吸收能量。脾胃是黄色的，转化下丹田火为黄色的火，带到中宫，变成金黄色的火，消化系统是黄色的，每个火不一样。还有心，可以转化下丹田的火为青色，把它带到心。每个火种不一样。煤油烧得很好的时候，它就变成蓝色，蓝色的火是不一样的，去浊纳清。练几次后，丹田之火会转变几次。红色的带动小肠，红火烧小肠，越烧火越多，它就帮助小肠吸收；脾胃则是黄色的。

温养的时候，水会变成蒸汽，内脏精气下来，这个过程是去浊纳清的过程。蒸内脏的过程就好比洗衣服、打扫房间卫生，用蒸汽去洗它，要杀菌，要搞卫生，要用蒸汽来帮忙。太阳照在肮脏的水上面，这些肮脏的水变成蒸汽以后，肮脏的东西就往下，清的东西就往上。去浊纳清过程就是蒸法，蒸了以后浊气化成精。再蒸，它就是人体的蒸馏水，就是我们的精。整个过程已经很明白了，用现代医学语言来讲就是激活了整个脑里面的荷尔蒙。现在许多实验室提炼纯水就用多次蒸馏法。

## 安神祖窍一

安神祖窍的修炼过程比较长，下面介绍其主要的练习方法。

1. 调身、调息、调心

取坐姿，双手放在膝盖，掌心向下。全身放松，脊柱正直。在黑房里面练习这段时，要先睁开眼睛往前看，看到很远的前方，再慢慢将神光收回来，慢慢闭上眼睛。

接着是调息，吸气，呼气，鼻吸鼻呼，感觉到自己在呼吸，让呼吸把神意带入内在。

两眼微微往下看，注意到鼻尖，观鼻尖，吸气，呼气，调息，呼吸是最好的向导。呼吸调好，心就平，浪就静。意念在鼻尖，觉察到每一次的呼与吸，让呼吸逐渐变得均匀、细长。

移动注意力往下来到心，观心。吸气，呼气，放松到心。用两耳去听自己的心跳，感觉脉搏在跳动。心脏的跳动和脉搏的跳动连在一起。一旦听到它们的跳动，就可以将注意力移动到皮肤上，去听皮肤。

2. 皮肤与毛孔的呼吸

返观自己的身形，把自己的外形观想完整。

注意到皮肤，去感觉皮肤，两耳放在皮肤上，听皮肤，心很快就安静下来，这时候听真音，周围有一个高频率有规律的声音，或者低频率有规律的声音。

继续把意念放在皮肤上，听周围的声音。

启动皮肤与毛孔的呼吸，吸气时收皮肤收毛孔，呼气时放松。

3. 收两耳、收真音

把注意力放在两耳，感觉自己的耳朵很长很大。然后慢慢收两耳，把四周有规律的声音收回来，收到两耳，再收到大脑中间。

吸气，呼气，吸气，呼气。

调息。

4. 意守中宫

将注意力放在中宫黄庭，这个位置在肚脐与鸠骨连线的中点后面，中宫总管消化系统的脉搏。意守中宫，感觉到脉搏在跳动。

吸气，呼气，吸气，呼气。

意守中宫。

5. 脐脉呼吸

将注意力从中宫往下带到肚脐，两眼内视肚脐。感觉到肚脐的形状，肚脐的左边、上部都有很多的脉搏在跳动，大大小小有52个脉在跳动。腹部呼吸，吸气时收腹，呼气时放松，几次后停下，去感觉内脏的脉跳，感觉小肠、心、肾、手与脚的脉搏在跳动，在发热，感觉很温暖。

6. 最后回到心

双手在胸前合十，内视心。

吸气，呼气。调息。

对心微笑，感觉到心充满了爱、快乐、感恩、慈悲。持续地冥想心，去倍增心里的爱、喜悦、快乐、感恩。感觉到心跳，心在呼吸。呼气的时候把爱心、喜悦、快乐、感恩、慈悲向外辐射，穿过身体，送到宇宙，连接宇宙无条件的爱，把意放出去。

吸气，呼气；吸气，呼气，停一停，感觉能量在心里呈螺旋式的转动，倍增，倍增成更多的爱、宇宙的爱、无条件的爱。

再次吸气，呼气。把爱心往外散发，充满所在的气场。启动皮肤呼吸，让身体里面的气与身体外面的气产生交流、交换，感觉到人体气场。

7. 启动命门火

吸气到腹部，收腹，呼气，腹部放松，腹部呼吸与启动丹田火相反。

一吸一呼，反复数次。

呼气后闭气，腹部收紧，继续闭气，直到不能闭气，调息。

感觉命门火在烧。

放松，调息，笑到印堂、天目，紫气来。一练习命门，天眼就有反应。命门呼吸，左肾、右肾调和阴阳。两眼内视两肾，转动两肾能量。颠倒阴阳，火在烧，玉枕小脑在动，命门之火与小脑有很大的联络。

8. 启动丹田火

把意念转移到下丹田，肚脐后面下去一寸半的地方，守住那一点。吸气，收腹部，呼气，腹部放松。反复呼吸数次。呼气，闭气，然后收腹，将肚脐往命门方向挤压，一直往后拉，带动丹田呼气，带动丹田的吸气。感觉丹田火在烧。

重复这个练习至少做 3 次。然后守住下丹田的火，感觉命门之火在烧。

吸气，呼气；吸气，呼气。

感觉命门火在烧，气就升上来，升到头顶百会，舌抵上腭。

一直守住丹田火。

9. 拉性线

把呼吸调匀，调息。开始抓光。

闭着眼睛往前看，就像拉一条很长很长的直线。伸出去，看远方，左眼、右眼和天眼形成一个三角形。从中间看出去，看到很远的地方，找到远方的一点光，抓光。黑到很黑，中间有一点亮、一点火，就是光。

吸气，慢慢把它拉过来，拉到印堂前面，停一停。凝神，再吸气，再往里拉，带到泥丸，再往后带到后天镜。呼气，把它通过印堂快速地送出去，闭眼看远方。

这样一拉一放，为 1 次，每拉 1 次光就倍增 1 次。

10. 前后天镜与净化三焦

再次闭着眼睛往前看，抓光。吸气，把光拉进来送到泥丸，上达百会。再把光反照到前天镜、后天镜，再往下反射到内腔上焦，光进来照到身体黑暗的地方。

再次闭着眼睛往前看，抓光，用前、后天镜反照，往下照到中焦，中焦的黑暗的、沉淀的地方，把污浊转化成精。

再次闭着眼睛往前看，抓光。把光送到前、后天镜反照，往下照到下焦，照到六欲，把下焦的六欲和黑暗的地方化成精。一旦明白这个道理，内在感觉就会很好，情绪就会好起来，就不会耗尽内脏的精气。大脑的精气，内脏的精气，性的精气，都是很重要的精华。感觉被净化的精往下流。

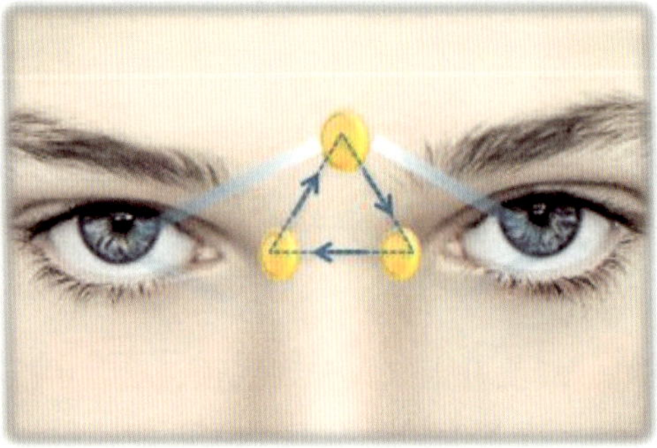

三角形抓光

11. 坎离相交

再次闭着眼睛往前看，看到很远的地方，抓光。把光送到后天镜，往下照，经过上焦、中焦、下焦，到达会阴穴。内视会阴，会阴自动在转。

再一次抓光，两眼看出去，找到一点亮光，吸气，把光带进来进入泥丸宫，两眼往上看到百会，把光送到百会。前、后天镜再反射光，往下照，光照耀内腔，清理净化三焦。

意守三焦。

同时守住下丹田的火。

启动小坎离交媾，准备好水与火。内视中脉，以及左右两条线，左边红色的管运送红球，右边蓝色的管运送蓝球。把它们放到鼎里，相交。意守会阴。

迅速抬头，两眼平视前方。身体的坎离交、与外面远方的坎离相交，意念在远方的相交处。稍停片刻。

12. 凝神入炁穴

闭着眼睛往前看，左眼太阳，右眼月亮，两眼往中间聚拢合璧，将远方的神光带回到天目、泥丸。在天目处加重意念往里拉，再往下照三焦。

看到紫光以后就把紫光收进来，精气和光，在外坎离交了以后，可以带到祖窍。把神与灵安住在祖窍，感觉祖窍，对它微笑，它和会阴连通。

吸气，呼气，启动会阴呼吸，意守会阴。

吸气，提会阴；呼气，放松。

吸气，提会阴；呼气，放松。重复数次。

会阴有反应，带动前阴快感能量。感觉快感多了，就呼吸，往上提，会阴是一个很大的穴位，可以收很多的阴气凝结在里面。

继续保持有觉知的呼吸，感觉到会阴和涌泉在呼吸，尾闾就像一条长长的尾巴联络到地线。感觉地气上来，导引它，控制它，带到会阴。

意守会阴、膀胱。

吸气，提会阴，收小腹；呼气，腹部放松。

吸气，提肛，收会阴，收小腹；呼气，腹部放松。

反复多次。

意念移动到下丹田，内视下田。

吸气，提肛、提会阴、收小腹；呼气。

吸气，慢慢提，往上提，提到膀胱；再提到下丹田；同时微微收身收紧毛孔，呼气时放松。重复 3 次。

意守下田。

13. 五行相生

把丹带到膀胱，采气。收膀胱的气，膀胱属水。再从膀胱送到肝，感觉丹在肝里跳动，能量散发到肝里面，它养育、培养肝的能量。

吸气、呼气；吸气、呼气。魂在肝，感觉它在跳动。

再把丹从肝送到心，吸气，呼气，放松。丹在心里，吸气、呼气，吸气收缩，呼气放大，感觉心有很多的爱心、喜悦、快乐、感恩。魂是养育火的，火烧变成灰。

吸气、呼气。把丹往下送到脾胃，感觉脾胃在呼吸。

吸气、呼气；吸气、呼气。土增多了，长大了，土会生金。

吸气，往上提，把丹送到两肺，两眼看两肺，转动两肺的能量。金长大了，金可以生水。

吸气，呼气；把丹往下送，送到两肾。转动两肾的能量。转 2 次、3 次。

回到膀胱。吸气到肾，呼气，把丹送回到膀胱。感觉丹采了很多内脏的能量，所有的能量都归到膀胱。膀胱呼吸，吸气时膀胱内收，呼气时膀胱放松，把丹送到下丹田。下丹田的火开始烧，去浊纳清。

吸气，呼气；吸气，会阴往上提，小腹部内收，膀胱的气同时往上提，提到下丹田。

14. 真阳真阴聚下田

真阳来到下丹田，真阴来回带动真阳。

抬头，闭着眼睛看远方，看到远方一点光。吸气，把远方的一点光慢慢往回拉。眼睛往上看百会，一直往上看，看到有一个黑点，真阴感觉很轻。用感觉抱住真阴，带真阴降下来，带到下丹田。颠倒真阴、真阳，颠倒阴阳，内有坎离睛，这就是“真我”。“真人”在里面，在跳动，开始有一个生命。很轻微、很秘密地在里面温养，就好像母鸡在孵一个鸡蛋，好像在孕育一个新的生命。

15. 温养

温养内丹。温养的时间要稍长一些。如果需要火，就用青龙来增加更

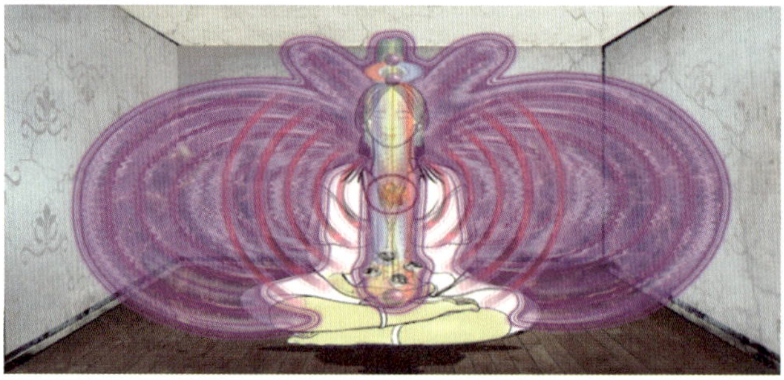

温养

多的火；如果需要更多的水，就请白虎来帮忙。温养的时候，丹和祖窍就有一个联络的关系，光从祖窍一直往下照，照下来，火就变得小一点。可以把命门的火与丹田的火合起来温养。

## 安神祖窍二

本章是安神祖窍的第二法。

调身，调息，调心。

抬头，睁着眼看远方，看看远方有没有光。找光。

聚光。将左右两眼和第三眼相合，它们一合就可以抓光。眼睛看到很远很远的地方，两眼之间有智慧线，这条线拉得很远，一直到遥远的天边。然后左右两眼往上一斗，合起来，与第三眼形成了一个三角形。这个三角形可以收远方的光，慢慢把远方的一个亮点拉到天眼前面。停一停，对它微笑。再拉近，最后进入泥丸。

泥丸是左线、右线交在大脑的地方，实际上就是现代解剖学的丘体。整个丘体是内分泌的总管，丘体的下面是下丘体，再下面就是脑下垂体。从泥丸斜上去45度角是松果体。丘体一旦拿到光，就感觉整个泥丸很大。道书里谈泥丸只是一个大概，很多人对泥丸的具体位置不清楚，实际上就是解剖学中的丘体、脑下垂体、松果体，它们都包含在泥丸里面。古代道家在修真中发现泥丸与光有很大的关联，现代西方医学研究证明这些内分泌腺体最重要的养料是光，这里我们所说的光均指的是真光。在关外，白天睁开双眼，看到的是日光，日光会带动丘体、脑下垂体运转。而真光一来，它的作用就不一样了。其作用是养育、看护、疗愈、治疗的作用。它不是让人耗尽能量，而是给人增加能量。

把光往上转到百会，再从百会往后移到后天镜，后天镜反射光到五脏。也可以往前经过丘体、印堂，反射出去。这是修炼时的路径。

仅仅是上面短短两句话，却是很长的一段修道之路！

再次抬头睁眼往前看，看到很远很远的地方，再次看到光，一个小小的光点，慢慢将它往回拉，带到前额处。左右两眼与天眼合，抓住光。再慢慢的往回拉，轻轻地把眼睛闭上。

现在把光转到百会，再把光带到后天镜。感觉到后天镜的光即将反射出去。经过大脑中心的丘体、前面的印堂，再发射出去，射到很远的地方。

再次抬头往远方看，看到远方有一个小小的光点。把光抓住拉回，反复数次。感觉光很稳定了，再次把光带进来，带到泥丸。往上看到百会，和更多的光反射到前后天镜，往下照到上焦、中焦、下焦。慢慢地练就会感觉到，这时候光很容易照到上焦、中焦、下焦。光照到体内非常黑暗的、沉淀的、污浊的气。真光，越照越光明，就把身体里面很黑暗的地方清洗掉，把负向的情绪转化为光明，清除掉体内的疾病以及负面的情绪，净化心灵。

重复练习 9 次。

这个过程就叫“神光返照”内在，这又是一个练法。神光返照三焦，变成一焦。内在情绪，心性智慧，以及病痛，都会发生很大的改变，身体会越来越好，这是非常好的一个练法。慢慢地，感觉到体内很硬、沉淀的、污浊的东西，被光照了以后融化了，慢慢往下流到会阴，越流越多。

再次抓光。

微微抬头，往前看，看很远很远的地方。微笑、爱心、快乐、感恩。如若观想自心，心里面很多编载好的程序就会出来。内视自心，感觉到爱心、快乐、感恩释放出去，放大到所在的住所、社区，带动宇宙中无条件的爱。感受到了宇宙无条件的爱，并再次倍增爱心、快乐、感恩。它们散发到印堂，把爱心、快乐、感恩集中在一条线，通过印堂再送到宇宙。它就带更多的宇宙紫气和真光进来，于是开始收集光。

把光收住，带到印堂，然后带到泥丸。

停一停，眼睛往上看，看百会。把光反射到前后天镜。调整好前后天镜，呈45度角往下照，一直照到会阴。重复练习9次。

接下来阴阳交。交媾好阴阳后，祖窍就有很多光。光带到泥丸、头顶、百会、顶门，再往下送到会阴，祖窍一动就带动会阴动。

一共有两个交，一个是白光，一个是紫光。

用意抱住紫光，拉到前面，大概距离人体一臂远的地方。一定要有足够的精，才能和光交合。不然意和光都无法拉住精。精太重提不上来，铅与汞一定要融合，就合了灵。如果没有精合在一起，就很难抓到灵。合好以后带到两眉前面，再带到祖窍。

再次把意念放在会阴，意守会阴，把光往下带到会阴。

什么都不用做，只是放松，对会阴微笑，内视会阴，就像太阳照在水面上……

时间、火候都交给自己掌控。

等持续到一定程度的时候，就可以采药了。有的时候修炼者睡得好，精神很好，没有烦恼，也不讲话，不开动脑筋，那精气就会来得很多。但是它一定要有祖窍、会阴，它们有交流，有交感了，精气才会被带动，真光也就跟随而来。

这个过程非常重要。

在古代，一些道家修士知道这个过程，但是不会讲出来。如果追问，他就会把整个过程编成一个故事。所以在道书里面，很多术语都是隐语。修炼者如果不开悟，也没有人指导，就无法练功。因此有很多的谜，或者叫很多的密修，秘密的修炼。很多人学道就觉得道是玄之又玄的东西。

吸气，提肛，收会阴。不呼气，再吸气，再往上提。再吸气，多次吸气，只吸气。

停息，闭气。

呼气，放松，调息。

想会阴与膀胱、下丹田有联络。

再次吸气，提肛，收会阴。不呼气，继续吸气，往上提。再吸气，多次吸气，只吸气，停息，闭气。

呼气，放松。

想会阴到膀胱有一条线，吸气，很轻很微的提肛门，会阴同时吸气。

再吸气，再来吸气，再次吸气，多次的短吸气，吸到膀胱。

好，呼气。

这样多次短吸气的方式重复3、6、9次。

调息的时候，会感觉到真阳被拉到了膀胱，感觉到真阳在膀胱。感觉膀胱很舒服。

做6次提真阳到膀胱的练习。

接着，把真阳提拉到下丹田鼎里面。

呼气，吸气，很轻很微，短吸气，吸气时收肛提会阴，再吸气，往上提，一直往上提到膀胱，再吸气，再拉到鼎里面，拉到丹田。

再次呼气，吸气，提肛收会阴。

再吸气、吸气、吸气，一直往上提。

好，放松，调息。

再次，每一次短吸气练习9次。

全身放松，对自己微笑。

现在鼎里有一个丹，中间有一个真光，真阳，里面的光往外散发出来，好像一盏亮的灯。

把真阳提到鼎里面以后，开始温养……

继续温养，感觉到丹田的火在烧。

接着我们来找真阴。

睁开两眼，抬头往前看，看得很远很远。眼睛望出去，感觉看到了天际，停一停。

然后左眼、右眼与天眼相合，形成一个三角形。找到前方一个亮点，抓住光，将远方的光带回来。吸气，慢慢往回拉，停在一臂远的地方，聚光。

再吸气往回拉，来到两眉之间，拉到大脑中间的泥丸，往上看百会，看着百会，光照着百会，照到头顶。

再次远望抓光，重复上面的步骤，做9次。

把光带入到泥丸，眼睛往上看头顶百会，感觉光越来越多。做9次以后，眼睛一直看上面，看着头顶百会，看到有一个黑点，注意到那个黑点。

有时候转眼看百会，看不到白色的光，它是黑的。但是即使是黑的，也属阴。把黑的凝结成一点，用神意抱住它，慢慢往下降，慢慢往下降，一直降到下丹田。

颠倒阴阳，内有坎离睛。阴阳一颠倒，再转动。

呼气，闭气，阴阳交合，里面有一个很大的能量在抽拉。闭气，阴阳能量一碰撞就产生强大的吸力，相互在吸拉。

接着温养，温养非常重要。

调息，感觉到命门很热，命门火在烧。紫气、丹田火在烧，丹田的火在鼎下面烧，要控制好它的温度，感觉温温暖暖就可以了，把握好火候。道家把它比作母鸡在孵蛋一样，里面的生命很静，很神秘地在转动孵化出一个小鸡。这是道家最简单、但又是最奥秘的一个关于生命的科学。

温养的时间要比前面修炼的时间要稍微长，这个时间的长短要自己来把握。

把注意力放在命门、丹田之火，这个火烧会让脊柱发热。气会上到头顶，祖窍有感应，会阴有感应。这一对感应是出生的时候就有的，是天生的，它是自动感应的。继续觉知命门之火、丹田之火，感觉到它们在发热，在燃烧，能量在持续向上扩张。

如果有时间，可以多做温养，意守下丹田，看看内在自我、元神，它就会有感应。去感受会阴的感觉，持续关照会阴的觉受。大脑与会阴是有连接的，有联通的。如果感觉到会阴有反应，有愉悦，快感，大脑也会有反应。要记住这个过程，记住第一次命门火燃烧。

练到这里已形成了一个完整的丹。丹在里面跳动，这是一个完整的丹，是人体的精华。接下来就可以带动这个丹，去运化丹，把丹带到内脏里面去相生、养育、倍增，丹有能量，可以散发到每一个内脏去养育。

## 小还丹

找到自己舒适的坐姿，脊柱正直，两手放在膝盖，指尖向下，从头到脚全身放松。调整呼吸，鼻吸鼻呼。呼吸是最好的向导，借由呼吸让自己的身心都平静下来。

把意念放在下丹田。

启动丹田火。

吸气，腹部收紧；呼气，腹部放松；吸气，呼气，反复多次。

吸气，腹部收紧；呼气，导引气到膀胱，意念在膀胱。

丹是能量，它可以转动，引下田的丹来到膀胱。

吸气，膀胱内收，呼气，膀胱放松；

吸气，膀胱内收，呼气，膀胱放松。注视下田的丹，感觉到丹在放大，发出光芒。膀胱是空的，在五脏六腑里面，膀胱是最好练功的地方。胃也是空的，但是我们常常会把它装满食物，它必须消化以后，空了，才能用。大肠也是空的。但是我们一天三餐，大肠 15 个小时都在工作，装满了很多的宿便。

身体最开心的就是完成了一天的工作。胃里装满了食物，消化了，空掉了，就很开心。小肠充满了被消化的食物，吸收了食物的五谷精华，然后把它送到全身，它完成了工作就很舒服。从早上到晚上，消化、吸收、排空，再装食物、吸收、消化、排到大肠，把糟粕往下排，通过上结肠转动往下走，每天都有足够的纤维素和蔬菜来帮助大肠蠕动，每周都需要花时间来清理大肠，否则就会很脏。

来到膀胱。小便排过以后，膀胱就空出来了，它有一段时间是空的。一个空的地方可以练功。胃在上面，如果吃得不多，而且不是很油腻的话就很好。如果吃食物的时候咀嚼得很细，唾液和气就会进到胃里，很快就会把食物消化掉，食物很快就会从胃下到小肠。胃空的时候是很好练功的，因为胃在中宫这一带。

整个消化系统、吸收系统、排泄系统，如果气机运行受阻，那么身体里面就没有空地可以练功。如果不想生病，一周安排一天来清肠，效果很好。如果能够增加到一周 2 次给大肠排毒，那就更好。同时再增加益生素，大肠一空，就好练功。每次练功之前要把小便、大便排掉。

回到小腹部，感觉到丹在膀胱里面，放大、收缩、跳动、呼吸，感觉很好。

吸气，慢慢吸，观想膀胱与肝相连。很轻很微地吸气，把丹从膀胱拉到肝里面。呼气，放松，内视肝脏。

感觉到丹在发光。肝里面有一个丹在发光，散发出它的能量。这个能量可以养育，可以倍增，培养肝长大。就像木，浇水施肥以后它会在土里面慢慢地发芽长大，长成一棵树，我们把它叫作养育或培养的过程。所以事先要给它能量，养育、培养了，它就长大、开花。养育、开花、结果，能量倍增，就可以采药。要注意到三魂在肝里面，它是有智慧的能量，丹就采肝的能量。观想肝，吸气，呼气，同时感觉到肝与心相连。

吸气，将肝里的丹吸气带到心里。放松心，内视心。

吸气，呼气。心在呼吸，光照耀着心。

肝属木，心属火，由肝到心，木生火，火烧了，就有更多的能量。感觉到有爱心、快乐、感恩，觉得丹在心里跳动，呼吸，跳动。心与小肠相表里，如果小肠空的话就很好练，吸气到心，呼气，把心的能量带到小肠，可以在小肠里面倍增能量。

火烧完了，就有更多的灰变成土。观想心与脾胃有联络，脾胃属土，火生土。吸气，呼气，慢慢地将心里的丹送到脾胃。内视脾胃，感觉到丹里面的能量往外照耀，散发到肝、脾、胃，照耀到脾胃，土就会增多。

内观、内视、内想脾胃，脾胃与两肺相联络。

吸气，慢慢地吸，从脾胃往上吸气到肺，两肺放松。两眼内视两肺，转动两肺，好像一个太极球在转动，感觉到丹在肺里面。如果暂时无法训练眼睛同时看两肺，就分开来练习，一个肺一个肺地单独去练习。感觉到丹的能量散发到两肺，它就养育、培育了肺里的精，倍增了肺的能量。感觉肺比较虚弱的人可以反复多练习几次。

金生水。肺属金，肺与肾相连。

吸气，呼气，慢慢地将肺里的丹送到两肾。丹采了魄的能量，往下送到肾。肾属水，两眼内视两肾，转动两肾，把一个阳一个阴两个肾调和好。吸气，呼气，继续转动。感觉丹在肾里面发光，养育肾。养育、长大、倍增，有更多的肾水，肾水就是肾精。

回到膀胱。膀胱吸气，呼气，一吸一呼为 1 次。3 次过后，吸气收腹部，把膀胱的丹往上提到下丹田，呼气，丹田放松。同样反复数次收放腹部。

温养丹田，意守丹田。

感觉下丹田的火在烧，一直烧到精气上来。以前，练到这个阶段的时候，就是要花很多的时间来温养。

反反复复。

温养，继续温养，只是在丹田温养它，守住丹，意守。

感觉丹成熟了，到一定时间，就会感觉像一个神圣的婴孩，婴孩在长大，因为所收的灵魂神的能量已经在里面了。

丹田的火在烧，升到头顶，祖窍与下田相应。丹一成，祖窍就有很强的相应。如果感觉到非常强的相应时，就好像提了精或者丹，慢慢往上升，升到祖窍，就可以安神祖窍。

温养的过程，要调火，把火候调好，提炼温养。

保持这个姿势不动，温养下田，继续想炉鼎丹田，继续温养它，它会慢慢的长大。温养的时间可以从10钟、20分钟、到半小时、1个小时都可以。有一种很舒服、其乐融融的感觉。

融和的感觉充满全身每一个细胞。

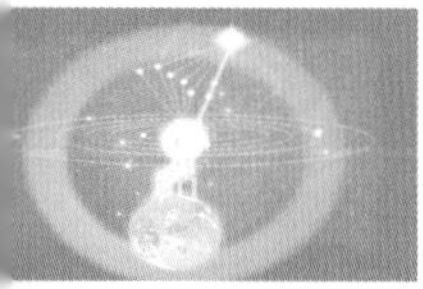

# 第九章

## 神灵相会

几千年前道家就相信人是从宇宙混沌微粒进化而来的，无极是万物的源头。因此来自宇宙的某些信息可以被解码，也许这些信息是常人无法想象的，因为“大部分人只在身的层次度过一生”（李嗣涔　郑美玲:《难以置信——科学家探寻神秘信息场》台北，张老师文化事业股份有限公司，2015 年），而没有经验心与灵的层次。在黑房中静心修持，自我探索内在世界，进入老子《道德经》所描绘的能量状态时，就和真我合一，与神性合一。在黑房中不受外界的干扰，持续修炼小坎离，可以开启人体的许多暗窍，使感知从地球的束缚中解放出来，不再受到地球、太阳和月亮螺旋式运转能量的控制，内脏的振频与自然和谐统一，道家认为那就是进入了人天合一的状态。

本章内容是在安神祖窍的基础上进一步的修炼。

静坐，调身；收心，调神。

吸气，呼气，调息，让鼻息变得均匀，细长。

两眼平视，眼神望出去，看到很远很远的地方，看到黑暗中的一点光。吸气，慢慢地将远方的光带回来，带到一臂远的地方。停一停，用意转动，聚光；再吸气带到前额的前面，用意转动；再吸气，带到两眉之间，吸气带到泥丸，内视后天镜。片刻后呼气，将神光从后天镜通过两眉间快速地射出去，送到远方。

闭着眼睛看远方，再次抓光，将远方的一点亮光抓回来，带到两眉之间，再带到泥丸宫，送到后天镜，两眼内视后天镜。

再次弹出去，再次抓光，把光带进来。

反复3次拉动天目穴这条线。

神光送到后天境，再从后天镜把光往下送，意守会阴。

从会阴往上到百会是冲脉，做冲脉呼吸，吸气，提会阴，两眼从会阴沿冲脉往上看到百会；呼气，两眼从百会沿冲脉往下看到会阴。上上下下来回3次，净化冲脉。

意守会阴。

片刻。

抬头，将眼神从会阴处迅速拉向远方，与远方的光交汇。抓光，找到远方的神光，吸气，把光拉过来，对它微笑。停一停，聚光。再吸气，把光带进印堂、泥丸，上到百会，反光到前后天镜。

现在就很熟练了，可以调整一下前后天镜的坡度，把光往下照到内腔，上焦、中焦、下焦，去清洁净化三焦。

微微低头看会阴，内视会阴穴。

接着起火。

吸气，呼气；吸气，呼气。多次反复。

最后一次呼气的时候，肚脐往命门方向挤，继续呼气，屏住呼吸，闭气。

然后再将肚脐往后挤，往后压。不能闭气了，就呼吸，调息。

感觉到腹部里面的拉力，水火交媾，心肾相交，阴阳交汇。

这里，可以把肚脐和中脘一起合并练习。

注意到中脘，在肚脐与鸠骨连线的中间点，就是太阳神经丛，中焦的中心点。

吸气，收腹、收中脘；呼气，腹部、中脘放松。

吸气，中脘和肚脐往脊柱方向挤，呼气，放松。第 3 次吸气，收腹、收中脘，呼气保持收紧。

呼气，停住，不呼不吸。再往后面挤，放松，吸气，调息。这里用的是逆呼吸。

放松，转动腰胯，分别依次用腰、胸、颈平面画圈。

摆龙尾，摇晃脊柱。

吸气，再次分别以腰、胸、颈三个平面画圈，从下往上画三个圈。

摆动尾骨，如游龙般摆动。

呼气，吸气，再次转动，从腰开始带动腰、胸、颈、头从下往上转动画圈。

感觉全身气血上上下下流动，很舒服。

再次吸气，收腹，下丹田内收；呼气，肚脐往命门方向收紧。停住，闭气，再往后面收紧。呼气，放松腹部，感觉到脊柱、腹部很温暖。

起火后，意识守丹田。感觉到 4 个太极球在下丹田，前、后、左、右转动。命门火在烧，脊柱在微微的发热。转动 4 个太极球，4 个太极球是立体的太极球，不是扁平、平面的太极球。这个可以参看《内经图》上的四个太极。

感觉命门处太极在转动，左肾、右肾和中间的命门合在一起成为一个太极。

吸气，提肛、收会阴。前阴收紧，三阴往上提。再吸气，从会阴处有一条线拉到膀胱，再往上拉到下丹田。依次往上吸，放松，慢慢放松。

再次吸气，提肛、收会阴、收前阴，收腹部；呼气，放松。

反复数次。

会阴位于人体的最低处，会阴中藏有一点真阳，把它提到下田。

收紧腹部，然后放松，启动腹腔的呼吸，内视膀胱。

做五行相生练习，运化五脏之气。

吸气，收腹；呼气，把下丹田的丹送到膀胱。内视膀胱的中心点，感觉到膀胱在呼吸。

吸气，膀胱内收；呼气，膀胱放松；吸气，膀胱内收，呼气，膀胱放松。做3次。

吸气，引膀胱之气到肝脏。水生木，把丹从膀胱送到肝脏，肝脏放松。内视肝脏，找到肝脏的中心点，对肝脏微笑。吸气，肝脏内收；呼气，肝脏放松。一个丹在肝脏里相生、养育、倍增。内想肝，内视肝，肝脏在微微地跳动，肝脏在呼吸。

吸气，导引肝脏之气到心。把丹送到心，往上提，木生火，心脏放松。内视心脏，找到心脏的中心点，对心脏微笑。吸气，心脏微微内收；呼气，心脏放松。感觉心里面含有爱、喜悦、快乐、感恩、慈悲。内在微笑，脸上带着微笑，看见心里面有一个丹，它在运化，运化心，心脏在呼吸。

吸气，导引心的气到脾胃，把丹从心送到脾胃。找到脾胃的中心点，对脾胃微笑，脾胃在呼吸，丹在脾胃的中间。吸气，脾胃内收，呼气，脾胃放松。火生土，土是黄色的，脾胃属土藏意，真意、信任、敞开、接纳、包容都在脾胃。内视脾胃，感觉脾胃在运化，在呼吸。

吸气，导引脾胃的气到两肺，把脾胃的丹往上提。可以分左右两肺，两眼左看、右看两肺，转动两肺。丹在两肺的中心，用意去转动两肺。两个肺在转动，很开心，感觉到肺发出白色的光。肺对应的肺部后面也在转，我们把它叫作后八卦。前面转的好，后面也在转。对肺微笑，丹在两肺运化，两肺在呼吸。

土生金，金生水。吸气，呼气，导引两肺的气到两肾，把丹往下送到两肾。两肺与两肾相连，呼气往下送。两眼看两肾，同样地转动两肾。白色的丹在两肾中间，两个肾在动，感觉两个肾很温暖。左肾藏精，右肾藏气。感觉肾藏有温柔、平静、淡定，丹在两肾运化、培育，两肾在呼吸。

吸气，呼气，肾与膀胱相表里。吸气，导引肾气到膀胱，把丹送到膀胱；呼气，膀胱放松，内视膀胱，丹回到膀胱。找到膀胱的中心点，感觉到膀胱在呼吸，膀胱属水。

吸气，提肛，收会阴，将膀胱的丹和气往上提，送到下丹田。吸气，再次提肛、收会阴，把膀胱之气带进下田。意守下丹田。

五行之气回到下丹田。这个时候下丹田的气是有灵性的。

内视会阴，在会阴处有一个太极球在转动。

女性可以内视子宫卵巢，男性可以内视前列腺，对它们微笑。

再往前面看，看前阴部。用神、意抱住它们，对它们微笑。子宫在呼吸，卵巢在呼吸，前列腺在呼吸。

吸气，提肛、收会阴、收前阴，提到下丹田。

呼气慢慢放松，不要放得太快，慢慢放。

再次吸气，提肛、收会阴、收前阴。几次短吸气，不呼气，闭气。然后慢慢呼气，腹部慢慢放松。

守住下丹田。感觉4个太极球在转动，能量在转动。

五脏之气在下丹田，天地阴阳二气在下丹田。现在全身都被紫气所包围。

再看会阴，会阴有能量在转动。用神、意抱住会阴，感觉会阴处有一个能量球在转动，那是精气。

眼神迅速离开会阴，抬头看到远方，跟远方的神光交汇。微笑，眼睛拉住两个圈，拉回距离人体一个手臂的距离，停在那里。交媾，两个能量圈在交媾。如果感觉不到它们在交媾，就呼气，肚脐往命门方向挤，继续呼气。

再一次启动丹田火，呼气、闭气。往后面挤压腹部，拉动腹部来带动远方的交媾。停住，这个时候远方的神光和精气在交媾，会看到很多的神光。慢慢地用两眼加上第三眼将神光带进祖窍。两眼要往中间斗，与第三眼合成一个三角形。感觉额头有一个骨缝，有东西进去。神与灵住在祖窍，神与灵相会在祖窍。神与灵是不沟通的，借助精气安住在祖窍。

接着眼神往下看，从祖窍有神光照耀内腔，照到小腹、下丹田。真我在下田，高我在下田。

到此，意守下田。

温养下田，如果感觉热，可以把温度调好，温养下田，意守下田，很多的能量下来了。

此时，什么都不要做，什么都不要想。

无为。

## 疗愈之音

疗愈之音，顾名思义具有疗愈的作用。它源自古代流传下来的“六字诀”或“六气法”，通过发音读字吐气、肢体动作以及意向思维，能够平衡五脏六腑的能量，劫持病气浊气，转化负向情绪，使内脏气机得以调和。这套疗愈之音已经在国际上传播了50年，反响很好。

情绪对健康的影响很大，《黄帝内经素问·举痛论》说：“百病之于气也，怒则气上，喜则气缓，悲则气消，恐则气下，寒则气收，炅则气泄，惊则气乱，劳则气耗，思则气结。”每一天我们都会有新的情绪产生，不同的情绪会影响到不同的内脏，通过练习疗愈之音“六气法”，就可以疏导负向情绪，调和五脏能量。

采取坐姿，坐在垫子上，全身放松。

内视脊柱，摆一摆尾骨。放松头、肩、颈、背、胯，左右摇动，放松。

1. 肺音：呬字诀

移动双手，将双手手掌放到肺的前面，大约一拳的距离，闭上双眼，左看右看两肺，想肺的形状；轻轻地移动双眼，看左肺，看右肺，看看肺里有没有藏着负向的情绪，悲伤、忧郁、深深的遗憾，还有抑郁。如果有，移动双眼删除极度的负向情绪，或者用微笑的双眼转化所有负向的情绪为正向的能量：勇气和正义。左看右看两肺，移动双眼内观两肺。肺很大，尽量看完整，看到它的轮廓。左看、右看，左、右为1次。初练者为21次。以后练熟了，就可以根据自己的情况增减内观内视的次数。

吸气，打开双手，翻转掌心朝上，指尖相对，双臂呈弧形。眼睛睁开，双眼向上看指尖，吸气到肺，呼气时发肺的气声“呬……”。释放掉所有的灰色的浊气和毒素，慢慢将双手往下带，放在膝盖。所有负向的情绪，通过膝盖下到涌泉穴，再下到地面，大地母亲接收转化所有负向的情绪为正向的疗愈能量。

默念：原谅、忘记、放下、宽恕。

慢慢移动双手放到两肺，两手劳宫对着两肺。左看右看两肺，深深地

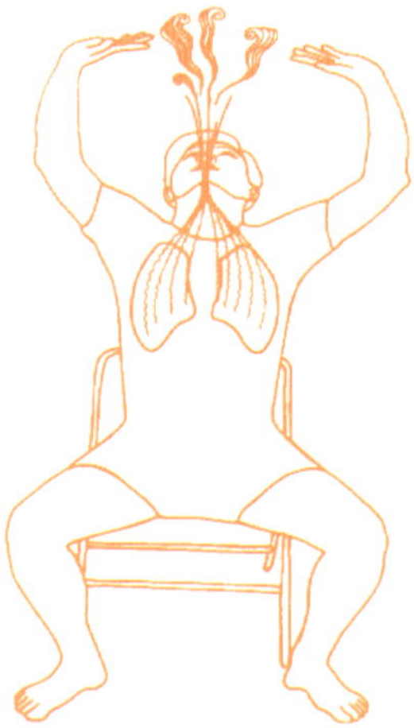

肺音

看着两肺，眼神沿着肺的轮廓线内视两肺，感觉肺充满了正向的能量：勇气和正义。感觉肺很好，很平衡。感觉肺被白色的光所包围，或者感觉肺发出白色的光芒。肺属金，应秋天，白色，观想白虎在肺守护。

对肺微笑，对肺感恩，感谢它所做的工作。

2. 肾音：吹字诀

搓热双手，慢慢移动双手来到肾，双手放到肾部。左看右看两肾，想肾的形状，看看肾里面有没有藏着负向的情绪：恐惧、创伤、业力。内视两肾，移动双眼，左看、右看。沿着肾的轮廓线内视两肾，左看右看两肾。移动双眼删除极度的负向情绪，或者用微笑的双眼转化所有负向的情绪为正向的能量：温柔、平静、淡定、祥和。左看右看两肾，跟肾连接。

慢慢打开双手，吸气，双手放在膝盖，小腹收紧，微微低头，含胸拔背，两手臂伸直，把肾向后顶出去，眼睛看地面45度角，发肾的气声“吹……”。释放所有负向的情绪，通过膝盖、涌泉穴下到地面，大地母亲接收转化所有负向的情绪为正向的疗愈的能量。

默念：原谅、忘记、放下、宽恕。

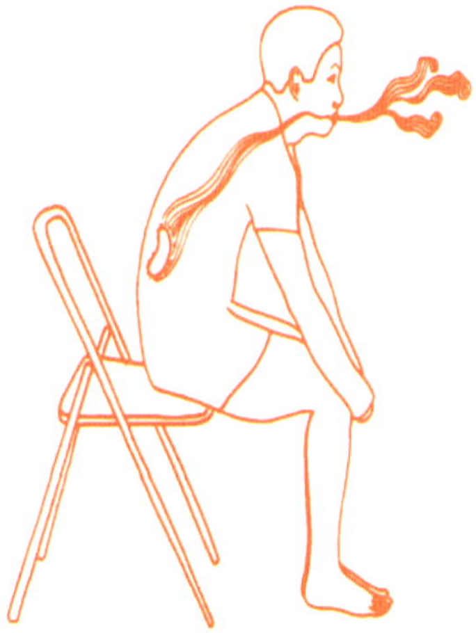

肾音

再次搓热双手放在肾部，内视两肾，左看右看两肾，感觉肾很好，很平衡，充满了正向的能量：温柔、平和、淡定、祥瑞。感觉肾被蓝色的光所包围，或者感觉肾发出蓝色的光芒。肾属水，应冬季，蓝色或者黑色。观想海龟在肾守护。

对肾微笑，对肾感恩。感谢它所做的工作。

3. 肝音：嘘字诀

慢慢移动双手来到肝脏，掌心劳宫隔空对着肝。闭上双眼，左看右看肝，想肝的形状。看看肝里面有没有藏着负向的情绪：愤怒、生气、嫉妒、羡慕。移动双眼，左看右看肝。删除极度的负向情绪，或者用微笑的眼神，转化所有负向的情绪为正向的能量：慷慨、仁慈、欣赏、决断、精细。左看右看肝，深深地内视肝，与肝连接。

吸气，慢慢打开双手，睁开双眼，翻转掌心朝上，双手十指交叉，往左侧倾斜一点，把肝部顶出去，眼睛看着手背，发肝的气声“嘘……”。慢慢将双手放到膝盖，释放所有负向的情绪，通过膝盖和涌泉下到地面。大地母亲接收转化所有负向的情绪为正向的疗愈的能量。

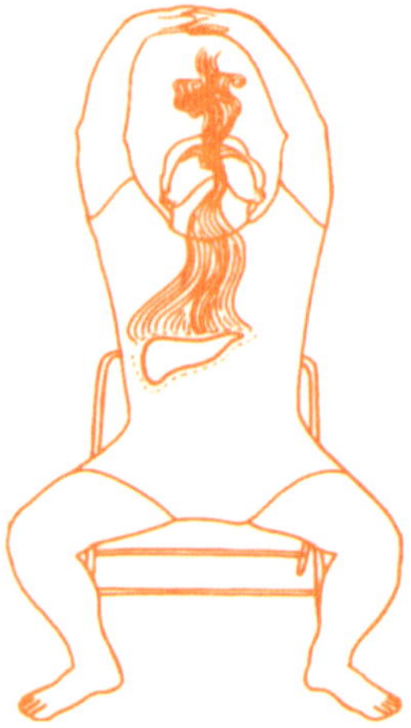

肝音

默念：原谅、忘记、放下、宽恕。

慢慢移动双手到肝部，左看、右看，感觉肝很好，很平衡。感觉肝充满了正向的能量：慷慨、仁慈、欣赏、决断、精细。左看右看肝，感觉肝被绿色的光所包围，或者感觉肝发出绿色的光芒。肝属木，应春天，观想青龙在肝守护。

对肝微笑，对肝感恩，感谢它所做的工作。

4. 心音：呵字诀

慢慢移动双手来到心，双手放在心脏与膻中心轮的位置，两手劳宫隔空对着心。闭上双眼。左看右看心。与心链接，看看心里面有没有藏着负向的情绪：急躁、恨、冷酷、傲慢。移动双眼左看又看心，删除极度的负向情绪，或者用微笑的眼神转化所有负向的情绪为正向的能量：爱、喜悦、快乐、感恩、慈悲。左看右看心，深深地内视心。吸气，打开双手，翻转掌心朝上，十指交叉，往右侧倾斜一点，把心区顶出去，发心的声音“呵……”。慢慢将双手放到膝盖上，所有负向的情绪和病气通过膝盖下到涌泉，进入地面，大地母亲接收转化所有负向的情绪为正向的能量。

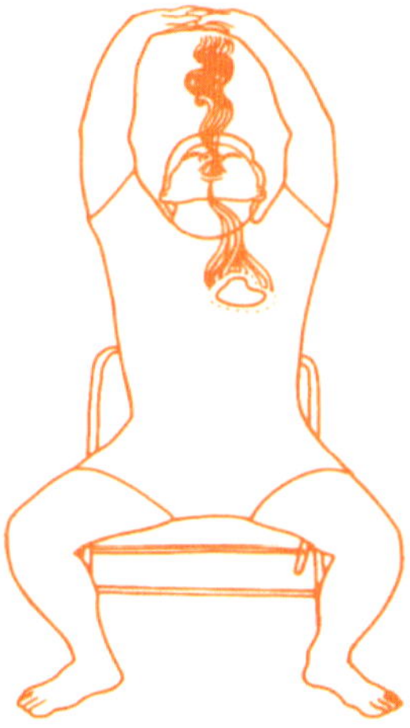

心音

默念：原谅、忘记、放下、宽恕。

再次将双手放到心，左看右看心，感觉心很好，很平衡。感觉心充满了正向的能量：喜悦、快乐、感恩、慈悲。心属夏天。感觉心被红色的光所包围，或者感觉心发出红色的光芒。观想雉鸡在心守护。

对心微笑，对心感恩，感谢它所做的工作。

5. 脾胃音：呼字诀

慢慢移动双手到脾胃，闭上眼睛。双眼左看右看脾胃。看看脾胃里面有没有藏着负向的情绪：担心、焦虑、怀疑。移动双眼左看右看，与脾胃链接。移动双眼删除极度的负向情绪，或者用微笑的眼神转化所有负向的情绪为正向的能量：敞开、接纳、包容、信任、公正。左看右看脾胃。吸气，睁开眼睛，打开双手向前，双手十指挤压脾胃，发出脾胃的气声“呼……”。慢慢将双手放到膝盖，所有负向的情绪通过膝盖到涌泉，进入地面。大地母亲接收转化所有负向的情绪为正向的能量。

默念：原谅、忘记、放下、宽恕。

再次将双手放到脾胃。左看右看脾胃，感觉脾胃很好很平衡，感觉脾

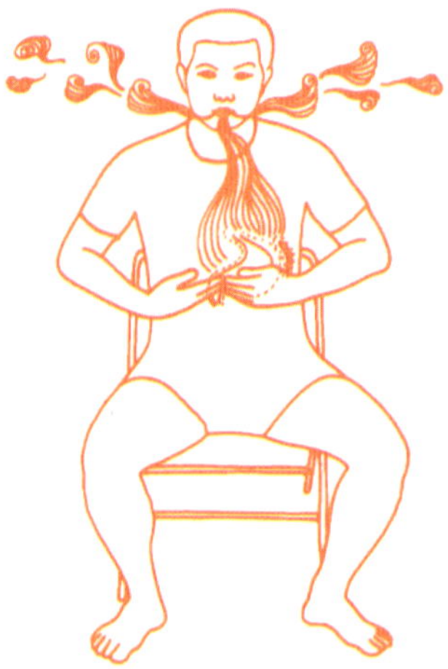

脾胃音

胃充满正向的能量：敞开、接纳、包容、信任、公正。左看右看脾胃，脾胃属于长夏，感觉脾胃发出黄色的光芒，或者脾胃被黄色的光所包围。金凤凰在脾胃守护。

对脾胃微笑，对脾胃感恩，感谢它所做的工作。

6. 三焦音：嘻字诀

三焦是中医学的一个名词，指上焦、中焦、下焦。上焦指横膈膜以上的区域，主要包括心肺与头腔。横膈膜与脐之间为中焦，主要包括肝胆脾胃。脐以下为下焦，主要包括肾、生殖腺、大小肠与膀胱。

三焦没有颜色，没有情绪，没有季节。通过练习三焦的声音，可以平衡上焦、中焦、下焦的温度。通常，人体上焦热，中焦温，下焦凉寒。通过练习三焦音导引法，可以调节三焦的能量，达到气机平衡。

取卧姿，练习三焦的声音。

全身放松，两手自然放在体侧，调息。

吸气，双手从体侧缓缓上举，将下焦冷的能量上提，双手举过头顶，指尖相对，掌心朝向脚趾尖。呼气，发三焦的声音“嘻……”，同时双手从头顶慢慢往下移动，将上焦过多的热量导引下行。双手沿着头、胸、腹、双腿往下行时，感觉能量穿越全身，下到脚底。练习数次，结束时双腿并拢，摆动一下身体，让全身的能量流动起来。发三焦音“嘻”声时，要觉察到全身的感觉。

练习三焦，可以获得好的睡眠。

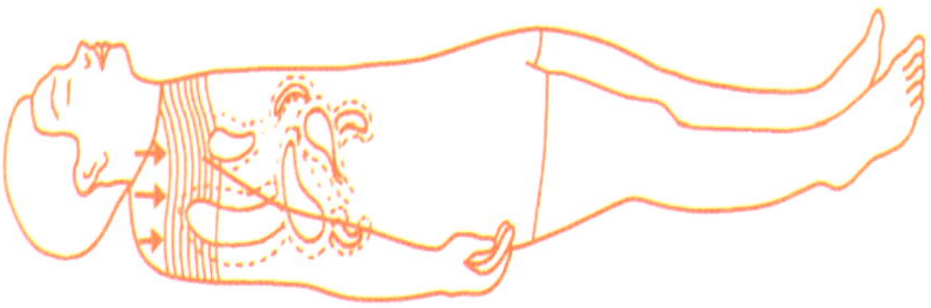

三焦音

练习六字诀，益处很多，最主要的是可以获得内心世界的清明与平静。内在和谐，外在就会有序。因为外界是内在的投射，五脏六腑因此得以调和。

## 熏蒸腺体、淋巴与神经系统

当我们熟悉小坎离的大致练法后，就会进入腺体、淋巴与神经系统的熏蒸净化。这个部分属于进阶内容，同样是在准备阶段做好后才可以练习。小坎离丹道黑房炼养，不是一次就可以练完前面讲的功夫，而是需要定期地多次进入，才能循序渐进地掌握各个练法。

### 一，需要了解腺体

从身体的底部性腺（生殖腺）开始，往上依次是肾上腺、胰腺、胸腺、甲状腺、甲状旁腺、松果体、脑垂体共八大腺体。找到它们的位置，记住它们的形状。

小坎离交媾练习完毕，当蒸汽从丹田升起后，导引蒸汽到上面提到的腺体和器官。各熏蒸几分钟后，内视、内感腺体与器官。如果炼得很好，会感觉到每个腺体和器官都像盛开的花朵一样变得柔软和膨胀。

1. 熏蒸胸腺。胸腺位于鸠骨后面，找到胸腺的位置，将三分之二的蒸汽导向胸腺，其余三分之一给其他腺体。内视心脏与膻中，链接心的美德。胸腺被称作“美德之腺”。这部分的练习旨在激活胸腺，使其能量再生，以助美德的生长。

在当今快速发展的社会中，人们过度使用心与脑，过多消耗精气神能量。特别是脑力劳动者，对脑垂体和松果体的刺激是以牺牲胸腺为代价的。道家说重度思想者常常是在“煮”自己的大脑。在熏蒸的过程中，我们重在让胸腺能量再生，这样可以追赶上供给脑垂体与松果体所需的能

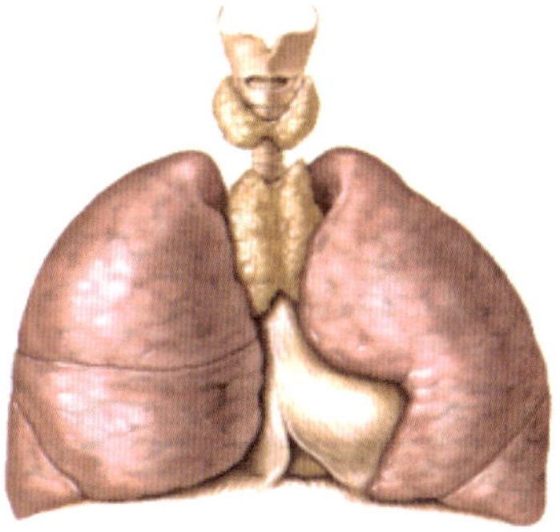

胸腺

耗。熏蒸法是一种可以使胸腺得以再生的古老技术，具有明显的恢复青春的效果。我们知道胸腺是一个“战斗指挥官”，它在人体的免疫系统中担任着重要的角色，是人体最大的免疫器官和内分泌腺体，可以产生各种激素，调理内部环境稳定及内分泌平衡等。

2. 熏蒸甲状腺和副甲状腺，以及喉咙处的唾液腺。内视下丹田，激活下丹田的坎离交，感觉到下田的气上升。吸气，将下丹田的蒸汽导引至颈部的甲状腺区域；呼气，放松。内视甲状腺、甲状旁腺，以及唾液腺。想它们的形状，观想三个腺体处呈现出蓝色，或者被蓝色的蒸汽所包围。放松。

3. 熏蒸脑垂体。再次回到下丹田，内视下田，感觉到丹田处的坎离交媾。蒸汽上行。吸气，转动两眼上看，注意到两眉之间，导引蒸汽进入脑垂体。两眼内视大脑中间，呼气，放松。

4. 两眼继续看大脑中间，导引蒸汽进入松果体。将意识移动到大脑中枢，内视下丘脑，熏蒸下丘脑。

熏蒸完松果体和脑垂体后，可以将能量辐射放大到两臂、两腿的十二正经经络上。

脑的中心松果体与会阴穴在一个轴上，它又被叫作第二性器官。

松果体与会阴、子宫、卵巢和前列腺相连，收提会阴、子宫、卵巢或

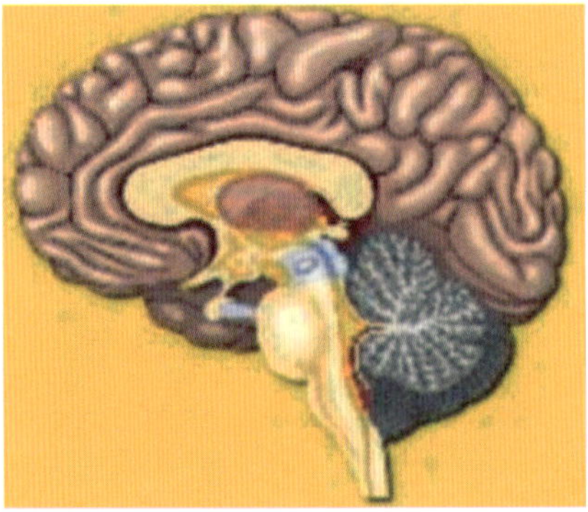

松果体与脑垂体

前列腺，再放松，会提升血液并加速性的荷尔蒙在头部的循环。

5. 再次回到下田，感觉到下田的坎离交媾。把注意力移动到两肾，内视两肾。找到肾的顶部肾上腺，将丹田的蒸汽导引至肾上腺。如果感觉蒸汽比较弱，就花点时间再次启动坎离交。

6. 熏蒸性腺。再次回到下丹田，感觉到下田的坎离交媾。找到子宫、卵巢、前列腺的位置，观想它们的形状。吸气，把蒸汽导引至子宫、卵巢、前列腺；呼气，放松。

感觉积累在那里的负面情绪、性的不满与压力得以释放，得以净化。

熏蒸腺体时，晦暗的、黑色的、污浊的能量会往下流，流到会阴处。

## 二，熏蒸淋巴

这个部分的练习需要了解全身淋巴的分布位置。在进入黑房练习之前，先看一下全身淋巴分布图，熟悉淋巴的全身分布情况。

将意念带回到下丹田，意守下丹田。感觉到丹田的水火交媾，蒸汽上行。导引蒸汽进入腹部脐周的淋巴结，观想脐周的淋巴结。

如果有足够的时间，可以挨个熏蒸。会发现肚脐周围变得松软，淋巴结逐一打开，试着让肚脐周围的每一个淋巴结都打开。当人处于紧张状态时，腹部会变得很紧绷，肚脐也随之变得很紧。这样一来腹部的正常气血流动就会受到影响。

移动注意力到胸部、颈部、腋窝等处，这些区域的淋巴分布很广，也很密集。特别是腋窝处，很容易藏污纳垢。如果较少运动，负面情绪和毒素就很难排出。吸气，导引蒸汽到胸部、颈部及腋窝；呼气，放松。

沿着淋巴系统的循行路径熏蒸几遍。

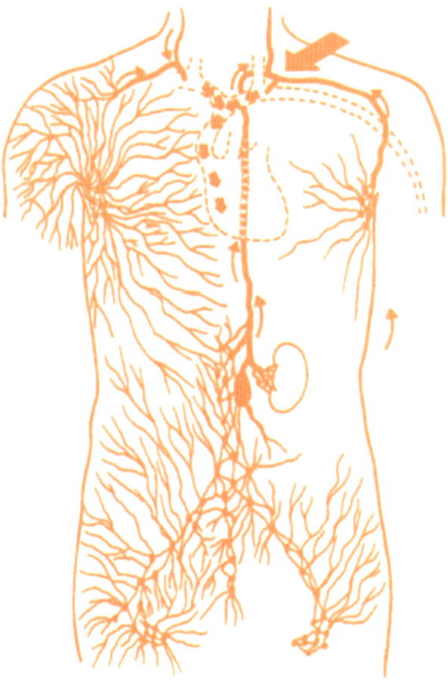

全身淋巴分布图

## 三，熏蒸神经系统

意念在下丹田，启动腹部呼吸，启动丹田火。激活坎离交媾，产生更多的蒸汽。将下丹田的炉与鼎移动至会阴，意守会阴。再小心翼翼地移动到骶骨，熏蒸尾闾，导引蒸汽往上到脊髓。

最终，蒸汽从脊髓流出，进入遍布全身的神经系统。

（见下页）

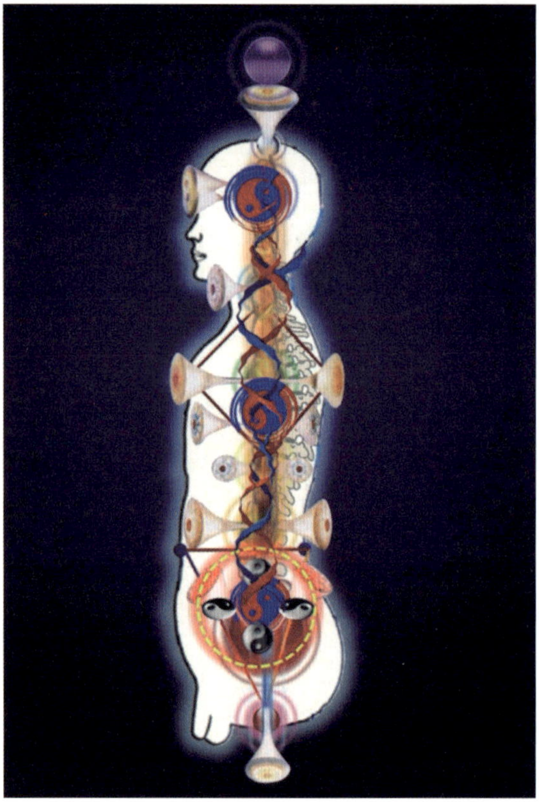

熏蒸神经系统

## 黑房是化学反应室

中国古老的化学工艺始于方术。方术在古代分为方技和术数，合称为方术。“方术”一词最早见于《庄子·天下》：“天下之治方术者多矣。”成玄英注疏说：“方，道也，自轩顼已下，迄于尧舜，治道艺术方法甚多。”《汉书·艺文志》记载方技为“生生之具”，意思是呵护人类生命繁衍的诸多技术与手段，与“生生不息”相对应。《汉书·艺文志》说：“方技者，皆生生之具，王官之一守也，太古有岐伯、俞拊，中世有扁鹊、秦和，盖论病及国，原诊以知政。汉兴有仓公。今其技术晻昧，故论其书，以序方技为四种。”即“医经、经方、房中、神仙”四类。术数有六类，包括天文、历谱、五行、蓍龟、杂占、形法。中国古代医学名著《黄帝内经》《素问·上古天真论》说：“其知道者，法于阴阳，和于术数。”郭霭春在《黄帝内经素问校注》中说：“术数，即养生方法，马莳曰：‘如呼吸、按跷及《四气调神大论》中的养生、养长、养收、养藏之道，《生气通天论》的阴平阳秘，《阴阳应象大论》的七损八益’等。”胡孚琛在《道学通论》中说：“方技的核心内容主要指古代与生存、健康、治病、长命有关的陶瓷、冶金、医药等技术，后来的金丹术也是方术之一。秦汉以降，出现了外丹术，这是世界上最早的炼丹术。它与春秋战国时期冶金铸造业的发展有很大关系，铸造业水平为炼制外丹提供了技术条件。”战国时期的方仙道相信自然界中存在着某种长生不老的药物，其中包括黄金、丹砂、铅、汞等。战国时期的墨家已开始炼金术实验。因此，那个时期的炼金术与炼丹术是同时出现的，与方仙道的服食技术并用，炼制的“药金”用于生活中，认为服之可以长生不老。《史记·封禅书》记载：“黄金成以为饮食器则益寿，益寿而海中蓬莱仙者乃可见。”外丹术又叫黄白术，随着人们的生活与生产实践，到了汉代已经积累了丰富的化学经验。有相当多的经书记载了方术，如《黄帝九鼎神丹经诀》《周易参同契》等，就连《黄帝内经》中也记载了仅有的一个炼丹的处方。魏伯阳的《周易参同契》被后人称为“万古丹经之王”。魏晋南北朝时期，炼丹术得到很大发展，著名医家、炼丹家葛洪在《抱朴子内篇·金丹》中记载了如何炼制“金丹”，说“假求外物以自坚固”，以及炮制医药等丹方。葛洪还是东晋神仙道教哲学思想的创立者，提倡“金丹大道”，说：“余考览养性之书，鸠集久视之方，曾所披涉篇卷，以千计矣。莫不皆以还丹、金液为大要者焉。”书中记载了诸多治病、长寿的方法及炼丹术，因此，葛洪成为“东晋以前神仙方术的集大成者”，他对炼丹和医药的研究，“对我国古代化学、医药学方面的发展做出很大的贡献”（高大伦：《张家山汉简引书研究》巴蜀出版社，1995年)。南北朝时期著名医家陶弘景深受葛洪影响。“《梁书处士列传》记载：‘陶弘景……年十岁，得葛洪《神仙传》，昼夜研寻，便有养生之志。’”陶弘景也为梁武帝炼丹，《南史·隐逸传》记载：“弘景即得神符秘诀，以为神丹可成，而苦无药物。帝给黄金、朱砂、曾青、雄黄等。后合飞丹，色如霜雪，服之体轻。及帝服飞丹有验，益敬重之。”黄白术在唐代十分流行，唐朝“药王”孙思邈（581-682）精通黄白术。《千金要方》有“伏硫磺法”，他看到外丹的毒副作用很大，服食后中毒的情况时有发生，便开始逐渐引导炼制金石矿物外丹为本草药物外丹。《神农本草经》中将丹砂列为上药。此外，炼丹中的几十味金石药粉都被列入上中下三品。明代医家李时珍总结前人的研究成果，认为朱砂（丹砂）的药性“甘，微寒，无毒。主治：身体五脏百病，养精神、安魂魄、益气明目，久服通神明不老”。可以看出，医家炼制外丹的特点是将服饵丹药与医疗治病养生相结合，并非烧炼金石矿物为主。不过唐代外丹师化学知识甚为丰富，他们认为硫磺为“太阳之精”，水银为“太阴之精”，二者合成的丹砂为“大药之祖”“金丹之宗”（胡孚琛：《道学通论》社会科学文献出版社，2018年)。但是外丹中的铅、汞、砷都有剧毒，导致很多炼丹师中毒。

外丹术炼制失败，人们继而转向对内丹的探求。内丹术是以中国传统哲学即宇宙论、人体生成论、人天相参、人天合一、人天感应原理和阴阳五行学说，以及中医脏腑经络气血理论为基础，与外丹相比照进行的人体内阴阳五行精气神的炼养，又叫丹道。实际上，内丹术早在东晋时期已出现，葛洪在《抱朴子内篇·微旨》中隐约留下内丹修炼采药秘诀，见“真人守身炼形之术”，原文如下：

或曰：“愿闻真人守身炼形之术。”

抱朴子曰：“深哉问也。夫始青之下月与日，两半同升合成一。出彼玉池入金室，大如弹丸黄如橘。中有嘉味甘如蜜，子能得之谨勿失。

既往不追身将灭，纯白之气至微密，升于幽关三曲折，中丹煌煌独无匹，立之命门形不卒，渊乎妙矣难致诘。此先师之口诀，知之者不畏万鬼五兵也。”

“中丹”即指内丹。这段话讲述的内丹修炼，正是小坎离黑关中安神祖窍的练法。“青之下月与日”，指两眉之下左眼为日，右眼为月；“两半同升合成一”指两眼往上、往中间斗，成日月合璧之势。然后将远方的神光抓住与身相合，意守下田，再启动命门火，温养沐浴。《抱朴子内篇·微旨》中提到“二山”的一段话，也是讲内丹修炼的，原文很长，在此不多赘述。

总之，葛洪在《抱朴子内篇》中谈到神仙、方药、医学、鬼怪、变化、养生、延年等杂陈。“在葛洪的身上，体现了宗教家和科学实验家两种不同的人格。”（王明:《抱朴子内篇序言》中华书局，2019 年）葛洪从炼外丹（金丹）到逐步重视内丹修炼，提倡导引行气、服饵、药物并举，对后世内丹术的发展起到了奠基和推动作用。英国学者李约瑟在《中国科学技术史》中高度评价葛洪，并赋予内丹术为“生理炼丹术”的美名，赞誉“内丹成为世界早期生物化学史上的一个里程碑”。

葛洪重视炼气的内丹思想对后世产生了重大影响，如在唐代，将导引行气称作内丹术。唐代道书《通幽诀》中说：“气能存生，内丹也；药能固形，外丹也。”说明唐代炼丹家多把行气炼养法统称为内丹，且与葛洪提倡“以药物养生，以术数延命，使内疾不生，外患不入”的思想一脉相承。唐以后，内丹术进入发展时期。

内丹修炼采用了与外丹相比照的术语，如鼎、炉；起火、火候、文火、武火；坎、离；铅、汞；龙、虎；添油、添火；进阳火、退阴符；玉液、金液；小药、大药；老、嫩等。

人体主要由 60 多种化学元素组成，有些元素构成人体组织的重要材料，在人体内发挥着重要的生理作用。人体本身就是一个高度精密复杂的化学反应系统，内在小宇宙有着自身独特的运转规律。五脏六腑所代表的五行不仅相互生克制化，推动各项生理机能的运转，还与外部环境之间产生相互影响。这种“全息”关系说明了人与宇宙的整体性。

黑房是化学反应室。第一，它模拟了老子“负阴而抱阳，冲气以为和”的宇宙万物生成模式。第二，它模拟了古代道家修士在山洞里修炼内丹的情形，山洞蕴藏着大地母亲与阴阳五行的信息。第三，模拟了胎儿在母体的存在，关闭五根开启进入与天地融合的先天模式。团体静修更增强了集体能量场。黑房促进身体内各种元素的生物化学反应。身体内里的运行机制在不受外界干扰的情况下，以最佳状态进行修复调整，全天候的排毒模式将老化细胞、不工作的细胞排出体外。这就是道家所说的“止漏”“补亏”“修复”“返还”“回春”，乃至“复归婴儿”。在黑房里什么都不用做，无为。全然和自己在一起，彻底地放松和放下。小坎离

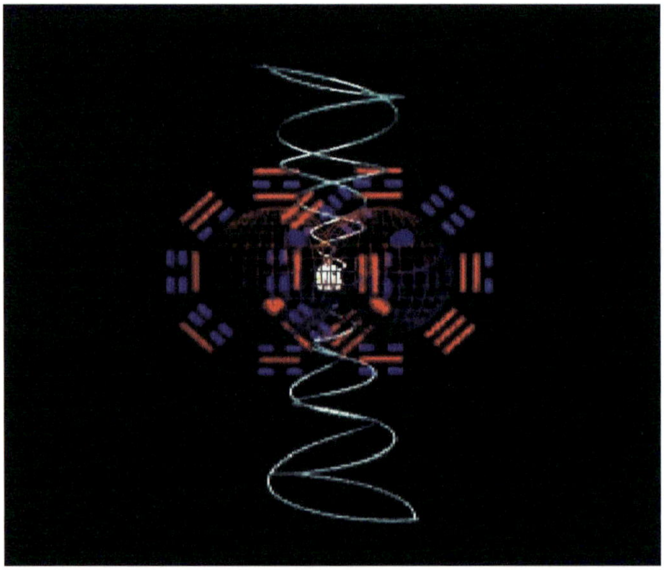

易经八卦与人体 DNA

练法中大量的炼气呼吸法正是古人所言“气能存生，内丹也”，在短时间内密集型修炼促使身体的各个器官、腺体、组织、经脉、内分泌系统等进入自动化自我修复和调整的状态。重要的是，在黑房里面所练到的身体反应，在修炼者离开黑房后还会持续，一劳永逸。因此，黑房里面的每时每刻都是宝贵的黄金时间，最要紧的就是静，不去干扰这个化学反应，一直静。

## 八卦与太极的力量

八卦，坎离震兑坤艮巽乾，在道家修炼中用得很多。道家非常重视对自身的保护，运用八卦护身，保护自己的气场不受外邪的干扰和入侵。入关之前和进入黑房，要学习唱诵八卦，召唤八方的力量来到我们的身体。

我们以腹部为后天八卦图。

坎卦，北方，代表水的力量。找到坎卦的位置，以肚脐为中心点，在肚脐的正下方，耻骨上面，手指轻轻放在坎卦的位置。记住坎卦的符号，坎卦是由“阴阳阴”三根爻组成的。从下往上唱诵。先抬起双手，向两侧打开，唱诵“阴……”时双手向前额处收拢。唱诵“阳……”时两臂向外打开，按照这个手势逐个唱诵卦爻。坎卦的三根爻唱诵完毕，伸出右手食指指向天空，连接宇宙之火。在腹部坎卦位置画刻，并封存坎卦属水的力量。

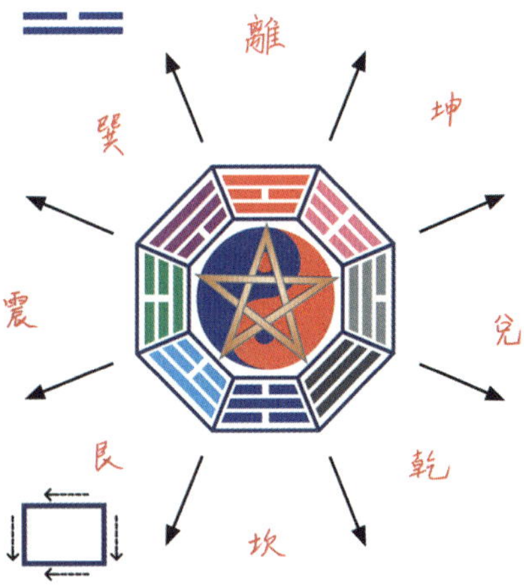

后天八卦图

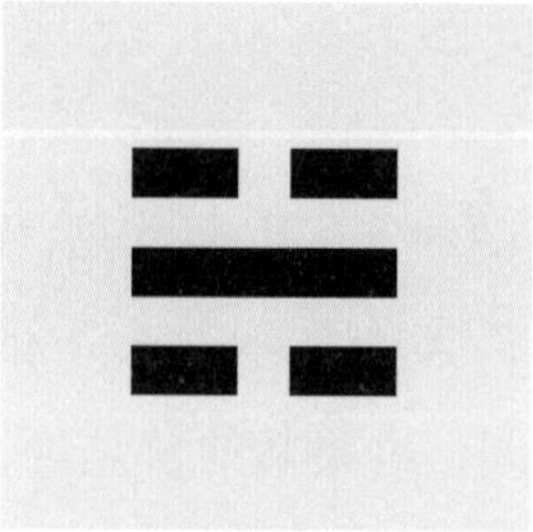

坎卦

离卦，南方，代表火的力量。找到离卦的位置，以肚脐为中心点，在肚脐的正上方、心窝的下面。手指轻轻放在离卦的位置，记住离卦的符号，离卦是由“阳阴阳”三根爻组成的。从下往上唱诵。先抬起双手，在脸部前面合拢。唱颂“阳……”时两臂向两侧打开。唱诵“阴……”时双手往回收。再次唱诵“阳……”两臂向两侧打开。离卦的三根爻唱诵完毕，伸出右手食指指向天空，连接宇宙之火。

在腹部的离卦位置画刻，并封存离卦属火的力量。

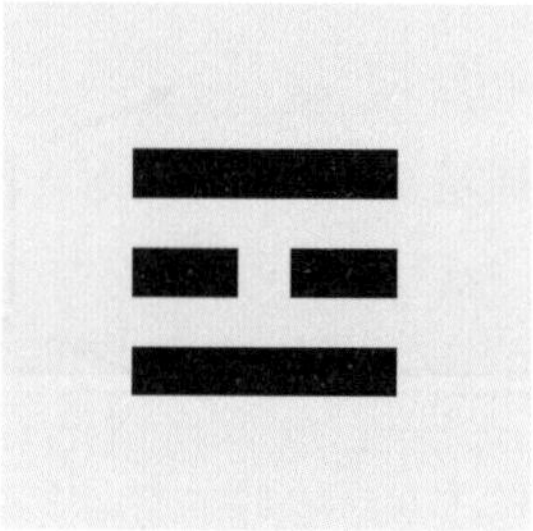

离卦

震卦，东方，代表雷电的力量。找到震卦的位置，以肚脐为中心点，在肚脐的正右方。手指轻轻放在震卦的位置，记住震卦的符号，震卦是由“阳阴阴”三根爻组成的。从下往上唱诵。先抬起双手，在脸部前面合拢。

唱诵“阳……”两臂向两侧打开。唱诵“阴……”时，双手往回收。再次唱诵“阴……”双手往回收。震卦的三根爻唱诵完毕，伸出右手食指指向天空，连接宇宙之火。在腹部震卦位置画刻，并封存震卦属雷电的力量。

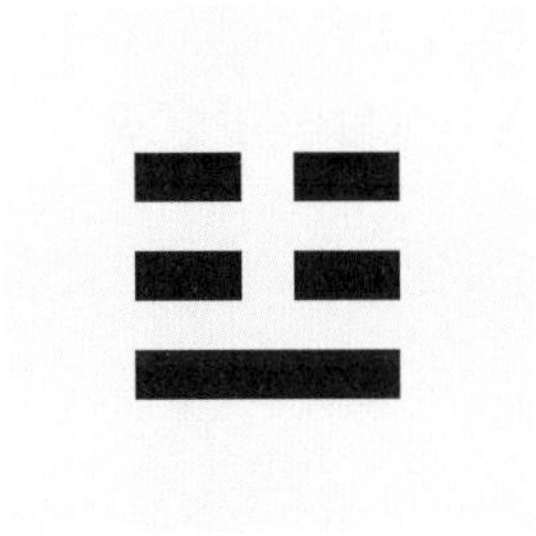

震卦

兑卦，西方，代表湖泽的力量。找到兑卦的位置，以肚脐为中心点，在肚脐的正左方。手指轻轻放在兑卦的位置，记住兑卦的符号，兑卦是由“阳阳阴”三根爻组成的。从下往上唱诵。先抬起双手，向两侧打开，唱诵“阳……”，再次唱诵“阳……”，两臂向两侧打开，唱诵“阴……”时，双手往回收。兑卦的三根爻唱诵完毕，伸出右手食指指向天空，连接宇宙之火。在腹部兑卦位置画刻，并封存兑卦属湖泽的力量。

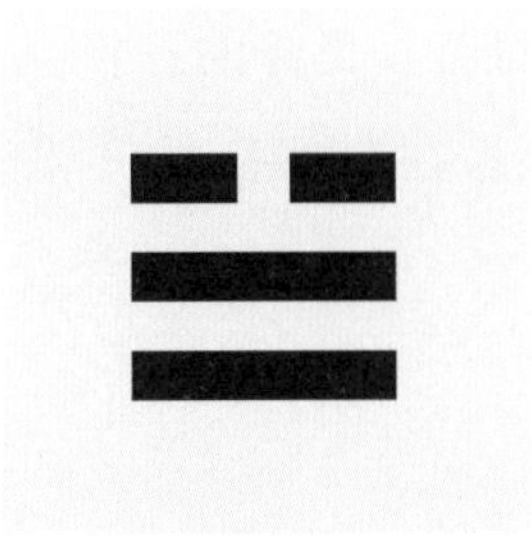

兑卦

坤卦，西南方，代表大地的力量。找到坤卦的位置，以肚脐为中心点，在肚脐的左上方45度角的方位。手指轻轻放在坤卦的位置，记住坤卦的符号，坤卦是由“阴阴阴”三根爻组成的。从下往上唱诵。

先抬起双手，两臂向两侧打开，唱诵“阴……”时双手向前额处合拢，连续唱诵三次“阴……”。同时手势也相应做三次。坤卦的三根爻唱诵完毕，伸出右手食指指向天空，连接宇宙之火。在腹部坤卦位置画刻，并封存坤卦属土的力量。

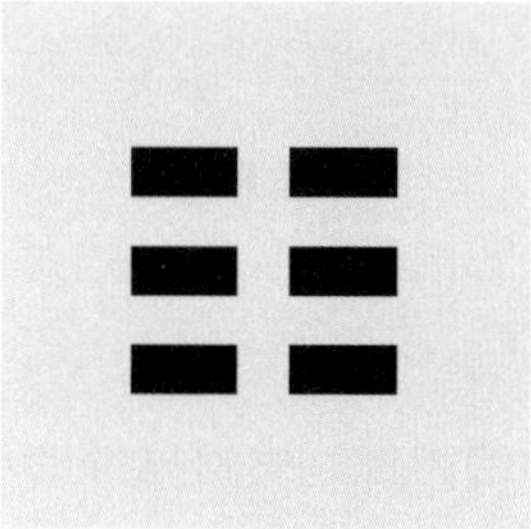

坤卦

艮卦，东北方，代表山的力量。找到艮卦的位置，以肚脐为中心点，在肚脐的右下方。手指轻轻放在艮卦的位置，记住艮卦的符号，艮卦是由“阴阴阳”三根爻组成的。从下往上唱诵。先抬起双手，向两侧打开双臂，唱诵“阴……”时，双手向前额处合拢，再次唱诵“阴……”。唱诵“阳……”两臂向两侧打开。艮卦的三根爻唱诵完毕，伸出右手食指指向天空，连接宇宙之火。在腹部艮卦位置画刻，并封存艮卦属山的力量。

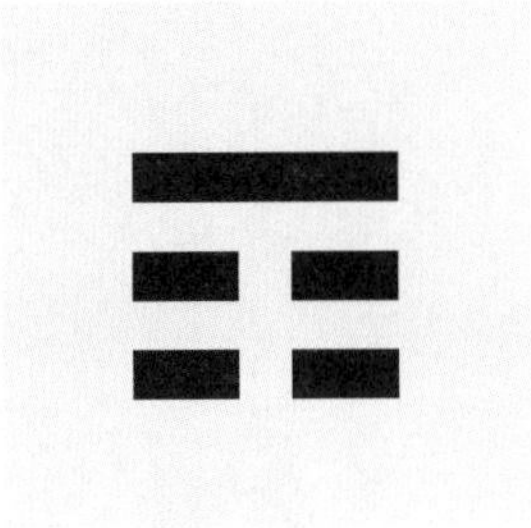

艮卦

巽卦，东南方，代表风的力量。找到巽卦的位置，以肚脐为中心点，在肚脐的右上方。手指轻轻放在巽卦的位置，记住巽卦的符号，巽卦是由“阴阳阳”三根爻组成的。从下往上唱诵。先抬起双手，向两侧打开，唱诵“阴……”时，双手向前额处合拢，唱诵“阳……”时双手向两侧打开，再次唱诵“阳……”向两侧打开双臂。巽卦的三根爻唱诵完毕，伸出右手食指指向天空，连接宇宙之火。在腹部巽卦的位置画刻，并封存巽卦属风的力量。

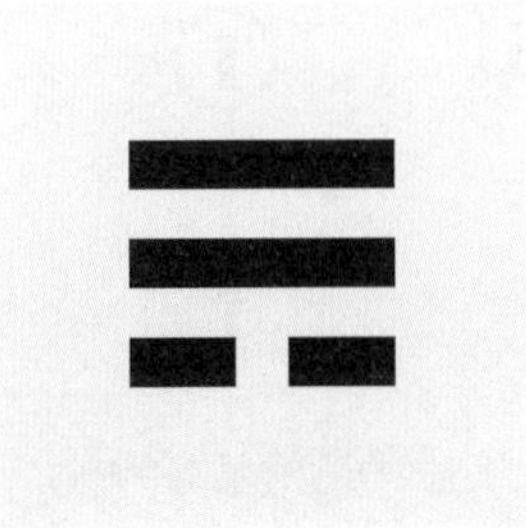

巽卦

乾卦，西北方，代表天的力量。找到乾卦的位置，以肚脐为中心点，在肚脐的左下方。手指轻轻放在乾卦的位置，记住乾卦的符号，乾卦是由“阳阳阳”三根爻组成的。从下往上唱诵。先抬起双手至前额处，唱诵“阳……”时，两臂向两侧打开，连续唱诵三次“阳……”，两臂向两侧连续

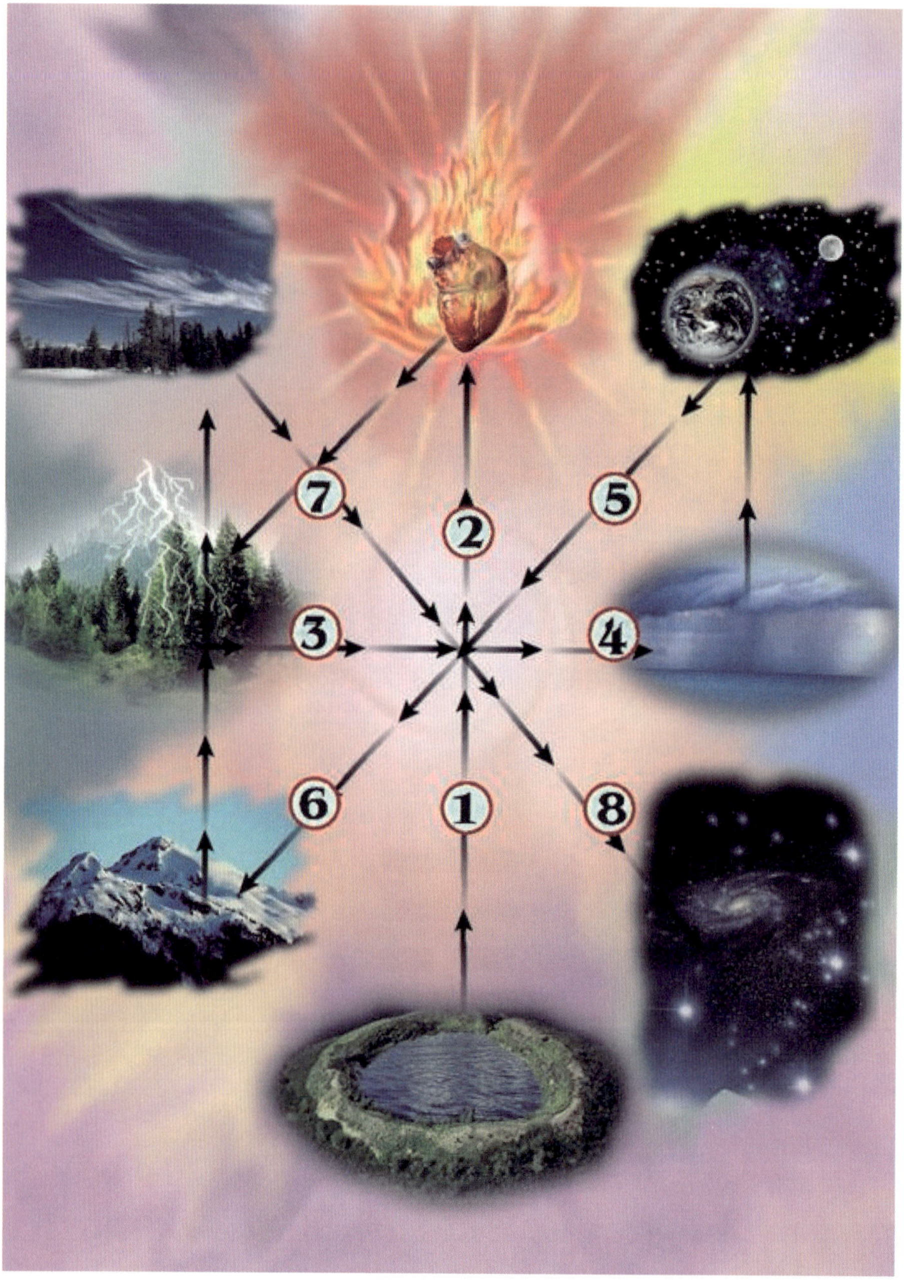


自然八方力量

三次打开。乾卦的三根爻唱诵完毕，伸出右手食指指向天空，连接宇宙之火。在腹部乾卦位置画刻，并封存乾卦属天的力量。

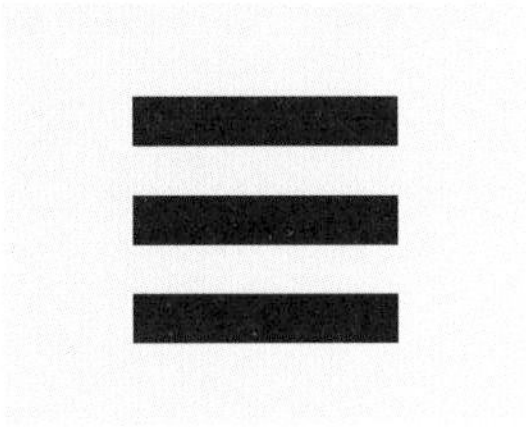

乾卦

至此，八卦的每一卦唱诵完毕。接着按照八卦的顺序唱诵八卦，坎离震兑坤艮巽乾，连续唱诵 9 次。唱诵由慢到快，最后在八卦中央形成一个高速旋转的太极。

我们召唤宇宙中八方的力量来到体内，并且在中间创造了一个高速旋转的太极。正气气场固护，旋转的太极可以把体内的邪气、病气抓出来带出去，也可以防止外邪的侵入。正如《黄帝内经·素问》遗篇《刺法论》所言："正气存内，邪不可干，气出于脑，即不可干。"这个脑就是我们的腹脑——下丹田。

## 和光同尘

"和光同尘"这一成语出自老子《道德经》第五十六章，原文如下：

> "知者不言，言者不知。塞其兑，闭其门；挫其锐，解其纷；和其光，同其尘。是谓玄同。故不可得而亲，不可得而疏；不可得而利，不可得而害；不可得而贵，不可得而贱。故为天下贵。"

对于这段话中的“和其光，同其尘”，学术界有很多种阐释。

王弼注释：“无所特显，则物无所偏争也；无所特贱，则物无所偏耻也。”

《辞海》：“于世沉浮，随波逐流而不立异。”

《老子今译》（任继愈）：“涵蓄着光耀，混同着诟尘。”

《老子今注今译》（陈鼓应）：“含敛光耀，混同尘世。”

《还吾老子》（沈善增）：“和合它们的光彩，也共同吸纳它们带来的尘埃。”

……

把老子这段话放在黑关炼养里，作为丹道小坎离的指导性纲领思想或最终的总结，都十分贴切，可以说是一语道破黑关玄机。

黑房里“三思而后语”，因此“知者不言，言者不知”，去我执。

全程要求止语，“塞其兑”。“塞”有堵住关闭之意，“兑”在八卦里面代表口，关闭口舌不讲话，这里统指代头面部的明窍，即关闭五根两眼两耳鼻舌口。“闭其门”，这个门指的是封三阴。前阴及肛门是前后两个门，不关闭这两个门，就会漏内脏的气和性腺的气。

“挫其锐，解其纷”。在黑房中收心、收身、收意，放下自己的各种社会角色（假我），卸下肩上的重担和外显的锋芒，远离世间的是非纷扰，温柔地对待自己。一个“意”字让人回归自我，找回本真。身外无物，独善其身。

在黑房中持续保持静心，不讲话，不思考。安炉设鼎，修命炼肾，修性炼心，脑眼心合一，神意气相抱。用蒸汽荡涤内腔，净化心灵。逐步退却后天识神，令神灵相会，真光乍现。懵懵懂懂之间沐浴在光里，黑暗中真光来了。或在床头，或在脸颊，或一片照射在墙上，彷佛开了一扇窗——“和其光”。静静地待在光里，将自己融合在真光之中。真光来，真气就跟随而来，原始的创造者二者不分开，生命原本是宇宙的一颗小小微粒，宇宙的尘埃，或宇宙之子，“同其尘”。

“是谓玄同”，就是返朴归真，回归大道。“玄”指符合道的东西，“玄妙之门”指道门。和光同尘，沐浴着光耀，浑然如宇尘，是何等境界。

接着老子告诫得道之人：“故不可得而亲。”因此不要有所得而沾沾自喜，与人亲近。“不可得而疏”，也不要因为有所得而停滞疏远。“不可得而利”，不要因为有所得而自以为富有。“不可得而害”，更不要因为有所得而产生纷争。“不可得而贵，不可得而贱”，更不能因此区分贵贱。亲疏、利害、贵贱，都不符合“玄德”的要求，如果能做到以上几点，“故为天下贵”，就具备天下最宝贵的美德。

打坐、炼气、炼心、修命、修性，德为先。意很重要。

我们的打坐叫能量的打坐，不是坐在那里什么都不做，枯坐，那是没有能量的。告诉自己，我们在静坐，收心收意收神，净化身心，这就是一个德，它是一切修炼的起点。

最后，将前面所讲的主要功法整合练习。这个时间比较长，去体验“和光同尘”的美妙境界吧。

1. 准备

坐姿很讲究，脊柱要正直，嘴唇微闭，下巴微微内收。可以盘坐，也可以坐在凳子上，两手自然放在两膝上，全身放松。松、静，微笑。反观内视检查一下自己的坐姿，身正，心才能安。

首先做鹤颈练习，放松脊柱，以此启动任督二脉。吸气，向前拉长颈项，直到不能再向前时，低头，呼气，以下巴带动头颈向下，再从会阴前处缓慢回到起始姿势。重复3次。

其次反向练习，做龟颈运动，呼气，头颈内缩。然后低头向下滑行，到达会阴前处吸气抬头，缓慢移动头颈回到起始姿势，脊柱正直。重复3次。

最后动作是摆动尾骨，摇龙尾，放松脊柱和腰背部。

2. 皮肤毛孔呼吸

把意放在皮肤上，内观皮肤。吸气时皮肤内收，呼气时向外放松。吸气，呼气，吸气，呼气，反复数次。每一次吸气，都感觉到皮肤慢慢往里收紧，呼气时皮肤向外放松；同时气沉丹田。

鼻吸鼻呼。吸气，身体慢慢往里收；呼气，皮肤放松，气慢慢往下沉。

启动毛孔呼吸。观想一下毛孔。吸气时毛孔往里收，呼气时毛孔微微向外扩放。

吸气，呼气。感觉到黑房里面周围的气挤压皮肤，身体往里收，呼气时毛孔向外扩放。

吸气，呼气；吸气，呼气。呼气时把气放大到整个黑关关房。

在皮肤呼吸和毛孔呼吸的训练中，要知道这是有意识的、有目的的呼吸。它与普通的呼吸不同，当我们把意念加入呼吸后，呼吸就发生了改变。呼吸成为我们练功的向导，呼吸就变得更有能量、有方向。

现在我们知道，身体里面有内腔、有皮肤，皮肤的外面有另外一个能量场。把意放出去，想整个黑房的构造；再把两耳放出去，听黑房里面有规律的声音。用耳、意去感知身体外面这个能量场，身体和这个能量场有能量的交换，身体里面的气和身体外面的气、先天之气与后天之气，通过毛孔的呼吸相互进行交换。

再次睁开眼睛往前看，看到前方一点亮，找到它，拉一条线到眉中。左眼、右眼交叉往上斗，将远方的神光拉回来，带到两眉之间，通过天目穴进入泥丸，再往后拉到后天镜，往下反照内腔。

3. 启动丹田火

在下丹田找到中心点，即肚脐进去三指、再往下三指的位置。做顺呼吸，吸气时将气导入下田，腹部膨胀，呼气时收腹，激活丹田火，反复数次。

4. 启动命门火

再一次将神光送到远方，看到远方有个亮点，抓光，慢慢地将神光拉回。左眼太阳、右眼月亮，往中间一斗，与天眼形成一个三角。把光带到两眉之间，抱住神光，进入天目，收到泥丸。再往上看百会，送到后天镜，再沿脊柱往下送，送到命门、两肾之间。

感觉到两肾之间微微发热，启动命门火。

5. 冲脉呼吸

眼睛往上看头顶百会，然后沿着中线迅速往下看会阴，再往上看百会，再迅速往下看会阴。来回3次，净化冲脉。然后意守会阴。

6. 安神祖窍

抬头睁开眼往前看，看远方，看远方的光，找远方的一个亮点。

拉一条线到眉中。左右眼交叉往上斗，将远方的神光拉回来，慢慢地往回拉，拉到两眉的前面。慢慢闭上眼睛，抱住神光，通过天目带到大脑中间的泥丸，眼睛上看百会，在百会处有微微的亮。将眼神从百会处往后移，移到后天镜。呼气，快速将神光弹出两眉之间。

再次抓光，反复几次。

7. 净化三焦

启动上丹田呼吸，吸气时头部毛孔及头皮往脑里收，呼气时头部放松，反复3次。

将神光往下移动到下丹田，下田呼吸，逆呼吸。

吸气时腹部内收，呼气时放松。

三个丹田已启动呼吸，三丹田合起来上下一气。吸气，全身收紧，呼气，全身放松，反复数次。

光照进去，清洗五脏六腑黑暗的地方，感觉所有黑色的污浊的东西往下流，最后流到会阴穴。

8. 颠倒阴阳

内视中间金色的冲脉，这是一条大的冲脉。左侧为红色的冲脉，右侧为蓝色的冲脉。先净化金色的，然后净化两侧。

移动双眼内视会阴，将会阴处的红球沿左侧红色冲脉从会阴往上移动到百会，再回到会阴，来回3次，最后停在心轮处。双眼内视会阴，将会阴处的蓝球沿右侧的蓝色冲脉从会阴往上移动到百会，再回到会阴，来回

3 次，最后停在会阴处。净化完毕。

接着，将红球移至心脏旁边的红管，呼气往下送到下田的鼎的下面；将蓝球移到鼎的上面。

呼气时上下挤压，肚脐往命门挤压，阴阳交媾，水火既济。

呼气，再一次肚脐往命门方向挤压。呼气，屏住呼吸，不呼不吸，上下拉动，拉动的时候，会感觉会阴、肛门上下也在拉动，心肾交媾，颠倒阴阳，内有坎离睛。

再做 1 次。

呼气，肚脐往命门方向挤压，呼气，屏住呼吸，不呼不吸，上下拉动。这是一个抽气机，呼到尽头，它会自动抽吸。风箱也是古人说的橐龠，是以前农舍厨房里的工具。

放松。调息。吸气的时候转动腰部，以丹田为中心缓慢地螺旋式转动腰部。呼气。再次转动腰部。吸气，呼气，转动 3、6、9 次，吸气的时候腹部要放松，呼气时略带点吹气。

9. 守一

放松，两眼往下看下丹田，意守下丹田。下丹田 4 个太极球在转动，前、后、左、右 4 个太极球在转动。命门有个鼎，命门火在烧。命门处的太极球在转动。鼎和下丹田成为一体。它们是互相交通的，整个下丹田都在转动，脊柱微微发热。

意守下丹田，不要用任何意念，只是看着它，下丹田的气是有灵性的。

10. 会阴中的真阳

把眼神往前移动，看前阴。性器官属水，性能量属水。内视它们，就像太阳照在水面上。脸上带着微笑，内视子宫、卵巢、前列腺，感受到它在呼吸。微微地有暖意，有能量升起，有气在往上走。感觉冰在融化，由固体变成液体，再把它变成气体。轻轻地收前阴，会阴穴是收集阴气的地方。放松。

吸气，提肛、收会阴、收前阴。从肛门、会阴穴拉一条线到丹田，吸气，送到下丹田。呼气，放松。

再次吸气，提肛、收紧会阴往上提，将会阴中的一点真阳带入下田。呼气，放松，意守下丹田。

11. 熏蒸五脏

从肺开始。食指掐住大拇指指甲外侧肺经。找到大拇指指甲外侧的位置，压住它，感觉肺部有清清凉凉的液体往下流，洗涤两肺，把肺部黑的地方洗干净，感觉肺清清凉凉。从上往下洗涤，眼睛内视两肺，感觉肺很清凉，所有黑色的东西在往下流，流到会阴。

接着熏蒸心包，找到手上的心包经。心包经在中指，用大拇指指尖压住中指指尖，眼睛内视心包。感觉心包清清凉凉。心包是心脏外面的一层薄膜，它帮助心脏散去多余的热量，对心包微笑。

接下来熏蒸心脏，找到手上的心经。在小指的内侧，用大拇指指尖掐住小指指甲内侧心经的穴点，要掐紧；同时内视心脏，感觉心很平静，清清凉凉，很舒服。

熏蒸心、心包、上焦。感觉到所有上焦的水蒸汽在往下流。

接着熏蒸三焦，在无名指指甲的内侧，找到三焦经穴点，用大拇指指尖掐住它，要掐紧，掐到微微有点痛，用点力。三焦指的是上焦、中焦、下焦，范围包括从头往下到中焦肝、胆、脾、胃，一直往下到腹部。掐住三焦经的穴点，两眼内视内腔，感觉到从上往下三腔头腔、胸腔、腹腔有一股凉意，清清凉凉的液体从头顶往下，洗涤五脏六腑，蒸汽沿着三焦的轮廓和内腔往下，冲洗下来，一直流到会阴穴。

接下来是熏蒸小肠。找到手上的小肠经，在小指指甲的外侧。用大拇指指尖压住小指指甲外侧，两眼内视小肠，感觉小肠有气，清清凉凉的一个气在熏蒸小肠。如果小肠很热，就睡不着觉。小肠热，心也会热，心与小肠相表里。熏蒸小肠，感觉小肠清清凉凉，很舒服。

然后是熏蒸大肠，找到手上的大肠经，在食指指甲的外侧，用大拇指指尖掐住食指指甲盖的外侧。用点力掐住，两眼内视大肠，内视上结肠、横结肠、下结肠。感觉大肠轻轻凉凉。

至此，放开双手，两手放在膝盖，放松。

12.小还丹练习

再次启动腹部呼吸，吸气时腹部内收，呼气时腹部放松。吸气，收下丹田；呼气时将下丹田的气往下送，送到膀胱。呼气到膀胱，两眼内视膀胱，看膀胱的中心点，感觉到膀胱在呼吸。将下丹田的灵性的丹往下送到膀胱，膀胱呼吸。

吸气，呼气；吸气，呼气；吸气，呼气。

吸气，提膀胱之气到肝脏，吸气往上。水生木，把丹运化到肝脏，找到肝脏的中心点，看肝脏的中心点，感觉到肝脏在呼吸，吸气，呼气，吸气，呼气。

我们练的小还丹是有灵性的，这个丹集合了精、神、灵，运化小还丹，采五脏的精华。

吸气，呼气，引肝脏之气到心。木生火，相生、养育、倍增能量。找到心的中心点，内视心，吸气，呼气；吸气，呼气；吸气，呼气。

吸气，呼气，引心脏的火往下到脾胃。火生土，脾胃放松，找到脾胃的中心点，两眼内视脾胃，感觉到脾胃在呼吸，吸气，呼气；吸气，呼气；吸气，呼气。吸气，黄色的能量在脾胃，呼气。

吸气，呼气，引脾胃之气到两肺。土生金，两眼内视两肺，移动双眼看左右两肺，找到两肺的中心点。感觉到两肺在呼吸，吸气，呼气；吸气、呼气；吸气，呼气。

吸气，呼气，引两肺之气往下送到两肾。金生水，两眼内视两肾的中心点，感觉到肾的呼吸。吸气，呼气；丹在采药，吸气，呼气。

吸气，呼气，引两肾之气到膀胱。两眼内视膀胱，找到膀胱的中心点，感觉到膀胱在呼吸。

最后，吸气，引膀胱的气回到下丹田，吸气往上提，膀胱与下丹田有联络，吸气往上，把丹收回来。

意念在腹部，全身放松。

吸气，小腹往里收，下丹田往里收，呼气小腹放松，下丹田放松。

吸气，呼气；吸气，呼气。

调息，停，意守下丹田。低头内视下丹田，闭眼看，下丹田的4个太极球在转动。

13. 生命之花

把意念放在会阴，看会阴穴，就像太阳照在水面上。感觉到会阴穴的呼吸，会阴穴的能量在旋转。

抬头，眼神从会阴处迅速往前方看，找到远方的一点亮光，慢慢转动，把它带过来，带到两眉之间。

放松。

此时，前额处有很多火花、很多气。用左眼、右眼交叉，转动这两个圈形成太极，无数个太极形成生命之花。往两眉中间方向吸拉，吸气，抟气。如果觉得气比较散，可以把它们抟起来，聚集到一起。然后往两眉方向拉。用左眼太阳、右眼月亮以及第三眼抱住这个气，抱住神与灵，还有精。往两眉方向带，带到前额处。前额部中间有一个骨缝，从那里带到祖窍。找到祖窍，停住。用祖窍的神光往下看，照耀下丹田。神与灵在祖窍，五行之气归下田，天地阴阳二气归下田，炼丹的紫气归下田。

意守下田。丹田的气是有灵性的，不要去干扰它。

无为，放松。

勿忘下田。

14. 散火呼吸

吸气，呼气；吸气收毛孔、收腹部。呼气，从丹田呼出去。丹田与毛孔有很多小管相连，把气呼出去，把热量散出去。

吸气，呼气；把热量散到黑房。

吸气，呼气，吸气收身，呼气外放。

吸气收腹，收下田；呼气小腹放松，下田放松，感觉到热量往外散发出去。

将双手叠加放在腹部，按摩腹部。

再做几次鹤颈、龟颈练习。

拉伸两臂，拍打抖动双腿，全身放松。

收功。

# 第十章

## 五行归一

在黑关里进行丹道炼养，需要具备一定的基础才能入关。这个基础内容主要指融合练习，具体有三部分内容：五行归一、五行归二、五行归三。下面简要介绍融合练习的核心部分，以便读者通晓。

五行归一，指的是人体内里五脏能量合一，即将肝、心、脾胃、肺、肾的五行能量木火土金水统统归一，将其纳入八卦旋转，形成丹；再将外在自然五行与五脏五行合一。

**创建八卦中心，建立五脏能量收集点。**

（1）以肚脐为中心，建立前八卦。

（2）以命门为中心，建立后八卦。

（3）以肚脐为中心，在身体的4个方位上下左右建立4个能量收集点。分别是：上为红色、下为蓝色、右侧为绿色、左侧为白色能量收集点。肚脐中心为黄色能量收集点。同样，后八卦四周也建立5个内脏能量收集点。

（4）意守前八卦，内视肝脏，旋转肝木的能量到右侧绿色收集点；内视两肾，移动肾水的能量到下面蓝色

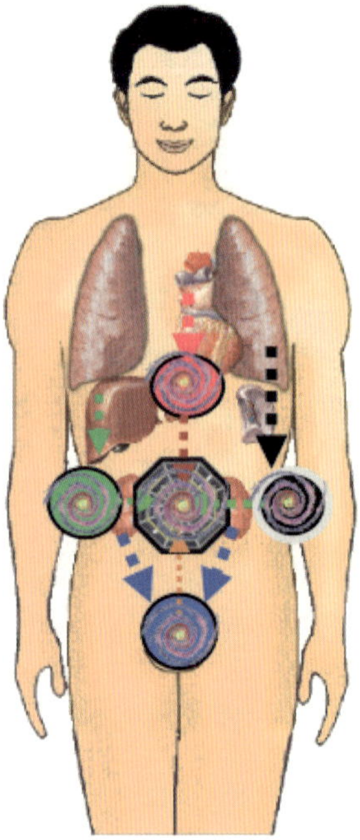

前八卦与能量收集点

收集点；内视两肺，旋转肺金能量到左侧白色收集点；内视心脏，旋转心火的能量到膻中心的中心，这里是心的红色能量收集点。

将上下红蓝色的能量旋转带进八卦中心，再将左右两侧的绿白能量旋转带进八卦中心，将 4 种能量在八卦中心旋转。

内视脾胃，旋转脾胃土的能量，旋转带进八卦中心，并融合前面 4 个内脏的能量进入八卦中心融合旋转。

（5）意守后八卦，将五脏的能量旋转带进 5 个能量收集点，再移动到后八卦中心旋转融合。

（6）分别在腹部左右两侧建立两侧八卦，简单的方法就是将前八卦复制到两侧即可。

这样就在腹部的前后左右建立了 4 个八卦，以及对应的五脏能量收集点，将五脏的负面情绪和正向情绪旋转带进八卦。

（7）在肚脐与命门、会阴与百会拉两条线，交叉点为平面八卦的中心，意守平面八卦中心，脑眼心合一,百分之九十五的意守住八卦中心，百分之五的意守住五脏。旋转中心的能量，持续地旋转。

守住下丹田，五脏的能量在下田合一，不然能量就会混乱。

回向：

把八卦中心的能量带回到肝脏，感受到纯净的能量进入肝脏，给肝提供高能的能量。

把中心能量带回到心中心，再带回到心脏，高能纯净的能量进入心脏。

把中心的能量带回两肺，两手在肺部旋转，高能的能量进入两肺。

把中心能量带回到两肾，在两肾处旋转能量，高能纯净的能量进入两肾。

还有脾胃……

当高能纯净的能量进入内脏，身体里面很多瘀滞和病气就会消失。

至此，感觉内脏很干净，充满了纯净的能量。

以上是建立八卦中心和五脏能量收集点的合一练习，旋转能量以精炼内气。

把内脏负向的情绪带出来放到八卦中心去提炼，净化，转化为好的气，就会帮助内脏获得新的高能的能量，更多更好的能量可以成为灵魂神的食粮。道家自古认为内脏被负向情绪所拖累。负向情绪是毒素，是精气神的负向转化，因此要把负向情绪提炼成好的能量为身体所用。这就好比刚从地下采集的原油一样，不能直接使用，必须经过提炼后才可以用于车辆和飞行器。

后八卦蓝色的能量收集点在骶骨，红色能量收集点在夹脊。

创建下丹田的“雷达”监视中心。

守住八卦中心点旋转。将五官感觉向内转动，内视内听，并将五官的能量收集带到八卦中心。它们就像江河奔向海洋一样，中心的旋转将带进更多的能量。道家认为当你守住内在，与自己发生深层次的链接，你就不会被外界任何变故所伤害。当我们向内看时，觉知就是一个雷达，起到监控的作用。这个雷达就是丹田。

把五官转向内在，身体的任何变化自我都会知道。它会在第一时间提醒你，这是预防疾病的“治未病”手段。同时，这也是一个大师级的按钮，一旦按了这个按钮，所有的能量都会汇集到下丹田。这个练习方法就是守住中心点旋转，持续地旋转，把五脏、五官的能量统统带进丹田旋转。突然间，就会感觉到链接到整个宇宙，就像葛洪《抱朴子》所言：“我在宇宙中，宇宙在我身中。”

（1）觉知自己的耳朵和肾，感觉耳朵很长很长，链接到两肾。

（2）觉察到舌头和心，放松舌头，往下带到心，链接到心。

（3）把肾与心的负面情绪带到八卦中心旋转。过度的负面情绪是长时间积累而成的，有时候它来自旁人，一个人的负向情绪会袭击或传染他人。如果正气足，就不会受到外界影响。心的力量最强大，它可以向外照耀或者辐射能量，一颗强大的心可以带进真光与火。心的能量会产生太极的形状，但心也需要其他内脏的支持才会产生光与火。如果总是让心去照耀，它也会耗尽能量的。因此，内脏要整合为一个团队，才会持续地让心的能量保持良好，相辅相生产生支持。

净化内脏的负面情绪，就可以减少自我矛盾的心理。

内视五脏，看看五脏里面有没有负向情绪。将它们抽离带到能量收集点，用心中的爱去中和负向情绪。比如，将心中的爱带到肝，中和肝里面的愤怒、嫉妒和羡慕。将心中的爱带到肺，中和肺里面的悲伤和忧郁。将

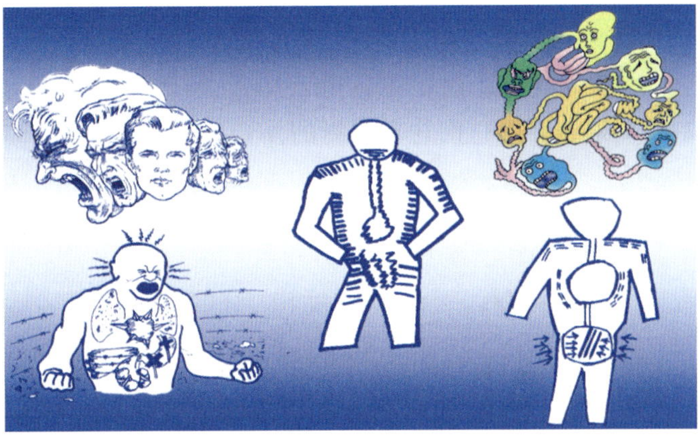

负面情绪

心中的爱带到两肾，中和肾里面的恐惧和创伤。将心中的爱带到脾胃，中和那里的担心焦虑和怀疑。

将负向情绪和压力收集起来，这类情绪包括来自家族、原生家庭、自己，以及来自所处的周遭环境等。负面情绪和压力属于负能量。通常负能量会被倾倒在我们周围的空间，在那里积累而不被转化，于是我们就会受到这种负能量的干扰和影响。因此，很有必要旋转负向能量，并将它们引向地面，被大地母亲吸收转化为有机的肥料。

将多余的负能量转化为正能量。积极的平衡是通过合一来实现的。

**五脏能量与自然中的五行能量融合。**

中国古代哲学认为，人的生命与天地自然息息相通。《黄帝内经素问·生气通天论》中说："黄帝曰：夫通天者，生于本，本于阴阳。天地之间，六合之内，其气九州、九窍、五脏、十二节，皆通乎天气。其生五，其气三，数犯此者，则邪气伤人，此寿命之本也。"在广袤的天地之间、四方上下之内，人的九窍、五脏、十二关节都和天气相通。天地这对大阴阳化生五行木火土金水，并上应天之三阴三阳。

如果违背了人与天地之气相通的规律，那么邪气就会趁虚而入，伤害自己。

五脏又叫“内五行”，它们与自然界的外五行一一对应。

肝与木气相应。首先道家认为树的疗愈作用很大。收集树的气，可以到户外，找一棵树，或者就坐在静室，内想一颗树。旋转树的能量，与树的能量连接。一个正向旋转，一个反向旋转，它们相互连接。

一开始要找一颗大树，道家认为树是有灵性的，有疗愈力量。大多数人不知道，当人们在树林里漫步时，心里不快乐的情愫就悄悄地被释放了。走近树时，树有很大的光环和能量场，如果对着掉落下来的树叶拍照，就会发现树叶上的光环。树的根很强大，深入地下。站在树的下面，感觉树根在脚下，去感受树。树的光环笼罩着自己，对树说，让它接受你，跟树建立连接。慢慢下蹲，打开双手，捧起树根处的能量，慢慢站立，将树的能量灌入自己的头顶，向下进入体内。再次下蹲，捧起能量，向前经过

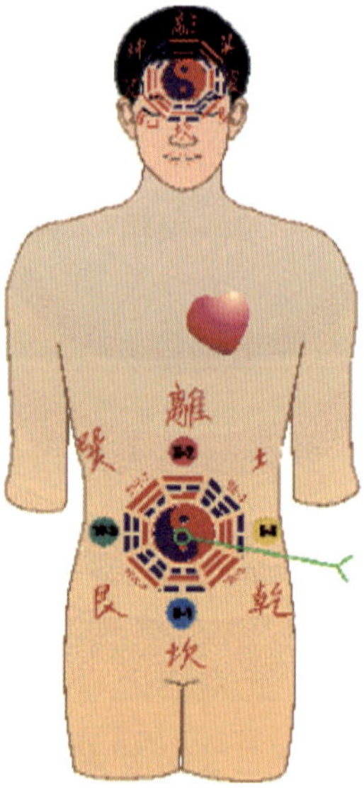


腹部与前额八卦

树干再上举进入头顶，再灌入体内。你与树之间形成一个周天循环。做9次，完毕，双手合十在心，感受能量的流动。

然后反方向转动，将心中的能量经由头顶出发向前进入树干，沿树干进入地下树根，再回到两脚上行到头顶，形成一个周天，做9次。停下，双手合十在心。树给我们氧气，我们给树二氧化碳，相互有交流，把心里的负面情绪交给树，它会把这些负能量排到地下。树对人类而言是很珍贵的，树有特别多的气和疗愈能量，树净化空气，所以道家用各种各样的树疗愈疾病。

观想树，逆时针方向旋转它的能量，将它引导到肝脏，感受树的能量净化肝脏。肝脏在五色中是绿色，对应木。树的特性分很多种，比如菩提树、松树、柏树、杨树、柳树、梧桐树、肉桂树、山楂树、桦树、枫树、苹果树等。它们各自具有疗愈不同脏腑、组织、神经系统等的作用，补益身体虚损。

肺与金气相应。雪山或湖泽里面的金，或金属刀戈，链接它们的能量，逆时针旋转带到肺，再旋转肺的能量到白色的能量收集点。

肾与水气相应。观想蓝色或深蓝色的大海，旋转水的能量带到两肾，再旋转肾的能量到会阴蓝色的能量收集点。

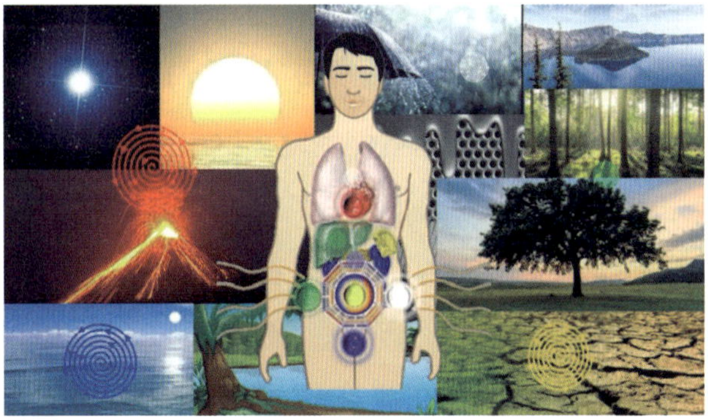

与自然五行融合

心与火气相应。观想红色的太阳、星星等，旋转它们的能量带到心，再旋转心的能量到心中心红色的能量收集点。

脾与土气相应。观想土，收集土的气，旋转带到脾脏，再旋转脾胃之气到八卦中心。

将4个能量收集点带入八卦中心，旋转。

自然之气非常壮观，你不知道这个练习有多么美妙！

## 五行归二

五行归二关注内脏负向情绪五行相克的转化，以及五脏与五大行星能量的融合。

**五行相克的转化。**

我们知道水克火，火克金，金克木，木克土，这是内脏之间的相克关系。道家认为每个内脏都有自己的工作，每个内脏的能量也不尽相同，有的强，有的弱，强的就发挥强的作用。负向情绪相克，内脏相互克害，从而引起内脏五行失衡。孩子的情绪来得快，去得也快。成年人的负面情绪常常堆积已久，对健康造成危害。因此，道家总是从源头解决内脏与头脑产生的很多问题。

心中慈悲的火是五脏相合产生的相互支持的火，一个内脏的五行能量生发另一个内脏，创造出内脏相生的循环。相生就是相互之间帮助壮大，生长繁荣。木长大了就可以生火，火多了就可以生土，土多了就生金，等等，如此循环下去，这样就产生了父母与孩子的相生关系。尽管如此，相克的循环也同样时常发生，如肝火过旺，必然克制脾胃功能。有的内脏强，有的内脏弱，就会相克。重要的是学会觉察与转化，能量就会发生改变。

从肝脏开始，到心，到脾胃，到两肺，两肾，依次去倾听内脏的声音，看看内脏里面是否藏着负面情绪。将负面情绪带到各自的能量收集点，再移动到八卦中心，旋转能量。

激活心火，将心火、慈悲的火带进八卦中心。所有负面的情绪在八卦中心被精炼被火烧，转化为正向的能量。

训练自己如何学会原谅、忘记、放下、宽恕，把负向情绪放到地下。学会对自己的负向情绪微笑，转化就发生了，这就是内丹。心中的爱、快乐、喜悦、慈悲的美德是需要实践才能获得，不只是说说而已。去觉知到那些你感到讨厌、抱怨与憎恶的人，那些让你感到愤怒的人，那些你曾经伤害过或者被你伤害的人。

内视自心，对心微笑，对小肠微笑，觉知下丹田，连接到宇宙无条件的爱，感觉到心变得柔软。

将心中的爱流向脾胃，激活脾胃的正向能量：敞开、接纳、包容、信任，与心中的爱结合化为慈悲的力量。激活肝的正向能量，肝的慷慨和仁慈的能量与心中的爱融合。

对肺与大肠微笑，让心中的爱激活肺的正能量：勇气与正义。让心里的爱流向肾，让温柔、平静、祥和的能量与心的爱结合产生慈悲的力量。

对子宫、卵巢、前列腺微笑，让心中的爱流向那里。感觉到冰被溶化，水被转化，感到小腹部温暖。感觉到宇宙无条件的爱流淌下来灌注进身体，强壮你的身体。把你从宇宙中所获得的充足的慈悲能量释放出来，去原谅他/她对你所做的一切。

净空自己。连接地气与天气，小周天能量运转，意守下丹田，在下田收集能量。

通过培育慈悲的能量，我们最终可以获得一种持久的力量。

### 如何从五大行星中获取五行能量。

道家认为五脏之气与五大行星之间存在“同气相求”的现象。因此，心脏可以连接火星，肝脏连接木星，肾脏连接水星，脾脏连接土星，肺脏连接金星，五脏配五色，通过不同的颜色对应五大行星。中医宝典《黄帝内经·素问》第四篇《金匮真言论》详细记载了五方、五色、五脏、五官、五行、五大行星、五味、五畜、五气的关系以及对应的疾病类型。

原文：

帝曰：五藏应四时，各有收受乎？

岐伯曰：有。东方青色，入通于肝，开窍于目，藏精于肝，其病发惊骇，其味酸，其类草木，其畜鸡，其谷麦，其应四时，上为岁星，是以春气在头也，其音角，其数八，是以知病之在筋也，其臭臊。

南方赤色，入通于心，开窍于耳，藏精于心，故病在五藏，其味苦，其类火，其畜羊，其谷黍，其应四时，上为荧惑星，是以知病之在脉也，其音徵，其数七，其臭焦。

中央黄色，入通于脾，开窍于口，藏精于脾，故病在舌本，其味甘，其类土，其畜牛，其谷稷，其应四时上为镇星，是以知病在肉也，其音宫，其数五，其臭香。

西方颜色为白，入通于肺，开窍于鼻，藏精于肺，故病在背，其味辛，其类金，其畜马，其谷稻，其应四时，上为太白星，是以知病之在皮毛也，其音商，其数九，其臭腥。

北方黑色，入通于肾，开窍于二阴，藏精于肾，故病在溪，其味咸，其类水，其畜彘，其谷豆，其应四时，上为辰星，是以知病之在骨也，其音羽，其数六，其臭腐。

这段话的大意是：

黄帝问岐伯：五脏与四时相应，各有同气相求的情形吗？

岐伯回答说：有。东方是青色，青气可入通肝脏，肝开窍于目，精气内藏于肝。如果肝脏发病常常表现为惊厥，在五味中属酸，在五行中属木，在五畜中为鸡，在五谷中为麦，在星宿中上应于木星。四季中对应春季，因此春季病多在头面部，在五音中为角，在五行生成数中为八，肝主筋，易发筋经疾病。在五气中为臭臊气。

南方是赤色之气，赤气可入通心脏，心开窍于舌，精气内藏在心，易发生五脏病。在五味中属苦，在五行中属火，在五畜中为羊，在五谷中为黍，在星宿中上应于火星，心主血脉，易患血脉疾病。在五音中为徵，在五行生成数中为七，在五气中为臭焦气。

中央为黄色之气，其气可入通于脾，精气藏于脾，脾开窍于口，在五味中属甘，在五行中属土，在五畜中为牛，在五谷中为稷，在星宿中上应于土星。脾主四肢，因此可知病在肌肉，在五音为宫，五行生成数为五，在五气中为臭香气。

西方为白色之气，其气可入通于肺，肺开窍于鼻，精气藏于肺，因此易患背部疾病。在五味为辛，在五行属金，在五畜中为马，在五谷中为稻，在星宿中上应金星，肺主皮毛，可知病在皮毛，在五音中为商，在五行生成数中为九，在五气中为臭腥气。

北方为黑色之气，其气可入通于肾。肾开窍于二阴，肾藏精，病多发于豀。在五味为咸，在五行属水，在五畜中为猪，在五谷中为豆，在星宿中上应水星。肾主骨，故病在骨，在五音中为羽，在五行生成数中为六，在五气中为臭腐气。

那么五脏之气如何与五大行星之气产生连接呢，道家有很多顶级的秘密，这个路径就是通过头部不同区域、颜色，使五脏与五大行星的能量产生链接。

道家教会我们很多实实在在的东西，我们可以看得到，可以实证实修。爱因斯坦说整个宇宙都是能量，道家几千年前就发现人去世的时候，灵魂是一种能量，婴孩的灵魂是能量的开始。道家认为人来到这个世界就

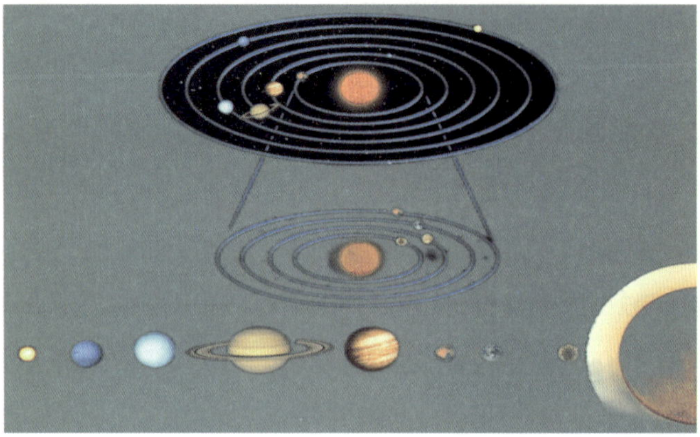

太阳系

是要养育自己的灵魂，让它长大。灵魂是可以永生的，它是能量，能量不能被消灭。能量只能转化，能量守恒，这也是现代科学研究的结果。道家认为我们百分之九十九的人来到这个世界的时候都是婴孩般的灵魂，只有十一亿分之一的人来到这个世界是成熟的灵魂，他们知道很多事情。很多宗教都强调这个极小的几率，但道家说你经过修炼，知道自己有灵魂，就是第一层开悟。如果知道自己的灵魂可以被养育长大，就进入第二层开悟。第三层开悟是决心养育自己的灵魂。接下去就是要找到一个法，它可以指引你如何实现这个目标。第五层开悟是知道自己的灵魂是自由的，你必须自己去认识你的灵魂。

很多人不知道有练功这样的事情。他们的灵魂离开肉体的时候，还是婴孩，不知道该去哪里，有的就成为孤魂野鬼。道家认为气是自己可以炼的，经过修炼后的气可以养育自己的灵魂。

宇宙中行星的数量就像我们身体里面的粒子一样多。月亮叫作阴的太阳，紫微斗数中叫太阴星，它反射太阳的光和热。古代道家常常与太阳、月亮、星辰、北斗对练，导引食气。东晋医家葛洪的《抱朴子内篇》记载："或食十二时气，从夜半始，从九九至八八、七七、六六、五五而止。或春向东食岁星青气，使入肝；夏服荧惑赤气，使入心；四季之月食镇星黄气，使入脾；秋食太白白气，使入肺；冬服辰星黑气，使入肾。”

当我们知道行星的形状和颜色，明白它们与地球的关系，观想它们，就可以与行星一起修炼，与星宿的五行融合。头顶不同的区域链接不同行星的能量。后脑是坎卦，前额是离卦。

从前额开始，观想火星的形状，对它微笑。一旦链接到火星的能量，就旋转能量到前额，进入心中心红色的能量收集点。

肾脏对应水星，在头骨后部，观想水星的形状，对它微笑。一旦链接到水星的能量，就旋转能量下行到头盖骨后部，进入体内到达两肾。旋转肾的能量到会阴，将能量带进蓝色的收集点。

观想木星，肝脏与木星相连，连接木星。旋转木星的能量进入头骨右侧后部区域，将木星的能量带进肝脏，旋转肝脏能量进入绿色的能量收集点。

观想金星，肺与金星相连，连接金星。旋转金星的能量进入头骨左侧后部。将能量带进两肺。旋转肺的能量进到白色能量收集点。

观想土星的形状，链接土星的能量。旋转能量下行到头部左侧前部的区域。进入脾胃，旋转脾胃黄色的能量进入八卦中心。将所有能量收集点

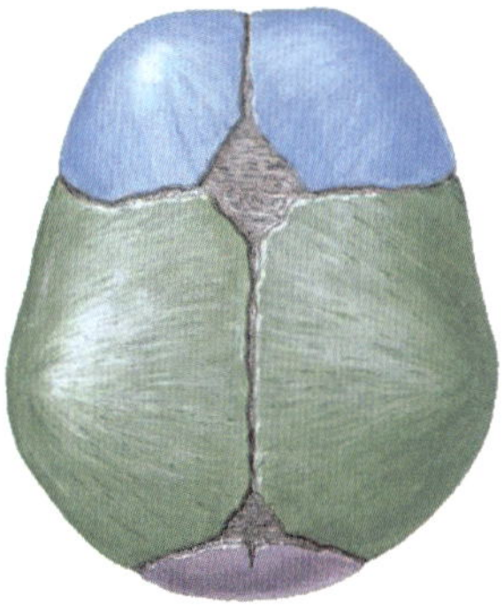

头盖骨

带入八卦旋转。

这些能量是真实的，可以通过练习感受到并将它们的能量带进身体。

行星是离我们最近的天体，人类已经成功登月。月亮离我们很近，它影响地球的潮涨潮落、花草树木、女性的月经等。道家修炼时感觉到它们会影响气，练功时和星宿连接，会发现它们就在那里，修炼者可以和它们的气融合起来。

连接到行星之气后，就可以连接到星辰。北极星距离我们很远，但是它影响到地球的自转。明白这些，再修炼，接通它们的能量，就会感受到强大的气。这是道家修炼的高级阶段。

五灵保护动物。

当连接到五大行星之气后，就可以召唤五大灵性动物，它们是我们的保护者。道家在修炼时感受到五大行星及其他星宿的气的存在，在天成象，在地成形。就用动物来代表宇宙星辰和星宿的力量，就像五大行星的旋转保护地球一样。当然，有的人可能不够灵敏，有的人经过练习后会感受到它们的存在。东方青龙，西方白虎，南方朱雀，北方玄武，中央黄龙。其实五灵动物源自远古时候的星宿信仰，后为道家所用。

身体是有形的物质，世间所有的有形物质都是有时限的。五脏所储藏的精气、灵魂神是无形的，它们是能量，能量是永恒的，不会消失，只会转化。因此，我们此生就是要养育自己的灵魂神，让它长大成长。道家的修炼就是炼气，从筑基开始，不断精炼体内的气，聚集每一个内脏的精华，让它们结丹。我们的身体可以通过消化把食物转化为气，但是食物的气能级是很低的，是基本的气。我们要通过修炼把宇宙的气、自然的气纳进来，结合我们的本体能量、精气转化为高一级的、更高级别的气。这个高能的气经过浓缩凝结成丹。在这个阶段形成的丹，我们称它为具有“魔术”的丹，可以给自己想要疗愈的家人。随着不断的修炼，就会拥有一个能量体。

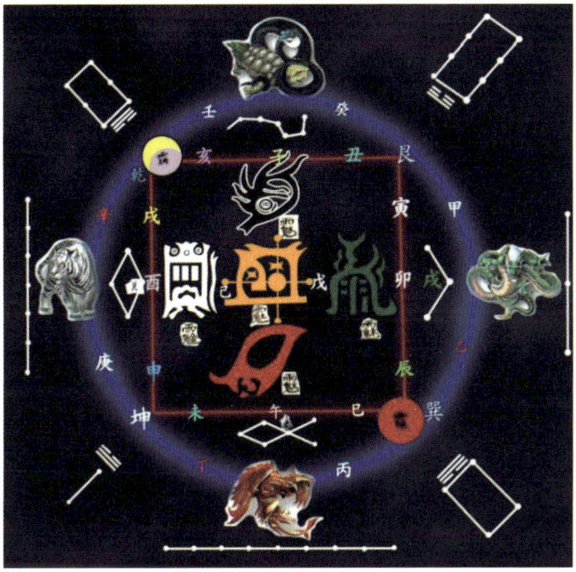


五灵保护动物

这个能量体就像习炼者的一个拷贝，里面有自己的信息和气场。但它有别于道家所说的永生灵体。这个能量体可以随习炼者四处走动，起到保护作用，道家这个理念是科学的。

## 五行归三

这个部分的内容主要包括将奇经八脉融合在一起，并建立永恒的能量体的练习。由于练习过程比较繁杂，这里只做简要介绍。

前面介绍了冲脉、带脉、任督二脉、小周天的融合练习，进入高一级的五行归三部分，加入阳跷脉和阴跷脉的融合。这样就将人体的整个经脉修炼融合在一起，构成了人体经络的曼达拉。

练习阴、阳跷脉。先在丹田中心形成一个丹。旋转丹，上行至头顶，再分别进入阴跷脉下行、从阳跷脉返回的路线循行。从头顶出发，最后返回到头顶，会感觉到能量从头部出发开始流动，直到涌泉穴，然后导引能量从后面回到头顶。从丹开始，去创造更多的能量。它需要筑基，这个基础就是自己已拥有多少能量。

当阳跷脉和阴跷脉的融合练习完毕，就可以创造出完整的能量体。

有形的肉体最多一百多年、两百年，有一天它总归会消失。把内脏的能量精华转化为丹，化有形为无形。通过不断地旋转，转化内脏的能量，凝结成丹，成胎，也就是一个体。这样经过养育的灵魂神就可以住在里面，成为永恒的能量体。这就是道家认为能量永恒的修仙的理念，也是中国古人追求长生的思想。形成丹，旋转丹，犹如太阳系旋转的行星那样，不断旋转周天产生涡轮能量。丹是五脏的精华凝结浓缩成的能量珠，丹在持续旋转的过程中会逐渐扩张膨大，通过冲脉从头顶发射出去。在宇宙中链接自然的能量，并进入头顶上方属于习练者自己的能量体。我们的肉体可以四处走动，但它是有时限的。同时我们的肉身有很特别的系统，比如有消化、吸收、排泄系统。灵魂神长大后仍然是能量体，经过修炼把内脏的能量转化精炼，聚集成丹，用丹去运作它，因为丹是有觉知的能量中心。心可以把快乐感恩的能量发射出去，每一天我们都把心的快乐喜悦感恩的能量发射出去，就可以接收到更多的快乐回来。当我们想肝的时候，头脑里就会有一个肝的形状，把肝的美德慷慨仁慈放进肝。每一次把更多的慷慨仁慈给别人时，宇宙就会给你更多的慷慨仁慈，肝脏就会产生更多的慷慨仁慈。把内脏能量一个一个地放进能量体里面，就创造了一个属于自己的独特的能量体。观想自己的外形，它就像飞船一样可以带着自己去遨游、去旅行。

这时候，丹就是一个CPU——中央处理器。它是有智慧有灵性的，它控制一切，链接一切。

最后，把能量体缩小回到下丹田。丹是有记忆的，每一次身体转化了什么能量，它都有记忆。

道家内丹术完美地诠释了人从哪里来、回到哪里去的终极哲学思考。它始终把人的肉体与精神放到宇宙自然整体中，从未离开物质与能量的范畴。这就脱离了神的创造，把人视为天地万物的一分子。德国伟大的哲学家康德曾说过：“人来自于自然，终将回归自然。”有形与无形之间的来回转化造就了生命的“生生不息”。因此《庄子》说“方生方死，方死方生”。生就是死，死就是生，每一次的生死都是为着更高一级的螺旋式上升回归——返朴归真。

## 七损八益

“七损八益”一词出自《黄帝内经·素问》，指的是房中健康之道。《黄帝内经·素问》第一篇《上古天真论》中有一段黄帝与他的老师岐伯的对话，岐伯回答黄帝说：“上古之人，其知道者，法于阴阳，和于术数，食饮有节，起居有常，不妄作劳，故能形与神俱，而尽终其天年，度百岁乃去。”意思是上古的人知养生之道，懂得效法阴阳变化的规律与法则，常常形神兼养，节制饮食，生活起居有规律，劳逸结合，就能够保持形体与精神的俱在，享受上天赐予的寿数，尽其天年，轻轻松松活到一百岁。如果不懂得“阴阳调和”的道理和方法，就有可能背失其道，致半百而衰。紧接着岐伯告诉黄帝：“今时之人不然也，以酒为浆，以妄为常，醉以入房，以欲竭其精，以耗散其真，不知持满，不时御神，务快其心，逆于生乐，起居无节，故半百而衰也。”这段话道出了世人早衰的原因。过度饮酒，暴饮暴食，特别是喝醉酒后行房事，男女媾精，竭其精气，耗散肾中真阳，对男性肝气、肺气、肾气伤害极大，这是房中大忌。不知足，不懂得养心养性，一味追求畅快，起居无规律，因此人到中年就早衰了。明代著名医家张景岳说：“酒色并行，欲不可纵，纵则竭精，精不可竭，竭则真散，盖精能生气，气能生神，营卫一身，莫大乎此。故善养生者，必宝其精。精盈则气盛，气盛则神全，神全则身健，身健则病少，神气坚强，老而益壮，皆本乎精也。”“法于阴阳，和于术数”是《黄帝内经》养生治病的总纲，更是丹道小坎离黑房炼养的总则。精气是人体生命的精华，道家修身养性的根本，整个丹道修炼的核心就是精气，炼精化气，还精补脑靠的是精气；炼内丹练的是精气，无精不成丹。

因此，道家医家都十分重视保精。但如何保有精气，道家有很好的方法，却鲜为人知。“七损八益”最早出现在《黄帝内经·素问》中，属于术数的范畴。明代著名医家马莳注释《内经》时认为“七损八益”是术数。“术数，即养生方法。马莳曰：‘如呼吸、按跷及《四气调神论》中的养生、养长、养收、养藏之道，《生气通天论》的阴平阳秘，《阴阳应象大论》的七损八益’等。”（《郭霭春：《黄帝内经校注》人民卫生出版社，2016年）那么术数的“术”有什么作用呢，著名医家葛洪《抱朴子内篇》认为：“所为术者，内修形神，使延年愈疾；外攘邪恶，使祸害不干。”

“七损八益”出现在《黄帝内经·素问》的第五篇《阴阳应象大论》中，该篇重点论述阴阳，说“阴阳者，天地之道，万物之纲纪，变化之父母，生杀之本始，神明之府也，治病必求于本”。现在我们知道了小坎离是人体里面的阴阳、水火，也了解了坎离交媾的方法。这里的阴阳指的是天地之间蕴藏在万事万物中的大大小小的阴阳，同时也表明阴阳关系是生命变化发展的大规律、大法则。生命的根本源自阴阳，即阴阳二气。因此，《内经》说“阴阳者，血气之男女也”。黄帝问岐伯：“调此二者奈何？”怎样才能调和阴阳呢，岐伯回答：“能知七损八益，则二者可调，不知用此，则早衰之节也。”从字面上看好像在谈七种损害健康的行为和八种益处，实际上“七损八益”指的是性保健，这也是《内经》唯一提到的关于性健康的论述。老子道家学派以老庄哲学为主，提倡清心寡欲，无为而治。老子道家学派的另一支黄帝学派，则主张节欲，并逐渐成为显学。在春秋战国时期，黄帝学派就提出了性养生思想。据高大伦《张家山汉简〈引书〉研究》

考证：1973年长沙马王堆三号汉墓出土的简帛《老子》和《黄帝书》就谈到了阴阳术数。墓中出土的医书《十问》《天下至道谈》《合阴阳》等书，也有关于“七损八益”的论述：“气有八益，又有七损，不能用八益，去七损，则行年四十而阴气自半也，五十而起居衰，六十而耳目不聪，七十上枯下脱，阴气不用，唾涕自流。”告诫世人要“用八益，去七损”。在《十问》中，黄帝与天师岐伯等人以问答的形式“大谈性保健与养生之道，俨然黄帝是个精通医学（房中）的圣人”，认为以“不伤身体”为原则且有规律的性生活有益于健康长寿。《十问》中尧问舜曰：“天下孰最贵？”舜曰：“生最贵。”尧曰：“治生奈何？”舜曰：“审夫阴阳。”这里的“生”指的是属阴的男女生殖器官。因此尧曰：“人有九窍十二节，皆设而居，何故而阴与人俱生先身去？”意思是为什么生殖器官会先于人体其他器官而出现衰败？究其原因是没有“审乎阴阳”，即没有遵循阴阳调和的规律。由此可知道家为什么十分重视性腺的保养，如前文坎离交媾中要求习炼者保持对子宫、卵巢、前列腺的觉知与微笑，转动它们属水的能量转化为气，两眼内视性腺就像太阳照在水面上。性器官属水，转动它们的能量以保持精气的活力等。生殖系统的生命活力对其他几大腺体的能量起着筑基般的支撑作用，同时其制造精气的能力不仅对生育，对道家内丹修炼、追求长生久视、返朴归真有着重大意义。《黄帝内经》中的四种人——圣人、真人、至人、贤人，都是懂得“把握阴阳”规律的人。但黄帝学派强烈批评纵欲，《黄帝四经》说“宫室过度，上帝所恶”“嗜欲无穷死”。

东晋著名医家、炼丹家葛洪在《抱朴子内篇》中对房中养生有精辟的论述，他说：“修仙唯当得其要，至要者，在于宝精、行气。”房中之要是“宝精”，要珍惜自身的精华之气，即便是服食上等的药材，吃山珍海味，饕餮盛宴，“凡服药千种，三牲之养，而不知房中之术，亦无所益也”，“不知阴阳之术，屡为劳损，则行气难得力也”。“唯有得其节宣之和，可以不损”，佐证了《十问》的“不伤”原则。所谓“不伤”，就是不要损伤人体的阳气。葛洪还首次提出房中之第二要是“还精补脑”，延年益寿。他认为这个导养之法只能“真人口口相传”，“本不书也”，在书里是找不到的。葛洪对当时社会流传的房中术持谨慎甚至批评态度，说：“或欲专守交接之术，以规神仙，而不作金丹之大药，此愚之甚矣。”他鼓励那些立志追求长生的有志之士“勤求行之”，并总结说：“今导引行气，还精补脑，饮食有度，兴居有节”，可以免“六害”。由此看出，道家的导引术“炼精化气、还精补脑”、益智健脑功出自葛洪。在我国历史上，葛洪以炼丹家著称于世，他是最早论及内丹术的先贤之一。在炼制外丹风磨、内丹理论尚未立举之前，他就提出“真人守身炼形之术……中丹煌煌独无匹，立之命门形不卒”的论述。在小坎离黑房炼养中，命门火、丹田火，都是日日练习的功夫，修真之大要。

葛洪提出“还精补脑”说，此养生瑰宝一直传承至今，但具体用什么方法还精、补脑，葛先翁当时并没有记载。明代伟大的医药学家李时珍，对道家修炼有精深的研究，所著《奇经八脉考》中引用神仙修炼之书如《神仙秘旨》《修真秘旨》中的导引内容，自身长期坚持静坐导引，内观觉受，说“内景隧道，唯返观者照察之”。自称他的效验是对张紫阳《八经脉》所载“要知西南之乡，乃坤地尾闾之前，膀胱之后，小肠之下，灵龟之上。此乃天地逐日所生，气根产铅之地也”的实证。产铅，即可还精补脑了，这个练法，离不开任督二脉。

近几年来国内学术界对《黄帝内经》的“七损八益”理论有了进一步深入细致的研究，证明“七损八益”是房中保健的重要文献。《先秦两汉简帛医方研究》(熊益亮编著，张其成主审）一书整理出八益为“治气、致沫、知时、蓄气、和沫、窃气、待赢、定倾”；七损为“一曰闭，二曰泄、三曰竭、四曰費、五曰烦、六曰绝、七曰费”。研究认为“八益”的内容为导引术式，如治气是直脊调气，知时是先戏两乐、交欲为之等，重点是脊柱运动和两性交合的动作特点；“七损”的内容主要为两性交合的七种有损人体的状态表现，如疼痛、出汗、喘息等。最后得出结论：“治八益主要是一项导引技术，主要目的是通过各种导引相关姿势使人体阴阳二气更加通畅，精气不外散。”显然，这是教导人们正确的性事，以及如何保精，通过脊柱上的督脉达到还精补脑。易经六十四卦之一的泰卦，坤在上乾在下，阴在上阳在下，意味着一阴一阳和谐安定、天地交、万物通的哲理。既然八益是导引术，而导引的核心思想是导气，房中导气理当是精气。因此八种正确的姿势能够导引阴阳二气和谐统一，转化精气为疗愈力，以改善气血循环，增强脏腑功能，提高骨骼与骨髓的质量，疏通筋络，净化身心等。导引本身就具备养生祛疾的功效，导引一词最早见于《庄子·刻意》：“吹呴呼吸，吐故纳新，熊经鸟申，为寿而已，此导引之士，养形之人，彭祖寿考者之所好也。”葛洪是导引修士，十分精通导引，《抱朴子内篇》中说：“养生之尽理者……行气不懈，朝夕导引，以宣动荣卫，使无辍阂。”把导引作为自己毕生的生活方式，成为日常生活的一部分，早夕炼养不殆。房中术属于导引术，内丹是导引的高级阶段，是内在导引的艺术。隋代的国医巢元方将导引定义为导引处方。

据传道家的成人礼就是教会男孩练剑，擦外肾，转化过多的精气为生命力，炼精化气，提升自身的创造力。学会这个方法可以减少甚至避免手淫，从而保有精气，补益大脑，强身健体。这是非常好的一个练习。女性要多按摩乳房，不仅可以减少乳腺疾病的发生，还能够转化乳腺的能量为生命力，净空乳房的负面情绪。这些性器官的能量都是生命的精华，保有精华，不泄、不漏，转化为气，就可以喂养自己的灵魂神，因为它们是内在精神的食粮。

## 道的色彩疗愈

阴阳五行思想是中华文化的重要内涵，我们中国人就很容易明白自然界中木火土金水五大元素所对应的不同颜色。生活中人们很自然地辨析不同的色彩，那么就很容易链接到下丹田的能量。丹田有火，火就会转化成各种色彩。一旦有了色彩的概念，接下来的事情就是去想象。

道家认为人的健康、长生久视是与自然息息相关的。自然界的各种色彩不仅有不同的能量、不同的作用，还分别与人体的不同脏器组织相对应。我们已经知道了五脏的五色，在内观中五色具有疗愈的作用。如肝脏属木，绿色，观想绿光可以净化肝脏；心脏属火，红色（心包为绿色），观想心脏时要用绿色，这样可以让过热的心平静下来，切忌用红色；脾胃属土，黄色，观想脾胃发出黄色，可以增强脾胃的功能；肺属金，白色，观想白光缠绕两肺可以净化肺部，增强肺气；肾属水，黑色或蓝色，观想两肾被黑色或蓝色的光包围，可以补益肾气。

早在2500年前，我国就有五色可以避疫、保护自身正气的文献记载。《黄帝内经素问·刺法论》说："气出于脑，即室先想心如日，欲将入于疫室，先想青气自肝而出，左行于东，化作林木。次想白气自肺而出，右行于西，化作戈甲。次想赤气自心而出，南行于上，化作焰明……五气护身之毕，以想头上如北斗之煌煌，然后可入于疫室。"东晋著名医家葛洪《抱朴子内篇·杂应》中有"思五脏之气，从两目出，周身如云雾，肝气青，肺气白"的记载，是道家较早的存思避疫法。南北朝时期的名医、山中宰相陶弘景在《养性延命录·服气疗病》中收录了类似的服气避疫法，说："常存念心中有气大如鸡子，内赤外黄，避众邪延年也……可入瘟疫之中。"可见古代医道领域采用存思默想脏腑颜色用于防疫治病有效且很常见。

道家认为人的头盖骨不同的区域可以与不同的色彩产生链接。如红色与头盖骨前端链接，蓝色与后端链接，黄色与头部中心链接。我们每天都会看到各种颜色，因此，相信身体是可以链接到色彩的，重要的是要相信自己的意和眼睛。道家把两眉之间的第三眼叫作天眼，天眼的目的不是用来看景象、奇奇怪怪的神的东西。天眼是向内看的眼睛，内在的眼。它是灵魂神的眼睛，可以看到内脏以及内脏的颜色、色彩的密码。我们向内看，看自己的内脏颜色，练习内看内腔，是自古以来“内观”“内修”的重要方法。

气无处不在，气有不同的层次，也有不同的颜色，要学会抓气。身体外面的气和身体里面的气很相似，丹田气、肾气、肝气等，把它们精炼后就会提高内气的层级。

我们出生的时候身体里面就有丹田火、心火、肾火，《内经图》中4个太极球在转动就说明了这一点，有火就可以转变颜色。改变了丹田火的颜色，就会改变心火的颜色。手掌有火，头上也有很多的火。红色的火在丹田、在心，就可以发出红色的光；白色和银色的光在后脑勺，后脑勺可以接收月亮的银光；骨头骨骼的颜色是金色。脑组织可以充电并存储紫光（智慧之光），并且可以从前额发出紫光。通过意象思维紫光覆盖整个脑部以激活脑波，用良好的意图发出思维的脑波，就像一台电脑服务器一样，可以连接到其他思想的服务器。思想或意识之间的连接纽带的运作规律就像脑波连接到其它思想一样。在前额处意象一个独角兽的角，它象天线一样向外伸出去，吸气时将紫光吸满独角。角向外伸出去越长，接收到的真光就越多，暗紫色的真光会通过独角进入大脑。导引紫光进入内腔，下达丹田。

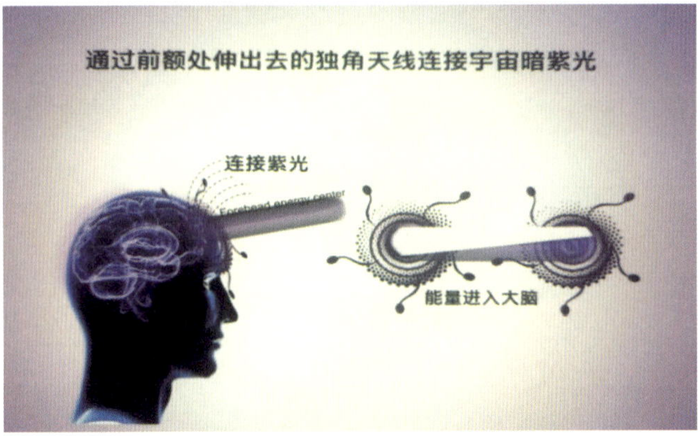


独角天线

真光进入体内，照到体内黑暗的地方。不过刚开始内观时，会感觉到内腔是黑暗的、湿寒的，什么都看不见。但随着不断地练习，带入真光。当真光照亮整个内腔，就会发现肾以下都是寒凉的，因为属水的缘故。慢慢地，持续地把光带进内腔，去感受光清洁净化内腔。这个练习能够净化上焦、中焦和下焦。

在这个过程中，有一个方法可以疗愈性腺。男士可以用手指轻敲头顶，观想宇宙中的深黑色紫光从头顶一直往下进入体内，照射到前列腺。暗紫光是宇宙原始之光，暗紫光从头顶往下到达前列腺。同样的，女士用手指轻敲头顶，观想暗紫光从头顶进入体内，一直向下照到子宫。前列腺、膀胱、子宫都集中在骨盆底部，它们属水，很容易寒湿阴冷。用紫光去照耀，就像太阳照在水面上，起到清洁、净化与疗愈的作用。对男士而言，所有的器官都叠加在前列腺上面，很容易造成前列腺肿大。前列腺连接着大脑正中的松果体，男士最好每天都做这个练习，对身体非常有益。女性的松果体则接连着子宫。

肚脐，可以用金色的光圈关闭它，就像金色的甜甜圈一样。我们想打开肚脐，就使用蓝光。肚脐连接着所有的情绪和与自己有关联的人，就像父母、家族成员等，母亲就很容易连接到每一个家庭成员。和他人在一起

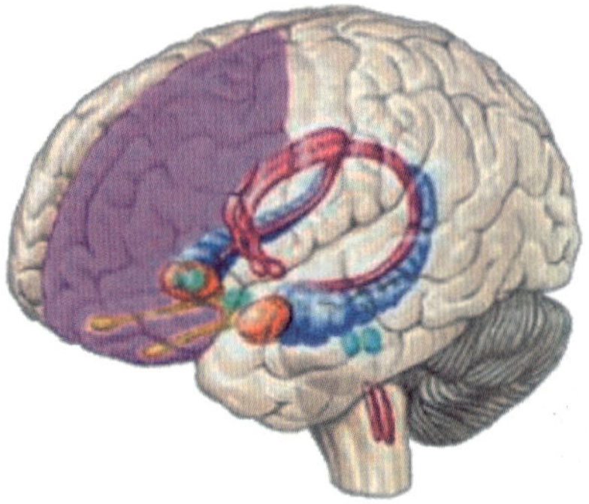

大脑中心

工作，就容易连接到他人的气场。肚脐是连接他人的重要通道。关闭肚脐，就不会受到他人气场的影响，也不会让自己的负面情绪影响他人。

心脏的火是绿色的火，是绿光。但心是一道彩虹。彩虹是天空的桥，连接人间和天堂的连接器，彩虹也是空中的水（晶状体）的折射，也是从紫气生成的，彩虹的颜色会分别被五脏吸收融合。心脏和心是有区别的，心脏指的是肉心，而心指的是鸠骨上面膻中的区域，是心中心。当我们观想心脏的时候，要想它是绿色的，因为心脏是红色的，再集中意念观想红色，对心脏不利；观想膻中处的心中心则是红色的。

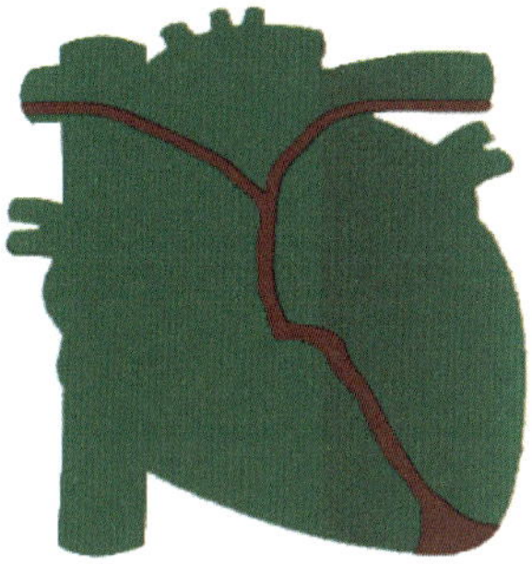

绿色心脏

在大脑顶部，棕色或深咖啡色的中心是神明的中心。

将亮色的蓝光带到两耳、喉咙，可以清洁与净化耳膜和声带。

太阳神经丛属土，黄色，观想榴莲的黄色在太阳神经丛，可以调和脾

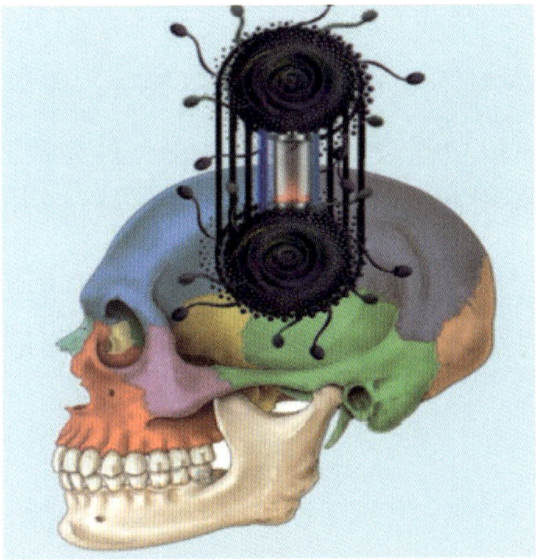

棕色头顶

胃，增强脾胃功能。黄光还是促进骨髓生长、修复骨细胞，提升红血细胞和白细胞的重要能量光。

下丹田红色能量的光照在红骨髓上可以促进干细胞生长并转化为红血细胞。白色能量的光照在红骨髓上可以促进干细胞生长并转化为白细胞。

另外，所有肌肉类型的生长都需要棕色的光能。当我们用橘红色的光照时，它就变成了热能。肌肉如心肌、平滑肌、骨骼肌等就会变得虚弱，或不生长，或肌肉失去弹性。因此，棕色光能有助于增强肌肉的结构性功能。

除了不同的色彩光能对相应器官具有净化、疗愈、补益作用外，我们还应知道不同器官的色彩光能来自不同的能量，以维持器官的日常功能。如前额处是紫色冷光，眉中是天蓝色冷光，喉轮天凸是蓝光，肚脐是红光，会阴是白光等。

丹也有五色：金丹、木丹、水丹、火丹、土丹。金丹能够疗愈身体的各种虚弱疾病，强身健体，开发心智，移除诅咒，提升财富、运势和关系。木丹具有放松肌肉、缩小肿瘤、祛除焦虑、平衡神经系统、改善关系等作用。水丹具有净化、清洁、祛疾、镇静神经系统的功效。火丹能够杀死体内的各种细菌病毒，消除病原体和毒素，提振精神，使意识更集中。土丹能够使肌肉变得强壮，形体更结实。

如何提升人体内对不同色彩光能的链接呢，通常食物是最简单的方式。比如多吃洋葱可以增强会阴的能量以及对月亮银白光的链接，月亮的银白光进入体内具有杀菌消炎的作用，对女性妇科和男性前列腺很好。多吃菠菜、芹菜等绿色蔬菜可以净化肝脏，增强绿光的感应。红苹果有益于心脏，榴莲能够增强太阳神经丛的力量等。道家食疗是一门大学问。

## 中坎离

小坎离炼养重点是培育自己内在的净化能力与灵魂神的成长。中坎离是移炉换鼎，将人体的三体：物质体、精神体、灵魂体转换。内在凝神存想，创造一个气的涡轮形成丹。丹会净化每一个内脏，内脏变得光亮。再进一步将内在小宇宙与外在宇宙融合。这里简要介绍一下中坎离。

我们知道地球里面有地热，有火，是一个大鼎。地球表面占百分之七十一的面积是水，海洋的深处有海底之火，海底的火是给予生命的火。科学家发现海底一万米以下的洞穴还存在生物，海洋生物多于陆地生物，而且研究发现陆地生物大多来自海洋。古代道家在静心时感受到地球能量，认为地球是一个大鼎，海洋下面也是一个大鼎。

我们的心以下、横膈膜下面区域属水，腹部丹田火和肾火属火，我们把它叫作海底的火，它们是创造生命的火。小坎离炼养总是在转化丹田火和命门火，没有这两个火，我们就不能很好地消化和吸收。心火是君火，控制的火，发出命令的火，它们合并在一起，就是“三昧真火”。

另一个是慈悲的火，它可以倍增美德。当我们合并肝脏的美德慷慨、脾胃的美德接纳包容、肾的美德温柔平静、肺的美德勇敢正义、心的美德爱与感恩，就融合成心中慈悲的美德。

太阳照在冰上，融化冰为水，持续地照耀水面，水变成气，这样的转变在我们体内每天都在发生。道家说太阳是天空中的一个大鼎。

双脚平放在地面，脊柱正直，两手放在膝盖上。放松、放下，释放掉所有负面情绪和压力，把它们统统交给大地。静心，把感官放进内在，感觉到地球的能量地气进入脚底涌泉穴，地的气通过涌泉穴进入会阴、骶骨。

太阳神经丛的位置就是一个大鼎，这个鼎很大，能量很足。

颠倒肾上腺与肾的能量，火在下，水在上，这又是一个鼎。

将丹田火、命门火、心火组成一个三角形，合并它们的能量。一个是给与生命的火，一个是给出命令的火，它们的融合形成一股强大的力量。

心的脉动很特别，心脏区域有很强的生物电流，心的脉动将血液泵到全身。是什么让心脏持续地跳动？心脏的跳动受地球的脉动影响，地球又受北斗的影响，因此北斗会影响心的跳动。有时候我们会看到北斗七星在闪烁，它对人的影响很大。

在中坎离炼养中，地球和太阳是一对。地球绕着太阳转，月亮绕着地球转。太阳系的转动和人体内的分子、原子、粒子转动是一样的，它们是全息的。道家看到这点开始修炼，道家的很多练习是跟自然与地球学习的。比如所有的设备都要有地线，同理，坎离修炼要接地气。

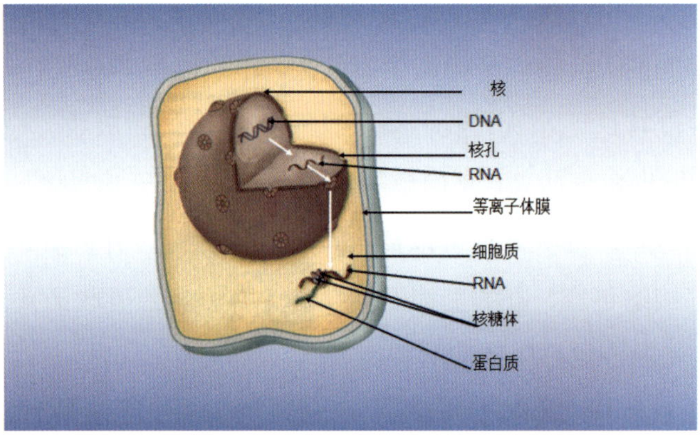


当地球频率为 8 赫兹时，生化转录发生在细胞核中，转译发生在细胞质中

坐在凳子上，双脚平放在地面。净空情绪，放松、放下。

闭上眼睛，对地球微笑，开始感受地球，感知到地面的水域。在水的下面有一个很大的炉鼎。试着去找到海底下面的鼎，感觉到能量从地下上来，进入身体，缠绕在骨骼上，骶骨、脊柱，上到头顶。只是闭着眼睛，对海底的火微笑，感觉地底下的能量进入涌泉穴。感觉地气进入会阴。会阴与大脑中心相连，能量进入头部。

双手在腹部，激活丹田火，感觉到地气进入丹田。

觉察到命门，打开命门，激活命门火。

将地气与内在的灵魂神结合，把好的意、好的心与地气融合，内在就会变得很强大。

地下的火，海洋的火，是非常自然的、可以转化的生命的火。

持续观想地下的鼎，海洋下面的鼎。蒸汽上来，净化内腔。真实地感受到地球是一个大鼎。

大坎离（略）

## 下功夫

对内丹修炼者而言，下功夫的一个重要内涵，是看收了多少元气元精。这是第一个需要下的功夫，因为要用这些能量去炼丹。道家真正炼内丹的功夫是几千年前，宗教还没有产生的时候，他们就感觉到有灵、魂、神、气能量的存在，所以道家不是什么神的信仰，其宗旨就是想要通过炼丹后回归大道，成仙，不死。

下的功夫就是看你收了多少光，可以凝结起来。收了多少元气、多少药，这是内脏里面倍增的五个药材。没有药材，没有光，没有元气，什么都炼不了，炼内丹是需要很多时间去倍增五脏的能量的。精气、水，这些都是鼎里面需要的材料。好比住在山上，需要用水。你跑到山下用手捧着水再上到山上，等到达山上后，水没有了。现在知道用水桶，担了水桶上山。两千多年前的《内经图》，里面就画有“童男童女转水轮”，用“火牛拉车”——用泵拉水。这些练功的方法图里面就已经有了。预备好水，再炼，就容易了。

微笑，对会阴微笑，笑到它有很多阴气来，就收到会阴。感觉足够了，就开始转动。在会阴，在子宫，在卵巢，在睾丸，在它们附近转动。内感很重要，待能量上来了，带到尾闾、命门、大椎、玉枕。把水倒在鼎里，流下来，流到中宫、丹田的鼎，重复做3至7次，然后停在下丹田。一共要练习36次。

性对男女来说是能量，如果不懂得转化，性的能量就会变成七情六欲。欲望是万罪之源，这是许多宗教的信仰。性欲会导致强奸等犯罪。炼精化气，把子宫、卵巢、前列腺的能量转化。和尚、尼姑要持戒，自己就压制了自己的性欲。尼姑并非削发后就没有月经了，和尚也不是出家后就没有性欲了，所以有的人坚持不了多久就破戒。许多食物也会引起人的性欲。如果练到一定程度后，明白了性能量是生命力能量，就会把性的能量转化为创造力，就有很多能量去支持生活和工作。因为如果不转化，它就散发到眼睛、鼻子、耳朵、舌头，刺激感官产生各种欲望。

紫气一来，就可以用紫气来炼丹。最重要的是收光。不收光，就会看到很多影象。安神祖窍，收了多少光，光有多重，就下了多少功夫。道家非常重视物质，一切修炼从物质开始，用光去转化物质。如果没有光只有身体，物质不能被转化；如果只有光没有身体，什么也做不了。

元气、元精都藏在内脏里面，人长大后慢慢耗尽内脏的精华。不养育内脏里面的灵魂神，不相生，不倍增，它们就被慢慢耗泄掉。

炼内丹的时候最好是在房间里炼。选择一处静室，门一关，最容易充满自己的气场，因此首先把气场搞好。如果一个人身体太热，心太热，脑太热，就会走火入魔，太热就会烧掉大脑；练对了就不会出现这种情况。

对肾等生殖腺微笑，等待它，持续对它微笑。内观子宫、卵巢、前列腺，对它们微笑。感觉到它们有一种感觉，用神意注意它，抱住它，不要让气乱跑。这个精气是炼功的精华。否则它就乱跑，变成各种欲望。要时常感觉到自己控制了性，否则它会刺激情绪。

神意就是意识。森林的气与你无关，但你练过神意，就可以把森林里的气带回到身体里，与自己的气交流。

笑到会阴，松、松、松、松下去。会阴是无底翕，松到里面感觉有气在跳动。我们把精气比作水，五脏里面藏很多精。常人如果不懂修炼，精会漏出来。久看伤肝，久听伤肾，久说伤心。想一下，会阴、肛门、五脏都有开窍，但最大的漏是肛门和前阴。男性的尿道会漏精气，女性初潮后会漏精，身上哪里有洞都会漏出去。内脏的阴气是向下漏的，性从前阴漏出去，因此要封三阴。以后，眼神内观，耳朵内听，口一关脾胃就不漏。把漏的气调到会阴，会阴是一个神奇的化学洞，也是一个神奇的阿拉丁神灯。肛门一提，刺激很多荷尔蒙分泌。下丹田的鼎的下面是火，小腹是海底之火。重复做几次，上漏补了，下漏也补了，人就健康了。

在丹田温养，休憩。

用点时间收光到祖窍，用点时间收药材，带动元气、元精上来，相生、养育、倍增，这个就是功夫。有光、水、丹，水和精气就是炼丹的最重要的材料，道家称之为“自家水”。

量变到质变，练习 21 次、49 次。真正体验到自己把要漏掉的精华堵住了，止漏了，对身心都有裨益，是一件很开心的事情。就是下功夫了。

## 谢明德维也纳脑波测试

一天，我突然明白了一些事情原来是如此的简单又重要，想和大家一起来分享。那是 1994 年，我在洛杉矶的心理学家诊所，荣达 · 詹苏姆医生想给我做测试，我同意了。那次测试，测试仪没有给出多少信息，但当我在做内在微笑冥想时，却发现我的阿尔法（alpha）波下降得很低，但同时，我的贝塔（beta）波很活跃并且上升得很高。这样的脑波显示我处于休息或睡眠状态，但可以驾驶车辆。所以，测试人员问我：“嘿，你是怎么做到的？”那个时候我也不太明白，因为我也不是很清楚究竟发生了什么。

从那时起，我被邀请到设在欧洲的生物控制和信息反馈研究机构进行测试。我的名字逐渐被大家所知晓，还因为我在欧洲很多地方开展教学。

欧洲最大一个训练运动员的机构设在维也纳，该机构研发出一种仪器可以测试脑的潜能，可以呈现身体所有的能量。研究人员指出这一事实证明了“气”的存在。气就是能量，是体内生命力的运转。仪器在大脑收集气，并且表明大脑有多少潜在的能量。它也决定了在一整天里人有多少能量；同时测试结果也表明大脑有多么清明，身体有多少活力。他们使用这样的仪器测试运动员的能量状态。

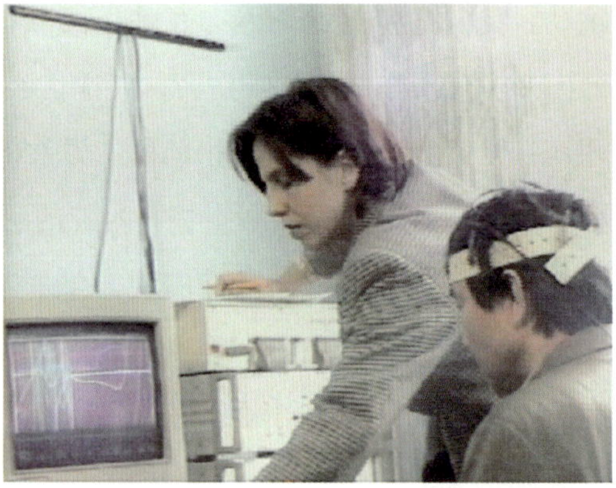

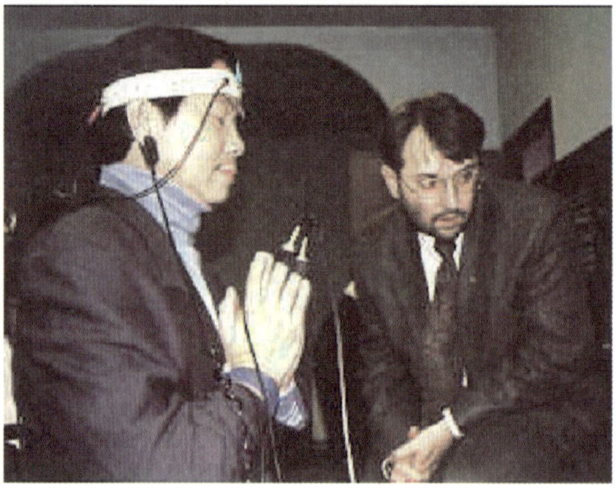

维也纳脑波测试

他们问我究竟做了什么，我说：“我对我的腹部微笑了。”

测试中他们不停地跟我讲话、提问。他们发现我的大脑一点都不活跃，甚至处于睡眠状态，但他们很好奇为什么我还可以回答问题，他们说：“你看，谢明德在睡眠中跟我们说话，他是怎么做到的？”

从那以后我就明白了，贯穿整个实践的道就是训令，“你想使用第二脑你就得训练你的第二脑”。西方花了很长时间才研究明白这一点，并认识到第二脑的存在。因此，当《纽约时报》登出文章“肠中隐藏的大脑”时，我就明白了，你可以感到悲伤，也可以感到快乐，你有各种各样的感受。但是根据这篇文章，他们也发现这个肠脑有它自己的神经系统，有许多功能。它可以发出和接收脉动，记录经验和回应情绪。因此，它就像一个大脑。在这篇文章中，他们发现了大肠和小肠有同样的神经元，就像脑细胞一样。之后，一本名叫《第二脑》的书出版了。

随着我在维也纳的持续研究，我开始变得对气的检测仪越来越熟悉。

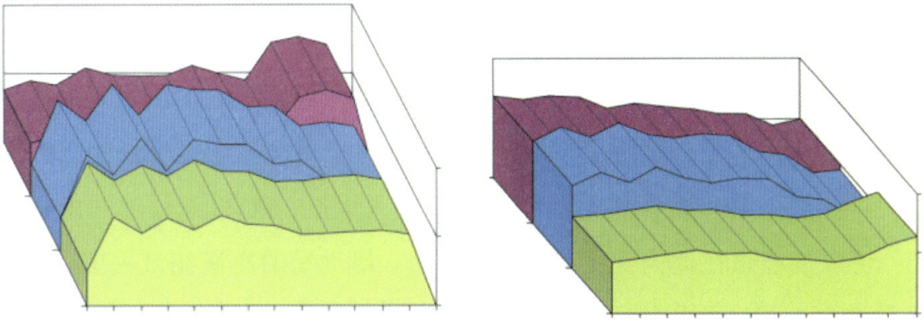

阿尔法波和塞塔波在宇宙内在微笑冥想中上升

大脑的活跃程度决定了有多少能量，如果一个人不用大脑能量做任何事情，能量也会丢失。科学家们发现通常情况下大脑能量水平在 60 个单位，如果休息得好并起来准备一天的工作，大脑能量就在这个水平。这是人们每天活动、行走、坐、思考、谈话等情况下的一个正常的水平。在结束一天后，能量会下降到 10 或者 5 个单位水平。到了那时候已经没有能量继续工作，只好休息。因此科学家指出，如果能够发现一个方法可以提升大脑能量水平到 100 或者 200 个单位的话，我们就有足够多的能量支持日常活动。这就是道家的冥想练习。

事实上许多冥想技巧最初都是出于提升能量这个目的，但似乎道家的这个练习非常有效。在这样的冥想中，所有的脑波活动都停止并感觉很好。一个人如果想呆在山洞，或者修道院，或者寺庙都可以。倘若坐在那里冥想，停止思考，并提升一些能量进入大脑，感觉也还不错，甚至内心充满狂喜，但却是徒劳无功的。因为当停止冥想后，能量就走掉了。一旦离开那个环境，身体能量还是无法支持工作和生活所带来的压力。这不是我们想要找寻的方法。这类冥想就好比试着给手机电池充电却没有充进去。此路不通。种类繁多的冥想并不会切断与外在世界的连接。道家修炼方法的宗旨是使人回归自然、人与宇宙能量连接。

太多的人已经与他们的身体失去连接，而最后大多数人需要做的事是将他们的能量释放给宇宙。道家说从宇宙中培育智慧的能量，我们生活在这个地球上，为什么不将如此多的能量为人类所用呢？我们所找寻的是可以提升的身体能量，即使是停止冥想后，能量仍然会持续上升并进入到大脑。当我们练习内在微笑时，能量上升进入大脑，练习 10 分钟的内在微笑，可以使能量在体内保持高达 8 个小时。用觉知的高潮能量去工作，能量会上到大脑，使左右脑同步运行。如果停止练习，能量仍会继续进入大脑。如果练习 15 分钟，并引导能量进入每一个器官，那么计划和组织日常工作生活的能力将会大大提高。

因此，练习的全部秘密是：仅仅是向下微笑，放松，用眼睛看，就像“太阳照耀在水面上”那样，突然间，就会感觉到像蒸汽一样的东西从骶骨升起，感受到这股能量的上升并给大脑“充电”。如果向外扩张意识连接宇宙，并将宇宙能量带回存储到器官。当能量被转化再次给大脑充电，将使大脑功能提升到一个新的水平。这种能量被转化和消化，以至于大脑能够更有效地使用。这是非常不同的将宇宙能量存储在大脑里的方法，在大脑中存储未经消化的宇宙能量的过程，实际上就像过敏反应一样会引起“能量消化不良”。大脑对这种未经处理的能量会产生强烈的反应。

道家的练习总是把关注放在下丹田，能量是所有较高练习的基础。意识到哪里，气就到那里。那是火燃烧的地方。因此，保持意念在下丹田，否则火就会熄灭。当火烧尽后，身体将释放大量的生命力。于是意识回归，并再次向外扩张。

一个团体参与测试，他们的身体很活跃地发送能量，并学习接受能量回收。当他们收到能量返回时，大脑能量水平实际上已经上升了。但当他们停止这个练习时，却无法保有这个能量水平，并且很快回到初始能量水平状态。他们试图寻找到某些方法以保持能量水平。从那个时候开始，他们就和宇宙疗愈之道展开工作，听说了道家的能量练习法就立即开始合作。道家的内在微笑法、向下笑到腹部，使他们很快就找到了测试的变化。脑波活动变得越来越慢，几乎处于睡眠状态，同时肌肉张力也会降低，心率下降，皮肤也由紧绷变得放松。就在那时，能量开始上升到大脑，并且快速给大脑充电。

大脑中心的功能真的依个体差异的不同而有着很大的区别。一些体能型的人较少使用大脑能量，但他们的身体却会消耗很多能量。当更多的关注被投放在通过身体而不是大脑来释放能量时，大脑就会接受到较少的刺激。相反，身体所接受到的刺激信号就会较多。问题是，身体也会因此变得紧绷并限制了全身的中心连接的流动。然而，越来越多的人是因为无法停止下来的“猴子思想”而耗散掉他们大量的能量。

西方的许多研究证明，人们过多的思考和工作，使大脑持续得到练习，并渐渐过度发展出更多的大脑能力。常常发生在年轻成人身上的事是，当大脑发展到一定的临界点后，它的培育就停止了。借由道家的练习，可以发展大脑能力，增强记忆功能和思考能力，在年轻的成年人基础上进一步提高大脑能力水平。德国的一些研究表明，人们过多的工作、大量的思考，使用头脑过度，实际上就是启动了扩张头盖骨并使得颅骨往外推出。同样的过程也发生在这个练习中，因为当大脑充满能量时，它就会变大。通常人们逐渐变老时大脑开始萎缩，因为大脑能量被消耗殆尽，实际上大脑也是需要吸取能量滋养的。道家的练习方法是，越老大脑会变得越大，当它充满能量时就不会萎缩。几千年来道家的练习证明了这一点。

三十多年前，在美国，人们认为宇宙道体系是一个完全基于身体导向的练习。因为在此之前他们的习惯性练习总是忘记自己的身体，把能量聚焦在外在的宇宙，对地位的艳羡，或膜拜“天堂中的上帝”。但是正如中国古代圣贤所宣告的：你的身体就是上帝的庙宇！为什么要将能量聚焦在外而忽略了你的身体呢？！

开始建造自己的庙宇时，可以保持对心的想象，内视自心，对心微笑，和心建立连接。仅仅是启动连接，习练者就开始了内在建造庙宇的旅程。

近来西方科学对“气”测验技术的进步，允许器官能量的细节性的个体反映能够被分析和评估。早些时候，在测验中，当我对肝微笑时，能量就上升到大脑，机器只能测量到一点点能量。我知道当我对肾微笑时，将光带入肾，于是从肾部会有蒸汽升起，同时能量会往上进入大脑。在那一刻，大量的能量进入大脑并给大脑充电，但在大脑区域却未能被检测到。再先进的技术也有它的局限性。最重要的是要觉知到，在没有任何帮助下身体内在发生了什么。总之，大脑能量水平代表着身体的能量水平。（谢明德著，孙滩译：《导引》中医古籍出版社，2014年）

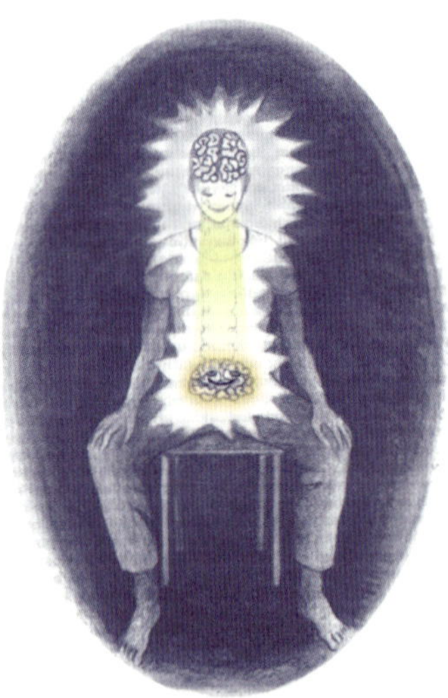

道家冥想，内在微笑

# 第三部分 体会与分享

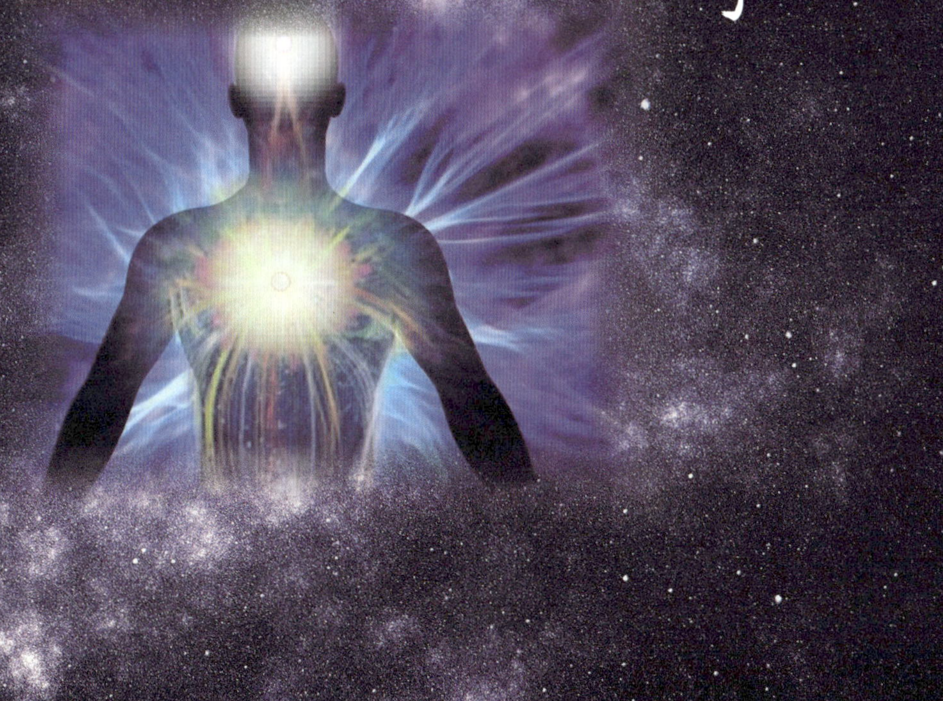

# 学员分享

## 一、男性，62岁

这次黑关的体会，真的是一次身心疗养大餐。原本没有想到会有这么大的收获，这是我第二次进黑关，第一次我是零零星星的看到光，最多眼睛旁边会有一点光，但是这次我是深刻体会到了，每天看到的光完全是不同的景色，尽管底色是一样的。第一天我睡得很香，半夜醒来就感觉右眼角有点零碎的光。第二天早晨醒过来的时候，我看到的是满天星。第三天是黄颜色，星空没了星星，就是一副美丽的画，绿色的叶子，太漂亮了。到了第四天，我看到的光是蓝颜色的，每天看到的光和颜色都不一样，这个就是我看到的光。另外我还看到了动物，就像老师说的能量可以转化，我们人类和动物是共同的，之前害怕的动物，突然感觉就很亲切。在这个黑房里又战胜了恐惧，后面就感觉非常好。第四天上午老师讲的我还不太明白，而且练习时感觉还不很明显，后来晚课一复习，感觉就来了，这种感觉很明显，浑身的细胞太舒服了，不知道用什么来形容。暖暖的，温温的，感觉很爽，小肚子里面很温暖。这个非常重要，从来没有过这种感觉，觉得自己得到这个宝了。所以那天晚上，我一直睡不着，我很兴奋，觉得太幸福了，太感动了。之前练功不努力，但是这次有感觉了，以后要努力练功。其实这次感觉也跟断断续续练功有关系的。感觉这次能量跟上次不一样，感觉更高一级。为什么说黑关还可以让身体得到疗养？你想想看，我们进黑关又是肝排毒，又是肠排毒，就把一年当中的什么疲倦啊、什么一直大吃大喝啊，这些东西全在里面解决了，不用费心思，跟着老师一步一步地练，一切都给我们安排得那么好，早就胜过疗养了。

二、女，46 岁

我一进黑关就看到很多光，就是眼前一直都是光，光到都没法睡觉了。从进来到出去都一直是光，而且这次我觉得是有一个小屏幕出现了，虽然没有彩色，但是它是一个屏幕。我是闭着眼睛的，眼前这一块亮亮的，但是它没有那种动态的画面。我上一次进黑关，没有看到画面，以前就是一个能量、一个意识、一个信息跑进我脑子里，我就知道了，了解前生什么类似的那种信息了。这个是很神奇的感觉，你知道那肯定不是头脑、小我想出来的，肯定是一个机缘，那个能量就来了，我心里清楚。这次我很平静，我以前有个问题，就是我的头脑特别强大，曾经有过九天九夜的黑关经历。在里面就想很多未来的事情，比如设想我出去了会怎么怎么样。我知道我这次的课题就是要当下，这七天说长也长，说短也短，但是我发现我还是很容易想很多，想一些跟当下无关的事情，每当这个时候，我就告诉自己，我这次的课题就是要让自己学会当下，告诉自己不要去想那些事情，于是我就专注在练功，因为在黑房里面练功的效果确实比在外面好很多。还有就是和大家一起共修的缘分，这次本来是陪朋友过来看看的，没想到参加了前两天的关前课，我一感觉到能量，就是大家分享和自我介绍的时候，我哭了，觉得感应到跟大家的那种很深厚的缘分，于是我决定体验一下道家的黑关修炼。第二天见到光以后，很开心。我认为专注力很重要，是可以训练出来的。

三、男，56 岁

我是第一次进黑关，我觉得在黑关里面每个人的过程都不一样，重点是结果吧。首先我觉得这次大家都有很大的收获，跟这种形式有很大的关系，闭关加上辟谷，闭黑关这么多天，没有强大的导师和老师引导是不行的，因此，我很认同这样的黑关形式，这样的黑关就很安全。那么我觉得这次最大的收获，对我自身来讲，就是老师天天让我们练的那四个字，忘记、放下。我放不下，我这个人就是一直放不下外面的事儿，记得一开始老师讲的，应该是入关前一天下午在关内开灯讲的半个小时课，太重要了，其中老师反复在讲，你在这里能拿到多少，取决于你心里如何想外面的事儿，如果你想的多，放不下，那你拿到的肯定就少，或者根本就拿不到。我是把手机关了的，关机的刹那间才算彻底放下，最后一分钟才把手机交给老师的。我总觉得还是有问题，我的最后一条微信，我说："我要进黑关了，五天之内别联系我。"然后发了一个笑脸，联系我也看不到，就一个图案都没发，平常我发图都要凑够 9 张图的。实际上后来出关的那一刻，我第一个拿回手机，打开一看，两千条未读的微信，一百条短信。再一看没一两个重要的，我又退出了好多个群，基本上快退完了。我觉得这个就是放下，很重要。另外，还得有一个修炼的方向。以及同修之间的缘分也很重要，因为来之前我也在考虑自己一个人来，还是约个朋友一起来。还有就是感觉放不下儿女情长是没法学习的。我觉得在前期学习的时候，还是要坚持，这样才能把基础打好，把健康搞好。关于黑房，我认为非常好，我平时的工作太繁忙，太累了，长期亚健康，睡眠不好，我准备经常性的关自己一会儿，不让外界的人和事打扰。这个心肝脾肺肾具体的位置，我原来是搞不清楚的，是大还是小，具体在哪里，根本不知道，现在非常清楚了，而且相生相克的顺序、颜色、相互的关系怎么样这些都搞明白了。所以这是额外收获。总之，应该有三个收获：第一个就是对自己身体的充分了解，脏腑位置，形状，功能等；第二个对宇宙有新的认识，关键是明白了人体与外界自然的能量通道；第三个是额外的收获，我的体重竟然减了五公斤。另一个非常好的消息，就是几天的排毒，清肠，去掉了很多的毒素，入关之前我正好做了体检，很多指标都不合格，这次出关后，我在诊所做了几项指标化验，均达到健康的标准，因此我说这是更重要的收获。

我从来不上什么课，因为我的企业很多，特别忙，后来感觉身体不行了，偶然认识孙老师后，听她介绍黑关，就进来了，效果真的是太好了，希望以后保持每年黑关。

四、女，38岁

我一开始来黑关是比较犹豫的，过年我特别想去东南亚旅游，但朋友约我一起去体验黑关，于是我看到了黑关课程介绍，忽然间，就觉得很想去，要不就有点事放不下，于是那天晚上就决定了，跟家人说自己一定要去，就这样，第二天我就把机票给订了。我来的时候，真的是有期待的。我期待我会有收获，因为我自己一个人修了很久，走了那么多年，也是想让自己上一个更高的台阶吧，希望自己能在老师的带领下进入更深的入定状态，更合一，我想连接那种更深的状态。当我进到黑关里面的时候，老师说开始打坐，我发现我不行，无法进入状态，因为平时我很少练功，于是我就开始跟自己沟通，在黑暗中我的小我特别活跃，根本就没办法静下来。到了第三天，其实每天睡得挺好的，我平时是夜猫子，晚上不睡觉，但是在黑房里面得天天按照老师的作息时间，那两天睡得也早，中午也该休息就休息，然后也觉得时间过得挺快。到第二天、第三天，我看到我还是什么感觉都没有，然后我就问自己，我说，我来错地方了是吧，我问几遍，但是没有答案，就这样一天一天过去了。然后到第四天，老师带领大家练功的时候，忽然间就连接到那种神奇的感觉。当时我也没有太在意，那种感觉是忽然间就降临了，疗愈就开始了。当时我就睡在那儿，什么都没想，老师说无为，我也就什么都不想，但感觉那个能量在我身体里乱蹿，当时我哭了，眼泪顺着我的眼角滑落了。一般都是先有感受再哭，但那次是先哭，然后才有感受出来，当时我就哭了，那种感觉一遍一遍地撞击我，一遍遍撞击，我怕隔壁的同修听见。我哭啊、哭，那个感受就没了，我意识到它是给我一个来自很深一个灵魂的疗愈。昨天晚上，我要去洗脸，那个疗愈又出来了，我想哭，然后我就哭了，我立刻就明白了这就是我该得到的，这就是我这次来、高我把我送到这个地方的缘由，一切就是为了这个疗愈，而且是来自很深很深的疗愈。

五、男，45岁

说到黑关，我是没有体验的，抱着想接触体验一下的目的，后来就突然间觉得对黑关很感兴趣，并且怀着对这个道家到底是什么有个好奇心。我是修佛的，想看看是不是在这里修炼对修佛也有一些帮助，因为常常听人说佛道双修。一开始我有些期待，我每天打坐很长时间，感觉在黑房里面反而很容易静下来，脑子里的念头也并不多的，全是被那些光笼罩了，整个人都沐浴在光里。其实很多时候，你心里想什么反而不来，那些不想的没有期待的反而来了。我觉得这次黑关修炼，我有挺多的收获，其实我本身对于宇宙自然的能量都是相信的，我是学理工科的，我非常相信人可以跟这个宇宙链接，包括这个量子学，这些东西我也是很感兴趣。我觉得这个是现代科学进行研究的时代已经到了，以前觉得是很抽象、很虚的东西，其实这就是科学。佛学道学其实都是科学，我对这个方面很感兴趣，包括这次黑关修炼里面讲到的，我都认为是科学的东西。通过这次课程，我人生第一次黑关，我感觉确实可以通过这种方式加速我们的灵性提升。我们可能比一般的不修炼的人要好很多，那种像佛家说的你要开悟多难啊，我这次就感觉到，好像这种方式做下来的话，开悟这件事不是特别难的一件事。真的，我这次就是明显感觉突然间一块白光就出来了，后来我就想，佛要修到什么时候才能出现白光，但是这次白光是真的经常出现，但我知道那不是佛光。但是我觉得这个是方向，是完全对的修炼方式，给了我很多启示，所以我觉得这是很大的收获。其他的收获，包括蒸汽、小坎离交媾的感觉等，老师带功的时候，没有什么感觉，但中午休息的时候，我回到房间，刚一躺床上，咚咚咚咚地心就开始跳，我现在倒一下子又想起那个身体里面水与火交媾了，全身特别舒服。第二天老师又带了一遍，整个过程就完全记住了，第二次练习全身的感觉跟第一次的感觉完全是一样的，每个内脏都有反应，全身每个地方都很舒服，就是我不知道这可能是不是因为跟老师炼的时候有一种东西在里面了，后面两天我睡觉的时候很放松了，那个感觉就自动出来了，所以老师说放松很重要。我想，回去以后我打坐修佛时，也应该要放松，估计这样更容易悟出什么东西来。之前我所了解的较玄的东西，这次感觉都是真实的，因为老师教的东西都是他自己修出来，所以我觉得我很幸运。

六、女，35 岁

我可能跟大家不能比，但是因为工作的关系，我是从事与科学验证有关的工作，大家所知道的量子物理等，我每天都和这个打交道，所以老师说到五行木火土金水，信息能量医学、中医等等，我是为这方面的研究提供服务的。我知道欧洲人特别是德国人对中国古代道家的内丹有很大的兴趣，他们很想学习。其实之前买的谢老师的几本外文书，我身边的朋友也看过，但不是很明白，上孙老师的课，进一步讲解，就明白很多。所以老师上课讲的那些理论什么的，跟我在实际工作中遇到的科学层面的解释都是相互对应的，谢老师有他道家的这个独门独技，所以我也是想来体验一下，知行合一，希望可以对我的工作有帮助，给我更大的领悟。一开始，就是第一天的早上，老师还没开始讲课，我就看到过一片紫红色的背景，这个背景是一个立体的感觉，还有就是看到了几片树林，林中有梅花鹿，我也跟孙老师说了这个景象，但是后来就没有了，那个是很短暂的一个过程，但是非常的美好。然后后面几天呢，我就一直跟着老师，因为我离老师特别近，所以他讲话我都听了蛮清楚的，而且老师说的那种感觉我也都有。到了第四天的时候，准备午休，我很放松，忽然间感觉身体开始脉动了，手和脚就有点麻麻酥酥的；光来了，我不仅沐浴在光里，还感觉到那种气都拉了很多丝，就像练太极缠丝一样缠绕在我身上，我第一感应到这个拉丝的感觉，拉、拉、拉，我觉得我拉得不行了，还是拉不完，我就睡着了。我认为专注度很重要，同修之间的相互关照、相互的能量加持，也是让你达成这种感觉的一个重要的原因。我属于那种中规中矩的学生，我可能没有大家体会那么深，但是老师讲的东西，我都体验到了。抓光、紫气，还有水火相交，我都有体验到。特别是那个光，安神祖窍，光来的时候，我一开始看到的是绿光，后来是黄色的光，然后我想到老师说小还丹，感觉都跟光有关系。我觉得蛮有收获的，接下来就是靠自己了，这就是我这几天黑关的感受，谢谢大家。

### 七、女，32岁

谈谈这次黑关练功的感受，我是练瑜伽的，我根本想象不出来，那个小坎离能量带动我的那种狂喜，真的是狂喜。中午回房间睡觉的时候，能量还在振动，感觉到竟然每个脉都震了一遍，终于得到了，中脉开通了。因为我执着了有一年，想要开通中脉，然后用了各种方法，各种老师都去找过了，都不行，不得法。然而这几天的黑关，这一瞬间的抬头，我就真的是很开心，老师的功法，真的是简到至简了，老师跟我们说的话，每一句都是真理。然后第二天又练了什么功法，我又忘记了，但是我记得我还是跟上了，收到了，明白了其中的道理。老师讲到会阴，说会阴穴一开，鼎就动，就看着那个感觉，感觉到每个轮的振动。然后还有更神奇的啊，我每天半夜醒来的时候，因为第三眼开启了，就会看到像一面镜子一样，有时候看到镜子竟然照到我床上，我被子在那里整个全都照到了，我看了也没有害怕，因为老师说过你看到的所有都是幻像，很多东西，什么鳄鱼啊什么的都看到了，我没有害怕。后来还看到了马呀什么的奔跑过来，一群奔跑着的马，真的是很有意思，就像看电影一样。有一天晚上。我半夜醒来，眼前很亮，感觉自己像在照镜子，我就问自己，真的是在照镜子吗？但是我知道这半夜照镜子不好呀，不能照了，然后就收回来。不能再看了，这个光啊真的非常亮，就是跟我们在关外照镜子是一模一样的。包括上课时老师带我们练功，那个时候就很容易进入状态，天眼很容易开，感觉我们就住在山洞里面。后来我还看到自己肩头的衣服有个破洞，在肩上面，然后补了，但这个像一瞬间就消失了。我觉得我又浪费能量，不能再浪费，然后就收回来，专心打坐。有一个晚上睡着了，我感觉自己见到了海底，还觉得这个地方还真的挺好的。这几天一直在练习呼吸，感觉自己的气场有不一样了，我觉得能参加这次黑关，来到这里，太有福报了。以前我上过别的课，如果老师法脉不正宗，练的时候是会容易走火入魔的，我知道我曾经有过偏差，就不再练了。所以我说我不再去上别的课程了。其实我来黑关之前是犹豫的，因为自己曾经出过偏差，所以我就不上课了，但是朋友把课程介绍发给我时，我看了一下，如果这是我的缘分的话，或许我该去的。但是一进黑关，那一瞬间我感觉完了，我内心的恐惧感来了，我怕黑啊，一直都很怕黑，感觉自己从小就没有安全感。但后来几天下来，觉得还真的蛮好，有意思，有恐惧但是能突破，而且来之前所有想要得到的东西都拿到了，就是我想要的我所期待的全收到了，谢老师的功法真的太棒了。此外转周天补了自己的漏洞，以前跟别的老师学时不得法，一直有漏，这次在黑房里面我炼到了。很开心。

八、男，43岁

我这几天的感受是，原来听力是很好的，但是到了黑关里面，听力会放大很多倍。晚上睡觉的时候，有时候挪一下身子，耳朵旁边就会蹭的一下，就觉得放了个麦克风一样。还有，如果把手放在胸膛上的话，感觉就像拿了个听诊器在听，听见自己内心砰砰砰的声音，平常的脉动或心跳在黑房里面就放大了。包括我们的呼吸，鼻息，毛孔和皮肤的呼吸，这些呼吸以前我的道家师父也教过我，但我当时练了没感觉，最多就是有点汗出来。但这次就感觉很清晰，感觉到毛孔在呼吸，皮肤在呼吸。以前我的师父告诉我们说，毛孔和皮肤在呼吸的话，就进入采补状态，也听别的师父说过这类功法，但不明白怎么去练，怎么去采补。不过就当他没说什么采补。这次在黑关里面，跟着老师练功的时候，自己进入那种状态就很容易了，感觉自己是一个巨大的容器，这是我练功的一点体会，每个人可能基础不一样，出来的效果肯定就会不同，别人就是另外一种状态。这次我有了一个很好的体会，等我出关了，回到家里，我再练功的时候，我眼睛一闭，就把这种状态再链接回来，那我再练我原来的功那效果就不一样了，我带进去了，因为这几天的状态就是非常好的状态。所以我感觉这次收获很大，比预期的大多了，非常开心。

九、女，46 岁

我是第一次参加黑关，其实我觉得这次黑关课程，给了我更加落地的一面，因为以前我们都是一直走在意识层面，就是如何更好地让自己的意识得到提升。我参加过国外的很多课程，大部分是心灵层面的，这几天的实修给我触动很大，然后我就开始重新回过头来看自己的身体，包括这次我先生带我一起参加，他之前一直对外有引导，因为他在学道，他会跟我交流他所学的东西。一开始我觉得道家的东西好像有那么一点好玩，后来他又带我去参访了几位道长，了解到很多信息。因此，我是很渴望黑关的，很期待，我觉得我很想在黑关当中去打开我人生的另一面，我没有觉察到、没有看到自己的那一面，因为我觉得作为一个有生命力的女人，应该是一个完整的女人。我从第二天开始就看到很多的白光，很安静的白光，也看到了宇宙的本色，很神奇，特别是到了第四天，感觉身体里面曾经经历过的一个重大伤痛在有一个时间点一下子就走掉了，离开我的身体，感觉它消失在黑暗中，感觉那个东西很开心地离开了我，它是很喜悦地离开的。然后我就悄悄地流泪了，但我的心里是很感概的，还有感激，感恩自己能来到黑关。我知道那是隐藏在我身体里许久的东西。之前，我们都去探索过自己的精神与心理，但很少关注自己的肉身。上完这个课我就知道该如何对待自己的身体，如何提升女性的能量，希望可以去让我自己变得更加的完整。

十、男，48 岁

我是第一进入黑关，通过这一次黑关我领略到了很多之前不懂的东西。首先我感觉自己的觉察力增强了，觉知力提升了。比如，以前在生活中自己不小心碰到柱子的话，自己会感觉碰伤的地方有点疼，仅此而已。但这次在黑房里，我不小心碰到柱子了，就立马会感觉到会有点凉或有点热，而且自己整个身体都有感觉。还有，如果遇到有人走动，对方虽然与我还有一段距离，但马上身体就感觉到一股热气就要过来，这是我的觉知力很明显提高的情形。其次，我们对身体构造一点都不了解，这次知道了我的身体，每个人的身体都是有智慧的。

当我静下来以后，它会告诉我身体哪里痛，哪里舒服等，舒服了，疼痛就减轻了，人的智慧和身体的智慧是无穷的。第三是跟老师学到了小坎离的修炼方法，通过小坎离，我们知道了天、人、地都是相互在一起，相互支持，相互配合的。地气一来，天气就会下来，我们可以和北斗七星连接，把北斗七星的能量带进身体里面。还明白了人的身体可以和宇宙间任何一个星球都可以联络。感觉这次的课程真的是令我大开眼界，给我很多启发。同时也学会了如何内观，内在微笑，内视自己，懂得如何心静，不要急躁。平时我是一个很急躁的人，公司里面大大小小的事情都会让我感到焦躁，有很大压力和情绪。现在我学习了内在微笑，以后遇到不顺心的事情先静一静，内视一下自己，再做决定就不会出错。这就是我的感受，谢谢各位师兄的陪伴。

十一、女，82岁

我是一名作家，第一次参加黑关，我真是有很多很多的感受，可是一时又表达不出来。就觉得我虽然活了这么大的岁数，好像以前都白活了。我是1935年出生的，那时候正值抗日战争，那么从小到大，后来结婚以后又历经坎坷。因为我父亲是黄埔军校毕业的，1950年我们全家受了株连，所以整个这些年以来吧，内心深处有很多的感受是说不出来的。你们年轻的朋友也许没有经历过，就是这几十年在我心里面的这个负面东西太多了，可是我自己觉得自己是一个很坚强很努力的人，就是不想沉沦下去，所以我一直在追求很多东西，在我内心深处的是一种美好的向往。我吃素，我的孩子有一个是吃素、打坐二十多年了，他给我很大的影响。我进教堂一听到唱圣歌，眼泪就会下来。我看了许多书籍，也知道宇宙能量，我所知道的很多都是从书上来的东西，感觉它们是可望而不可及的。这次下决心参加黑关，感觉到是个千载难逢的机会，所以我就坚决来了。来了以后是我人生一个大转折，我会从现在开始按照所学的小坎离炼法认真地去做，尽力而为。那么一直在找神在哪里呢，各个宗教多的是，我就觉得听他们讲了以后，觉得不是我心里想要，你说信它吧，要百分之百的信我就没法信，可是我觉得我们自己的元神就跟我们是一体的，而跟宇宙又是一体的，这是我的初浅的理解。

菩萨也好，耶稣也好，他们其实是一回事儿，他们是知道了宇宙奥秘的圣人。不过听那些听多了，我的脑子是很混乱的，我就觉得我是想要追求身体健康，以及心灵、灵性的东西，追求生命的意义。因此，我觉得参加这次黑房的修炼，老师给我指出了一条真正的道路，方向明确了，非常感谢老师和同修，我会尽力而为。

## 十二、女，48 岁

我是从事医疗行业的一名医生，这是我第一次参加黑关，我的第一个体会就是特别的享受，在这五天的黑关当中，从一进来就感觉到特别享受这种黑暗，这种静默，这种和自己在一起的美好时光。其实来之前，因为是第一次参加，还是有一些小担心的，尤其是家里人不知道会怎么样看，所以也特意在家里花了一天半的时间，自己先尝试闭一下。那我平时也有打坐的习惯，打坐的时候也都是关着灯的，所以在那个一天半的过程当中，就体会到根本就没有想象的那么难，或者那么恐惧。那我也发现，其实恐惧或者说痛苦，其实是来自我们自己的想法。所以，在家里尝试过之后，我马上就报了名，然后一直就是非常期待的、非常兴奋的那种感觉。我平时又是一个特别认真的人，以前也上过很多课程，但以前的课程，我都会带着一种寻找答案的心态去，那这次的课程我就觉得特别的放松，没有想要在这里去找什么。但是又觉得收获特别多，就那种享受的过程非常的平静，让我觉得非常的愉悦。甚至还会感觉到这个时间也就是课程的天数安排的好像短了一点，还希望能有更多的时间跟自己在一起。所以有一天下午，我就没下来上课。就呆在自己的房间里，自己复习，自己打坐静心，感觉到能量也特别的强，也深深地体会到以往自己很少关照自己，自己的心没有这么深刻地去看过自己，没有意识到，没有觉知到。那天打坐的时候，我就看到自己的心其实是非常的紧，非常的疼，我当时眼泪一下子就流出来了，就觉得真的自己对自己的心都没有爱护过。然后我就开始跟自己对话，之后，我就觉得自己把自己疗愈了。我对这个感受、这个收获非常的满意。第二点是我练功的一个体会，老师一直告诉我们要带着内笑、带着爱、带着感恩去内视自己的内脏。原来也是从来没有去内视过自己的内脏，虽然自己也是个医生，但是从来没有这么仔细的去看自己的器官。所以我每天早上起来，就在房间里面练习放松、脊柱呼吸，然后练习内视，我就一步一步的去做，听从自己内心的指引，跟自己的内在去对话。我就发现平时没有体会到的这种能量感特别的强，脊柱上一股一股的能量在往上流动，然后手心里也非常的热。所以我自己也感觉到就是信任，去相信，就会有很多的收获。然后就是要每天去坚持练习。我自己经常会对自己说，练功就像吃饭睡觉一样，每天都要做。在这个做的过程当中就会有很多的体会，而不是说急着去寻找答案。其实我上课的时候也经常会睡觉，我很多也没有听到。但我觉得这次我非常的平静，就是去接受这种状态，如果能体会到，那你一定会得到的。第三个体会，出关了，但是我没有开灯，今天在冲凉的时候，我去看自己的身体，就有一种感受，觉得我特别满意自己的身体，身体特别的爱我。所以那个时候，我就用老师教我们的方法内笑、爱、感恩，然后就一遍一遍的去看自己的内脏，我就觉得越来越喜欢自己，越来越满意自己了。

道家的这种智慧，对生命的这种探索，对宇宙能量的这种渴望，我觉得这些智慧会伴随着我。不要追求大开悟，我们的一点一点的小开悟，积累起来就是大开悟了。我觉得这个非常的落地。

十三、女、37 岁

我平时在家里是很怕黑的，家里永远都是灯火通明，连睡觉都是开着灯的。这一次进了黑关，我感觉刚来的时候还是有点小忐忑，有点不安，但一进来，心静下来以后，我觉得真的很舒服很自在，不用手机，不看，不听，省去很多事情，三餐都有人送，下课就睡觉，全然地放松了，就是好像变得很开放的那一种状态吧。老师讲课很慢很细，我都能明白，第二天开始，晚上睡觉的时候，我就觉得脸、眼睛前面都已经是很有光的了，很光的，我一点都不害怕。我曾经是癌症患者，零九年的时候做了手术，然后一零年开始，就一直在我老公的建议下，去过闭关辟谷之类的。但是这一次黑关真的让我感觉到真是很特别，怎么讲呢，感觉是一种能量的一种爆发吧，可以这么说。我就发觉原来天阳之气和我们地阴之气在身体里面交汇能形成一种那么强烈的一种能量，真的从来没有体验过这种感觉，真的觉得生命真是太奇妙了。这次学习真的改变了我对日常生活的许多看法，懂得了如何让自己吃得健康、思想也更健康，真的很开心。

十四、男，42岁

很感谢这么一个精彩的人生演绎。我也是以前一个朋友介绍来到这里，感触很深，对于我这个四十来岁的人来讲，在这个时候接受这么一个人生的学习，或者说是人生的教育，从内心来讲，改变了我很多的观念。第一个就是我们对自身的了解，对这个宇宙了解。我本来身体不是太好，能五天坚持下来的话，真的我也挺佩服我自己的。最大的感触是教会了我怎么去学会爱自己，爱家人。从这个层面上来讲，理解了这个人生的意义。那么最大的转变，就是怎么能平和地对待自己的烦躁。实际上，我的性格不是很好，就像今天上午，课程快要结束的时候，谢老师的一句话，简单地说，就是如何调和情绪，改变性格的问题，我不单单是在这里，在其他地方也是这样的会感到烦躁。还有一个感受就是，出关以后，我立马就给家里打了电话，有一种迫不及待的感觉，感觉自己与家庭虽然短短的分离，但我内心真实地感受到家庭的重要。五天的黑关结束了，我面对光明了，一切都是重新的认识，感觉到自然的美好，空气的清新。我们人不可能也不能活在那种阴暗、暴躁和无情的世界里面，我们应该学会给自己温暖，学会给大家温暖。我记得我一个朋友这样讲过，“让我们每个人做一个幸福的存在”，就是对这个社会最大的贡献。这几天在黑关里面，我学会了安静，平静，我重新认识了这句话，感受很深。另外一个感觉就是老师讲到了食物的美味，这几天的辟谷，和在外面的辟谷完全不同，那种细嚼慢咽的享受，悠闲自得地躺在这里，聆听老师的教诲。

出关以后也是这样细嚼慢咽，感觉到与食物在一起。然后对照自己，真想海阔天空翱翔一番。世界本来就是这么简单，老师还讲过这么一句话，说没有你做不到的事情，只有你想不到的事情，这句话对我触动很大。当然，这几天我也看到了光，在我的床头，枕边，也有做梦，有时候就像回到了从前。睡眠也很好，没有想到自己会这么顺利，谢谢大家的陪伴。

十五、女，53岁

我是做企业的，5年前，第一次上谢老师的健康课程，就在那个课程上我得到了很大的求生的能力。其实当时我非常糟糕，非常糟糕，就是生命简直到最低谷了。因为我从2010年开始，进入到了很大很大的恐惧中，差一点生命就没有了，感觉死亡的力量很大地拽着我。就在那次上课的时候，不知不觉中就给到了我一个向上的一个生命的动力。所以尽管这几年还是比较艰难，就说今年吧，已经是上过几次课了，但是回想当时第一次上课时，如果稍微有一点点意外的声音，因为那时候我是恐惧得不得了，稍微有一点点负面的东西，我可能就逃了，而且很惊恐。现在好了很多很多。所以我感受到谢老师满满的都是正能量，很真诚地给我们上课，恨不得就把好多知识给我们，而且很复杂的知识用简单的语言给到大家。所以我当时就一堂一堂课的就这么跟过来了。现在的我，感觉就是我的生命力好像是求生的欲望越来越强了。这个恐惧也是越来越小了。对于黑暗，我是从小就怕黑长大的。小时候我爸爸妈妈住在隔壁房间，他们要我去到另外一个黑的房间、里面没有灯的房间去拿一样东西，我是绝对不去的，都吓死了。以后长大了，晚上睡觉是可以关灯的。但是到2010年陷入恐惧了以后，我每天晚上都是开着灯睡觉的，到现在还是。到这里来的时候，入关之前，我是把每个房间的每盏灯都打开的。入关以后，我也检查了自己睡觉的床头灯，其他的灯也都一一打开了，之后还是用很大的勇气把所有的灯关了，留了卫生间一盏，我怕睁开眼睛的时候光线很强，眼睛受不了。因为我以前听说过，突然间见光的话就是对眼睛刺激太大，对眼睛就不好，所以我留了一张盏灯在那地方。后来发现工作人员想得很仔细，他们其实把房间里所有的灯都关了，这样一来洗手间的灯留着也没有用了。这一次的黑关，对我来说挑战真的是很大很大，因为我是信任谢老师才来的。来之前呢，每天都在打抖，晚上睡觉的时候，就是把房门外的灯开着，然后房间里的灯关掉，再把头蒙到被子里面去感受一下到底是会怎么样，算是有一些准备的。到这里以后，我非常感谢同修们，给了我很大的帮助。我也不知道我迷了多少次路了，所以谢谢大家的帮助，更感谢谢老师还有孙老师。你们给我的感觉就是，我被负面拽过去的时候，会很及时的给到我很正面的东西，我往那方向去的时候，你们马上就给我拉过来了。特别是孙老师，她也是很灵，她感觉我往负面去了，马上就会第一个过来帮我正过来。所以我非常感谢大家给到我正能量，真的，我这几年真的是太需要这个了。我以前是很定的一个人，但是这个定力这几年被拽出去了，相当于每个细胞都拽出去了，整个人拽得就已经没有自己了，空了。昨天晚上我在卫生间的时候，我发现我突然间在黑暗中想知道垃圾桶去哪里的时候，我发现我整个心脏也是跟出去了，我在那里发抖，一下子我就明白了：哦，原来我这几年就是这样，身体里面所有的东西都被恐惧拽出去了，那我马上赶紧把心收回来，心就定了。这几天在黑关里面，就有好几次刹那间我好像感受到、看到了我原来的自己了。非常感谢！黑关里面有一个好的睡眠，这是我没想到的，我从2008年开始到现在没睡过安稳觉。其实我发现我的身体从里到外都是紧张得不得了，发现自己每根神经、每个细胞都是处在紧张状态。这次黑关第一天晚上睡觉的时候，我好像是找到了一点原来睡觉那个定定的感觉了，就相当于活过来了百分之五六十了吧。非常感谢大家，也再次感谢谢老师，真的对我帮助很大。每次我来上课，都会默默地给到我好多东西。记得上次十二月份来上课的时候，我回到家里，才发现老师又给了我好多东西，因为那时候我还像在梦游一样，就相当于整个魂魄好像都出去了，我感觉快要死掉了，我不知道我现在活着的能量到底是谁的能量。所以，我希望我能回到自己原来的状态，而且我有个愿望就是希望这个过程再缩短一点。从2010年到现在已经好多年过去了，记得当时上课的时候，谢老师在台上讲课，而我呢，我真的就像是在云里雾里像梦游一样，整个人都在梦游，现在我居然可以参加黑关课程，在全黑的房间里面，还要摸索爬楼梯，上二楼找到自己的房间，已经是进步很大了，我也很有信心。再次感谢老师，感谢同修们的帮助，谢谢。

十六、女，60岁

我是一名医生，之前上过谢老师的课，也跟孙老师结缘，所以这一次来参加黑关，我感觉是自己生命中的一次恩典，也是我生命里面的一个转折点。五天的黑关辟谷中，我的第一个收获就是把我初中时候受到的创伤，在我睡梦当中非常清晰地呈现出来，我才知道那个时候的创伤一直留到现在，让我的人生出现了一个不信任，那个时候的创伤一直带到我现在的人生，我认为这次黑关是对我过去创伤的修复。第二个收获是我在黑关中如实地看到了自己，老师第一天讲课时说了一句话，他说我们一直向外要要要要要，对我震撼很大，一分钟的时间，我愣在那里，我能给我什么呢，所以这五天的时间里，我一直紧紧地拥抱我自己，我给自己按摩，我才发现我真的没有好好爱过自己。于是接下来在这五天里，我那么随性，没有任何压力，没有任何的盔甲，我没有任何的伪装。我就是我，我才发现我自己活着的那种感觉原来是那么的好。我想睡觉就睡，那样的情形我才知道什么叫如实如是。第三个收获是我的觉知力，我突然发现我自己平静下来了，第一天晚上，我从来不承认我会有恐惧，因为以前我去过印度合一大学的黑关，但是就那么突然一下，我感觉自己像坠入了一个空谷里面。我要窒息了，我感觉自己喘不过气来了。这个时候我突然想起老师说的一句话，意守丹田，向自己微笑。慢慢地，恐惧就解决掉了。我突然想起来我曾经有过这样的情况，胸闷、快到窒息的感觉，但那时候我就一直以为我心脏有问题，我没有把它当成一种恐惧，但是这次我清楚地觉知到这就是一种恐惧。在黑房里面我学会了能量的打坐，静心。没有任何的想法，一心修炼。我深切地感受到了老师说的道家的“心传口授”，这是多么大的恩典啊，每一句话都是真言，没有一点掺假。希望我们更多的人来享受老祖宗留下了的博大精深的养生文化。

十七、男，38 岁

这次来参加这个黑关课程，感觉到有点冥冥之中好像注定的那样，来黑房之前这两年多时间，我主要是对道家内丹好奇，报着学内丹的目的。我最早是买到谢老师的书，看完以后我感觉很好，我一直找一直找，终于找到作者，就是我们谢老师。我原来是没有接触过道家文化。也没有接触过实修，我年纪也不算太大，还不到四十，自己有企业，身体也很好，但是能够提前懂得养生，是非常幸福的。如果等身体有问题了再来养，那这个代价就有点大了。学了内丹术以后，这两年多来断断续续，陆陆续续在修练。这两三年经济不景气，我们搞企业的烦恼比较多，经常会受到日常的一些实际情况的影响，会左右到情绪和心智。学习内丹术，我感觉内心平和很多。我睡眠一直不好，这几天在黑关里面很喜欢睡觉，感觉一天可能有半天都在睡觉，大概要睡 10 个小时，真是无法想象，可能是身体的一种自我修复吧。第三天练小坎离蒸心包的时候，感觉特别明显，因为平时我是一个很急躁的人。我个人的感觉，这次的很多功法回家后都需要继续坚持练习，量变才能产生质变。

十八、男，37 岁

我来自加拿大，我的中文不是特别好，所以我不会说太多了。这是我第一次来参加这个项目，然后我觉得感觉非常好。我在北京和上海都有公司，我平时工作很忙，压力很大，因此，进黑关后第一天第二天睡得比较多。我刚进来的时候，就是觉得有很多生活压力，有很多工作压力，然后我休息了两天，补了很多觉，然后第三天开始就有精神了。现在身体觉得非常舒服，很有精神。现在出关了，我就马上要开始工作了。所以这个黑关项目非常有效，非常好，对身体很好。

十九、女，42 岁

我是从事环保工作的，对传统文化很感兴趣，这次来上黑关课程，没想到收获太大了。来之前很犹豫，我睡眠不好，又怕黑，到了更年期了，情绪也不太稳定，担心进黑关后静不下来，但心里又很想来，在孙老师的鼓励下，终于鼓足勇气进了黑关。第一天我睡得特别好，一直觉得睡不醒，感觉就像婴儿一样，我就在想为什么那么多的瞌睡啊，就是老师在讲课的时候我都会睡着。第二天还是很多瞌睡，我的担心来了，我怕我坚持不下去，有点想逃了，但又不甘心，好不容易下定决心来的，于是我继续睡。第三天半夜醒来，一件神奇的事情发生了，我看到了很多的光，而且是金光，包围着我。我好开心，老师说你越放松，你就越会有光过来，我就继续躺在床上，放松，什么都不去想。到了第四天，我感觉我的前额好像天眼开了，还看到了梅花鹿，还有森林，很美的画面，心里好激动。后面还看到了山洞一样的感觉，有些昏暗的洞壁，静静地在那里，老师说不要被景象迷住，于是我收回来，守住自己。后来复习小坎离的时候，我真的拿到了里面的抽气机了，感觉那个吸力啊好大好强，之前都没有这些体会，以前老师也说过心肾相交的，也有一点了解，这次是完完全全地在身体上面体会到了，整个人很热，手脚很温暖。感觉不虚此行啊。老师太无私了，给了我们这么多的宝贝，我想我们要好好地修炼，不要回去后一忙就不练了，这样很可惜的。还有，我是有一点医学基础的，我对自然科学很感兴趣，这几天老师讲的东西我发现都跟自然有关，是科学的东西，不是什么玄的东西。希望我们下次再一起黑关，谢谢老师。

二十、女，62岁

我是学西医的，从事医疗行业工作几十年了，但这些年我对中医和道医很感兴趣。这是我第一次上黑关课程，听孙老师介绍我就来了。一开始我很担心在黑房里面睡不着，平时我的睡眠就很差，很容易惊醒，还怕黑，没想到第一天就睡得很香很香，简直就像婴孩一样，根本不想起来，心里还很清楚地知道自己一直在睡觉，完全颠覆了我的担心。其次是这个光，我在睡觉中偶尔会醒来，一醒来就看到光，很亮，第一次是金光，亮得来我都无法睁开眼睛。后面几天也是一直很好睡，朦胧中感觉自己在一个山洞里，很舒服。上课时老师教的小坎离功法，我以前没有学过，但听说过先天一气，我跟着老师练时，脊柱发热的情况很明显，而且之前我一直打嗝的情况找不到原因和解决的方法，这次练小坎离，打嗝问题解决了，还拿到了真光，太感恩了！

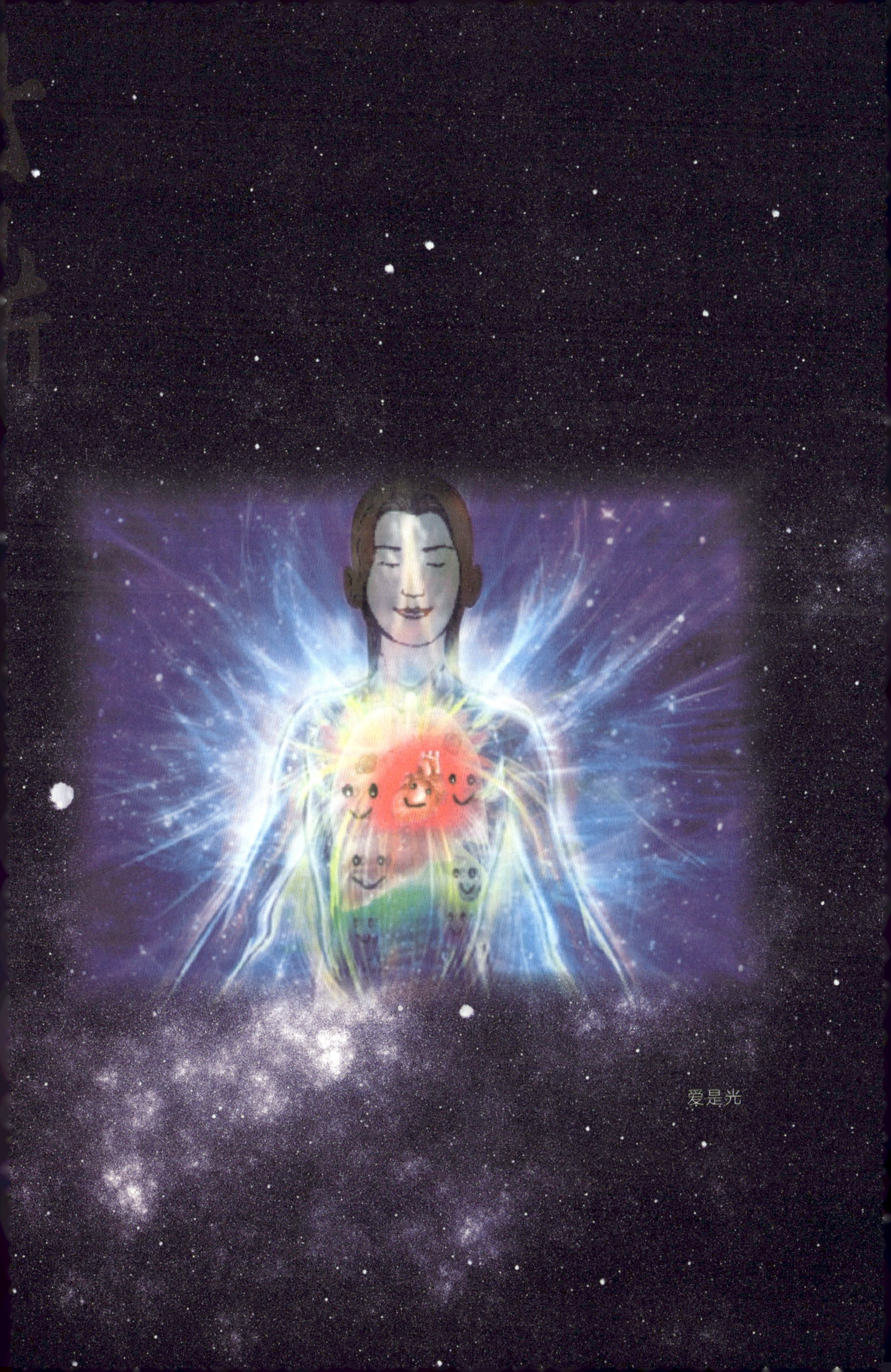

爱是光

# 后 记

我出生在一个传统知识分子家庭。父亲是一名中西医结合的藏地军医，1976年转业回到地方后，长期从事中医临床及管理工作，母亲是一位优秀教师。可以说我是生在新中国，长在红旗下，对封建迷信俨然是阻抗的。但我从小就对神秘的东西感兴趣，小学时母亲给我订了一份杂志《自然与探索》，里面讲到了UFO外星人、湖南长沙山洞里的圣人像，以及神秘金三角等，这些都引发我很多遐想。小时候体质弱，常感冒发烧。为了强身，父亲利用回家休长假的机会带我练功，把我当“小女兵”训练。小学二年级时，母亲让我参加了学校武术队，在专业教练的指导下习练武术。每天天不亮就赶到学校训练，结束后再上课。一学就是四年，身体确实健康了。父亲精通中医导引，教我叩齿、鸣天鼓、提肛踮脚尖、如厕时止语握固，还在餐桌上讲如何食补等。总之，家中的生活道及易学氛围浓厚。山里徒步，是父亲给我的必修课。空谷幽鸣、溪流瀑布、青松翠竹，以及川南丘陵地带的层层田地，都被一一揽括进我的假期作文里。而记忆最深的还是父亲治病的情形。很多患者慕名而来。冬天的早上，全家人还在睡梦中，就有人敲大门，或者大声喊我父亲的名字。外婆家的堂屋到父母的卧室有一条长长的过道，不出大声，里面是听不见的。父亲望闻问切，药到病除，对农村经济困难的患者免费治病。父亲擅长中药治疗癫痫、疝气、风湿、痹症、肝病、肠癌、癔症、女子月经不调等疾病；擅长以毒攻毒，研发出“孙氏蚂蝗除痹散”“正宗乌蛭冰芷散”，并获成果奖；还对200多种本草花卉医学有深入研究。一中学同学盛夏忽冷忽热“打摆子”(疟疾)，父亲用中医祝由术远程治好同学的疾病。父亲不仅医术高明，还积极投身到社会工作中，1997年被录入《中国人才库》。而医者仁心是他留给下一代的珍贵品德。一直以来，看到家中来来往往的患者，有躯体疾患的，也有精神分裂的。他们及家属的苦楚，给我童蒙的心境带来很大影响。生与死，该怎样面对？这是我18岁考入哲学系时对生命存在的拷问。我的内心有个声音：人能不能不生病或者少生病，有没有不吃药或者少吃药的方法祛疾治病？二十几年来，我访遍了世界各地的自然疗法，包括物理层面与心理层面的。俨然，他们二者是不可分离的。我走了一圈，最后发现，答案全在老祖宗留下的宝藏里。

当潜心沉醉于某件自认为有意义的事情后，这件事情就会被放大，被锚定，或者说飞蛾扑火。易道的神妙令我惊叹与折服！从小喜欢仰望星空，现在可以和日月星辰对练。所谓“日月合璧”“河车自转”“和光同尘”，以及那些晦涩难懂的成语如“降龙伏虎”“练气化神”“炼神还虚”等，都在自持习练中自动发生。北斗七星能量引动头部窍穴的跳动；真气循经走穴疗愈虚弱的部位；胎息引动橐龠功；轻摆尾闾接火龙……这些都是修道实证的效验。如王阳明的“格物致知”论，凡事都得亲身实践，下功夫去体会，才能在实践中出真知。天道在上需效法，“小周天”练习就是天道在人体内里的反映。人与天地相参，以此搭上宇宙的顺风车。正如宋代邵雍《观易吟》中所言：“道不虚行只在人。”

幸遇谢明德先生，参悟道学的指路明师。他善于运用简明质朴的方法，结合解剖学、现代医学、天文学、中医导引、太极等阐释道家内丹术，玄学可道。在我慕道求索的过程中，老天给我很多眷顾，受到许多良师不同程度的影响，山医命相卜，浩渺学海，孜孜不倦。唯敬畏天地，感恩父母、师长。感激、庆幸、喜悦！

黑房是上苍赐予的一个礼物。当我第一次进入黑房，就心生欢喜，自由自在，能量快速提升。真光、天目、动物、深蓝色的宇宙能量隧道等，都一一显化。平日里我很难记住一个人的名字，但在黑房里，我会惊讶自己神速般记住所有参与者的名字、房号，以及他们的状况，了如指掌。当他们迷路、四处摸索时，我会立刻准确地判断他在哪个位置，并快速地走过去引导他们找到自己的房间。

每次黑关炼养，都会帮助很多人获得精神的启迪与身心的修复，重获健康快乐。听到他们的分享与收获，内心都充满喜悦与感恩，感恩老祖宗留下的宝贵财富，感恩谢明德师父的领修，以及参与者的勤求与向上。道家讲“法财侣地德”，因缘具足，当下的一切才能自然发生。

在谢明德先生创立的道学炼养九宫体系中，丹道小坎离黑关属于高阶内容，我认为是最精彩、最喜悦的法宝。道门自古就有“六耳不传”之训，很多练法秘而不宣，需在师父指导下学习，以免产生偏差。“道可宣明，使世间知有此事；术宜谨慎，俾师位永葆尊严”，这是丹道修炼的传统思想。谢明德先生是一位慈悲的师父，很愿意公开毕生的道学，让更多的人了解道家养生方法，获得健康。

正是由于丹道小坎离黑房炼养的高阶性，一些习练者尚未理清练习的方法，未能及时消化所学内容，他们常常跟我交流，想要进一步明晰练习步骤，这恰恰是练功的重点；也有部分未曾进入黑关体验的丹道养生爱好者想了解这部分的情况。而最重要的是，每一次黑关炼养传授的内容是即时即境当下能量场祖师加持及老师链接下载的丹道智慧，无可复制，珍稀之至。于是我萌生了用文字复原呈现黑关炼养的想法。从 2018 年初，我就开始写作，回忆明德老师传授的内容、我做助教及全程护关的情形。黑关实修最初只有英文，给外国人讲授。之后我开始组织中文班，中国人专属的黑关课程。黑房授课是在全黑情景下进行，谢老师讲上午，下午答疑、复习、晚课及护关都交由我负责。上午老师讲的内容我必须彻底领悟并熟知每一个练习步骤，下午和晚上才能帮助大家复习巩固。这就要求我既要高度集中思想在黑关修炼功法上，还要照顾所有参与者随时可能发生的学习和起居状况。黑房那几天，我是在全黑状况下工作，我的意就是一个“雷达”，全天候没有休息。护关是需要提前预判可能发生的各种情形，洞悉参与者的身心状况，在黑暗中与关外工作人员协调以及关房内新风、温度的调控（早些年）等。此外，参与者的修炼层次参差不齐，所接受到的信息会出现理解上的不同。老师授课时由于参与者的提问也会打断授课环节，出现内容分散、断续的情形。在全黑的环境下传授，且功法内容密集而庞杂，修炼的以点带面的特性，给写作本书带来一定的难度。但就像散文，“形散而神不散”，整个黑关炼养均围绕阴阳五行即坎离交进行。因此，在把握主线的情况下，我尽量将“大海里的珍珠”用前后统一的逻辑方式将这些宝物一一串联起来，使习练者或者读者能够更清晰更明白小坎离炼养的次第。

两年的时间，我陆续将散乱的手写稿整理成文，形成初稿，准备作为内部学习资料。2019年底完稿，邮件发给谢老师，请他过目。

2020年新型冠状病毒疫情爆发，三年间，谢老师仍在清迈在线授课。期间，我担任中文翻译。2022年春，上海封城。一天，接到谢老师打来的电话，他告诉我说他有空看完了书稿，写得非常好，很满意，如果可以成书，是最好的。我在初稿的基础上开始全新的写作。2023年，我再次去清迈黑关，谢老师当面首肯，于是决定出版此书。返回上海后，我开始对书稿作大幅度的增善，使原本简要记录练法的书稿，到后期变得更详实完整。本书中实修部分的功法为谢老师亲自传授，在此基础上我作进一步的具体详解、拆分、细化，以便习练者更加清晰地了解每一步的身法和心法。在明理部分，我增加了自己多年来对易学、道学、中医学等经典理论文献学习的感悟和实修体会，以期本书“理法方要”俱备。

在写作本书的过程中，我彷佛一次次地身临其境。回溯每一次黑关感受，发自内心地感叹老祖宗留下来的珍贵法宝；并且链接到每一位关内的同修，感谢你们的感悟与分享，将自己的体会无私奉献，使读者有机会了解到不同个体的实修临证经验。同时也感谢不留名的关外保障团队，给闭关者送来食物和水饮。

每一期黑关炼养，都是非凡的旅程与体悟。但由于所记述的内容均出自作者的洞见，不可避免地存在局限，书不尽言，言不尽意。虽然书稿已完结多时，但书中的内容能否公诸于众，我还是忐忑了许久。期望读者的理解。

辍笔之时，新年已至，窗外隆冬严寒，杏梅花开，静候春光到来！

孙　潍

2024年1月隆冬成日

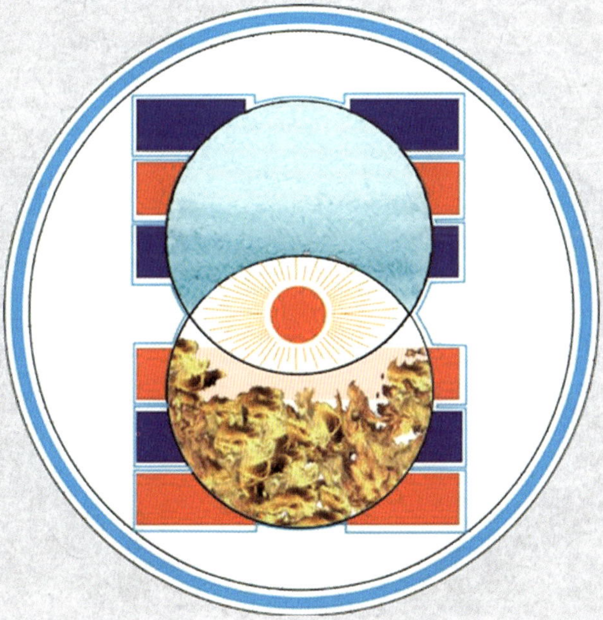

坎离